2015 北京医学科技发展报告

北京市科学技术委员会
北京市卫生和计划生育委员会 编著
北京市医院管理局

科学出版社

北京

内 容 简 介

本书作为北京医学科技领域年度进展的系列报告的第二部,全面回顾了近年来北京医学科技的组织工作,介绍了十大疾病领域和特色专科疾病领域的国内外医学科技最新进展,并对北京医学科技产出进行了分析和评述。同时,在回顾的基础上,对国内外医学科技发展趋势及热点问题进行展望。

本书可供医学科技相关领域的管理人员、科研人员和高校师生阅读和参考。

图书在版编目(CIP)数据

2015 北京医学科技发展报告 / 北京市科学技术委员会,北京市卫生和计划生育委员会,北京市医院管理局编著 . —北京:科学出版社,2015. 11
 ISBN 978-7-03-046384-5

Ⅰ. 2⋯ Ⅱ. ①北⋯②北⋯③北⋯ Ⅲ. 医学–技术发展–研究报告–北京市– 2015 Ⅳ. R-121

中国版本图书馆 CIP 数据核字(2015)第 270360 号

责任编辑:丁慧颖 杨小玲 / 责任校对:李 影
责任印制:肖 兴 / 封面设计:陈 敬

科 学 出 版 社 出版
北京东黄城根北街 16 号
邮政编码:100717
http://www.sciencep.com
新科印刷有限公司 印刷
科学出版社发行 各地新华书店经销

*

2015 年 11 月第 一 版 开本:720×1000 1/16
2015 年 11 月第一次印刷 印张:19 1/2
字数:380 000

定价:88. 00 元
(如有印装质量问题,我社负责调换)

《2015 北京医学科技发展报告》编委名单

主　　编	闫傲霜	方来英	封国生		
副 主 编	伍建民	刘　晖	郑晋普	潘苏彦	
编　　委	(按姓氏汉语拼音排序)				
	陈香美	陈仲强	杜　杰	季加孚	纪立农	贾继东
	贾建平	李　萍	李　巍	马　辛	马长生	倪　鑫
	欧阳涛	庞星火	申阿东	沈余明	施焕中	唐神结
	唐小利	王　辰	王　磊	王拥军	温　艳	吴　昊
	吴新宝	许绍发	张　玢	张焕萍	张为远	邹　洋
编写人员	(按姓氏汉语拼音排序)				
	白　涛	蔡广研	蔡晓凌	曹　彬	曹若湘	常三帅
	陈　静	陈　鹏	陈硕琦	崔　瑷	崔　明	崔传亮
	戴广海	杜　建	杜　昕	段姝伟	范东伟	范祥明
	甘辉立	高蕾莉	谷俊朝	桂晋刚	郭　军	郭　俊
	郭永丽	韩　巍	韩学尧	郝纯毅	何英剑	何志嵩
	黄晓婕	贾　茜	姜晓颖	金　晶	李　超	李　晖
	李　健	李　杰	李　威	李　阳	李长岭	李成鹏
	李汉忠	李彦明	李晔雄	连　斌	林　运	林英翔
	刘　峭	刘　伟	刘　蔚	刘伯南	刘卫红	刘秀颖
	刘旭霞	刘荫华	刘宇红	刘志英	逯　勇	陆小凡
	吕　昂	罗樱樱	马　艳	马潞林	孟璐璐	聂　玲
	宁方刚	潘伟刚	齐可民	钱红纲	邱　倩	曲久鑫
	任　倩	任汉云	任艳萍	任振勇	沈　琳	盛锡楠
	宋玉琴	苏　航	苏江莲	苏向前	孙　兵	覃凤均
	唐　毅	田　彭	汪　欣	王　红	王　臻	王春娟
	王锦纹	王小沛	王一民	吴　疆	吴　杰	吴力群
	吴钦梅	吴曙霞	吴晓宁	伍燕兵	武力勇	夏时俊

肖　婧　　肖　毅　　肖宇锋　　谢仕恒　　谢正德　　邢念增
杨　威　　杨　勇　　杨晓萌　　杨尹默　　杨媛华　　姚开虎
叶颖江　　尤　红　　岳文涛　　张　放　　张　瑞　　张连海
张思敏　　张小田　　张秀英　　张亚卓　　张忠涛　　郑　文
周　飞　　周爱萍　　周灵丽　　周翔海　　周小鸽　　朱　军
朱　宇　　左惠娟

执行编辑　巴纪兴　　宋　玫　　潘军华　　曹　巍
（按姓氏汉语拼音排序）
白　波　　惠　文　　李夏溪　　李晓峰　　刘颖颖　　倪明宇
齐　静　　王岱娟　　王冯彬　　张　迪　　张　锐　　张　晓
张　艳　　张晓琨

前　言

　　科技创新是促进医学发展、保障人类健康的重要基础。北京作为全国科技创新中心，为落实科技惠民的理念，自 2010 年起，在市委市政府的指导下，北京市科学技术委员会、北京市卫生和计划生育委员会，以市民重大健康需求为导向，启动了一系列组织工作，推动医学科技成果的产出和转化，包括牵头制订国家指南或参与国际指南的编写，使研究成果向更大范围内辐射；将研究成果转化为相关卫生政策直接惠及于民；研制成功新技术、新方法并应用于临床等，为改善首都市民健康提供技术支撑。

　　2014 年，《2014 北京医学科技发展报告》出版，报告中对 2010 年以来开展的医学科技工作进行了系统的梳理和总结，并介绍了 2010~2013 年十大疾病领域国内外最新的研究进展。本书作为该系列报告的第二部，在《2014 北京医学科技发展报告》内容基础上增加了国内外医学科技发展趋势和热点，2010~2015 年特色专科疾病领域国内外医学科技最新进展，以及北京医学科技年度产出分析等部分，使得本书内容更能展现北京医学科技工作的全貌。

　　本书分上下两篇，上篇介绍了北京开展的各项医疗卫生科技组织工作，下篇介绍了国内外医学科技及重点疾病领域的最新研究进展。下篇分为六个部分：第一部分介绍了国内外医学科技发展趋势和当前热点问题；第二部分回顾了 2013~2015 年十大疾病领域国内外研究进展，包括疾病最新流行概况及国内外和北京具有代表性的工作和成果；第三部分回顾了 2010~2015 年呼吸、儿科等北京地区有特色的专科疾病领域的国内外研究进展；第四部分介绍了近年来中医药学领域国内及北京的重点工作和成果；第五部分介绍了近年来公共卫生领域国内外研究进展；第六部分从北京医学科技论文发表、医药专利申请和医学领域国家科技奖励获奖等方面对北京医学科技年度产出进行分析,包括 2010~2014 年每年的变化趋势和与全国其他省份的比较分析。

本书是由北京市科学技术委员会、北京市卫生和计划生育委员会、北京市医院管理局联合编著,经过多方专家人员的共同努力完成的,对政府部门制定医学科技发展政策和策略,企业、高校和研发机构制定优先发展的重点等具有一定的参考价值。

《2015 北京医学科技发展报告》编委会

2015 年 10 月 20 日

目　　录

上篇　北京医学科技组织工作介绍

下篇　国内外医学科技及重点疾病领域最新进展

第一部分　国内外医学科技发展趋势及热点

第二部分　十大疾病领域国内外研究进展

第五部分　公共卫生领域国内外研究进展

第六部分　北京医学科技年度产出分析

附录 ……………………………………………………………………………（290）

上　篇
北京医学科技组织工作介绍

目前,北京市在支持京区医疗卫生科技工作发展、设立科研项目方面,主要有五大资金来源。其中,基础研究方面,以北京市自然科学基金委员会办公室支持为主;临床研究方面,以北京市科学技术委员会(以下简称"市科委")"十大疾病科技攻关与管理工作"、"首都临床特色应用研究与成果推广"专项、北京市卫生与计划生育委员会(以下简称"市卫生计生委")"首都卫生发展科研专项"及北京市医院管理局(以下简称"市医管局")临床医学发展专项——"扬帆计划"为主。具体支持重点和支持方式介绍如下。

一、十大疾病科技攻关与管理工作

(一) 实施背景

为落实科技惠民的理念,发挥科技引领、科技支撑的作用,市科委以市民重大健康需求为导向,通过科技攻关促进医疗科技水平的提升、利用科技手段促进市民健康改善,会同市卫生计生委启动并实施"十大疾病科技攻关与管理工作",应对重大传染病和慢病的双重挑战。目前,该项工作一期工作已顺利完成,二期工作今年年底完成。

(二) 主要做法

1. 加强顶层设计,聚焦重大健康问题

市科委、市卫生计生委历经一年多时间,针对重大疾病的筛选以及预防、诊断、治疗、康复等环节的科技支撑工作进行了广泛调研,在征求百余名医疗卫生领域知名专家意见的基础上,通过一系列讨论,以"四高"为标准(即高发病率、高死亡率、高疾病负担、科技在疾病控制中所能发挥的作用程度高)筛选出严重影响市民健康的"十大疾病"作为医疗卫生科技工作重点。这十大疾病患病率占疾病构成的75%以上,死亡率占死因构成的80%以上。

2. 明确科技切入点,定位在临床应用研究

通过对国家、北京市各类科技计划的分析,以基础研究为主,临床研究支持较少。但能使市民健康直接受益的是临床应用研究成果。调研发现,一项新技术初步形成后,技术操作规范、标准的制定,技术的适宜化对研究成果真正进入临床至关重要。目前,很多研究工作仅处于"成果"阶段,未能真正转化到临床应用;同时,北京各医院掌握的新技术、新方法不比国外先进国家少,但应用普遍不规范。

因此,以"十大疾病"为重点,在预防、诊断、治疗、康复等方面开展规范、标准、适宜技术的研究是现阶段首都科技工作的重点,能够显著提高临床诊疗水平和规

范化程度、提高基层医疗机构服务能力、降低医疗成本的同时,将在临床优势的保持、重点学科的建设、人才的培养等方面起到带动作用。

3. 建立十大疾病科技支撑体系,编制十大疾病科技实施方案

凝聚科技攻关力量,成立"十大疾病"科技攻关总体专家组和领域专家顾问组,负责全面指导"方案"各项工作,对项目可行性进行把关;确定"十大疾病"科技攻关项目领衔专家,负责编制各疾病领域中长期科技实施方案,围绕每类疾病的防治现状以及科技需求,确定近期每类疾病防控的目标和重点任务并提出重大项目的组织方向。重大项目采取领衔专家责任制,负责项目协调和实施;组建"十大疾病"科技攻关团队,建立一支由领衔专家牵头,集多家领域优势医院在内的科技攻关团队,负责执行项目具体的科技攻关任务。

4. 建立部门联动的工作机制和稳定的经费保障机制

市科委负责顶层设计、全面推进、组织科技攻关;市卫生局负责健康促进和成果推广,市财政局、市发改委、市人保局、市委宣传部、市中医局、市药监局等相关委办局相互协作、共同推进工作的实施。

建立政府引导、鼓励社会力量支持的相对稳定的经费保障机制,经费投入与全国其他省市比较,力度最大。"十大疾病科技攻关与管理工作"科技投入每年不少于1亿元,平台建设等基本建设投资每年不少于1亿元。

5. 探索科技项目组织管理有效方式

项目组织管理方式开拓创新,在全国具有领先水平,体现在以下几点:①全国率先采取多种项目组织方式组织重大科技项目进行攻关,包括征集、公开招标、邀标、择优委托、稳定支持等,目前80%的重大科技项目采取招标方式,保证项目真正做到公平、公正;②为加强科技项目全过程监管,市科委学习国外临床研究模式,首次在全国引入第三方监管机制,聘请专业的CRO公司督促项目研究进展,保证研究数据的正确性,确保项目研究质量。

(三) 进展和成效

"十大疾病科技攻关与管理工作实施方案(2013~2015年)"是在十大疾病科技攻关与管理工作一期的基础上,由市委市政府转发的、在全市组织实施的二期工作方案。二期工作实施三年来,各项工作进展顺利,工作目标已经完成,研究成果不断涌现:市民对十大疾病健康知识知晓率达到了80%以上;十大疾病科技支撑体系成员单位由一期88家单位扩展到二期143家;已形成10项国际有影响力的创新性成果,研发300余项新技术、新方法,共制定117项诊疗技术规范和标准,其中36项上升为国家行业标准;筛选170项科技成果共向3400家(次)医疗机构推广,

其中基层医疗机构占推广机构数量的 50% 以上,培训医师 15 000 人次。8 项研究成果转化成政策或为制定政策提供了理论依据;国家启动九大领域的国家临床医学研究中心建设,有六大疾病领域落在十大疾病牵头单位;培养了 15 名科技领军人才。

1. 十大疾病科技创新体系基本建立

搭建十大疾病领域科技支撑体系,建成了由 143 家各级医疗机构(57 家三级医院、41 家二级医院和 45 家社区卫生服务中心)组成的研究示范网络。

率先在全国搭建大规模疾病研究公共基础平台,其中"重大疾病临床数据和样本库"由一期十个病种扩展到十四个病种,参与建设单位涵盖 16 家京区三甲医院,现已收集病例 8 万余例,采集标本 12 万余份,入库样本 62 万余份(包括全血、组织、菌株、细胞、DNA 等多种样本),依托此平台的建设,牵头人首都医科大学副校长王晓民教授成功当选 ISBER 首届(2015~2018 年度)中国区主席,表明我市疾病样本资源库建设已经具有了一定的国际影响力。

建立 7 家北京临床医学研究中心,其中 4 家上升成为国家临床医学研究中心。国家批准的 22 家国家临床研究中心中,北京地区医疗机构为 12 个,数量占到一半以上。此外,北京地区医学成果获国家科技进步奖项数量占该领域总数量的比例呈逐年上升趋势,由 2009 年的 37% 上升到 2014 年的 61%。

2. 创新性成果逐渐崭露头角,多项成果具有世界影响力

新发突发传染病领域:世界首次评价中医药对治疗甲型 H1N1 流感的有效性和安全性,并获得国际认同。

脑血管病领域:CHANCE 研究向世界首次证明"双重抗血小板治疗"可使早期卒中复发风险减少 32%,并改写国际指南。

恶性肿瘤领域:HLA-半相合造血干细胞移植相关研究成果被国际血液专业组织指南引用;首次采用全新作用机制的化疗药物治疗 T 细胞淋巴瘤,被国际上最权威的肿瘤学指南 2014 版采用。

骨科领域:突破骨盆肿瘤整块切除、骨盆环重建、儿童保肢等世界性难题,使我国恶性骨肿瘤治疗水平跻身世界前列。

3. 惠民成果不断涌现,切实解决临床实际技术难题

骨科领域:制定"脊柱外科导航技术临床规范"、"椎间盘突出症诊疗规范"成为卫生部行业标准,向全国推广应用。

慢性肾病领域:制定"慢性肾脏病矿物质与骨异常诊治指导方案",被纳入《中华医学会肾脏病诊治指南》。

糖尿病领域:制定 2 型糖尿病患者诊疗规范,被纳入《2012 中国糖尿病防治指南(基层版)》,向全国推广。

恶性肿瘤领域:制定适合中国黑色素瘤患者的治疗策略,被《中国黑色素瘤诊治指南(2013版)》采用。

中医领域:制定银屑病中医临床治疗优化方案,被国家《寻常型银屑病(白疕)中医药循证实践指南》采用,向全国推广。

4. 8项研究成果转化成政策或为政策提供科学依据

病毒性肝炎领域:推动乙肝抗病毒药物纳入医保目录,降低患者经济负担。

结核病领域:推动市卫生计生委印发《专科医院收治肺结核患者系统管理方案》,在全市范围内启动专科医院收治肺结核患者系统管理工作。

艾滋病领域:首次提出北京艾滋病主要传播途径为男男同性恋,为政府制定防治艾滋病策略提供依据。

精神疾病领域:制定精神分裂症和抑郁症社区康复技术,被市卫生计生委推广到全市16个区县社区卫生服务中心,成为社区卫生服务中心的绩效考核指标。

综合领域:制定了适应北京市的紧急医学救援系统的法规及配套政策,为市人大出台的《北京市急救医疗服务条例》提供了理论依据。

5. 深化军民融合,与中国人民解放军总后勤部卫生部签署《共同推进医学科技创新战略合作协议》

为深入贯彻落实党中央、国务院和中央军委关于推进军民融合发展的决策部署,做好中央对北京提出的"四个服务"要求,进一步发挥军队卫生系统科技、人才和产业的优势,市科委和总后勤部卫生部双方签署战略合作协议,根据协议内容,双方共同组织军地医疗机构围绕医药卫生科技领域的重点难点问题联合攻关,力争在科学研究、人才培养、成果转化、平台建设四个方面取得新突破,促进军队卫勤建设与首都医药科技创新协调发展。目前,双方已组织军地医疗机构在传染病防控、慢性肾病、糖尿病、心血管病等重大慢病及老年医学等领域联合开展重大项目科技攻关;组织北京生物医药企业与军队医疗机构建立"北京国产自主创新产品临床评价应用基地",扩大国产高端创新医疗器械临床应用范围,进一步评估验证器械的质量及安全性;同时,利用市科委"首都临床特色应用研究"专项、科技新星计划、科技北京百名领军人才培养工程等为军队医疗机构培养中青年医学科技骨干。

二、首都临床特色应用研究

"首都临床特色应用研究"(以下简称"首特")是全国首个面向地区各级各类医疗机构,专门用于支持临床创新性应用研究的省部级项目。

(一) 实施背景

为落实"科技北京"行动计划,加强对临床应用研究的支持,重点针对首都临床优势特色和新兴特色领域开展诊疗技术、方法等方面的创新性研究,市科委于2010年启动实施"首特"。

"首特"通过鼓励和引导医疗机构积极开展临床应用研究,实现创新一批临床诊疗技术和方法,形成一批"首都临床优势领域",培养一批创新能力强的临床研究骨干人才。"首特"与"首都十大疾病科技攻关与管理工作"配同衔接,形成北京医疗卫生科技发展"点面结合"的互补格局,促进北京临床医疗技术的发展。

(二) 主要做法

1. 采取"盲评"方式进一步提升项目评审的客观公正性

以公平、公正为原则,专家选取实行专家随机遴选、专人通知,实名制投票等制度,并对专家的态度和工作水平进行信誉记录,同时按照形式审查、同行评审、会议答辩、行政审定等严格程序对课题进行评审,确保评审工作的公平与公正。

2014年,为进一步提升项目评审的科学、客观和公正性,评审采取盲评方式,申报材料分为A本和B本,B本为评审材料,其中屏蔽了申报单位、申报人等相关信息。

2. 探索支持临床医生提出的医疗器械研究

临床医生结合实际工作需要开展的医疗器械临床前研究,往往对临床工作帮助较大,到产品开发期一般由企业进行投资和承接,但在临床前期的支持资金较少。基于此需求,结合专项支持临床研究的特点,在2014年开始探索支持由医疗机构提出的医疗器械品种临床前研究。

3. 实施规范、严格的过程管理

为保证课题按时完成,项目在课题实施过程中实行自查与抽查相结合、材料检查与答辩检查相结合的中期检查制度,及时对课题实施过程中存在的问题提出整改和调整意见,确保课题能最终按时保质地完成。在结题验收阶段,开展同行专家评议,从多方面综合评价课题的完成质量。

4. 建立高水平的专家库

严格制定评审专家筛选标准,采用专家进出淘汰制,建立高水平的评审专家库。目前专家库涵盖内科、外科、妇产科、儿科和中医科等上百个学科领域的4000余名专家,为开展高质量的课题评审奠定基础。

5. 逐步优化申报和评审系统功能,提高项目管理效率

采用电子信息化方式改进申报和立项评审方式,开发在线申报系统和立项评审系统,实现课题申报和立项评审的电子化管理方式,每年对系统进行优化改进,进一步提高项目管理效率。

(三) 进展和成效

1. 加强政府引导作用,营造良好的临床科研氛围

"首特"实施6年以来,北京市财政累计投入科技经费1.9亿元,申报课题总数达到3190项,资助北京地区各级、各类医疗机构共79家开展928项临床创新性研究,直接调动3000多名临床骨干人才的科研积极性,科研人员参加"首特"临床科研方法培训累计达上万人次,项目在组织实施过程中得到各医疗机构和临床医生的普遍认可,在首都医学界的影响力逐年提升。

2. 推动培养首都临床创新型科研人才

项目资助928个科研团队开展临床创新性研究,培养硕士研究生约2000名,博士生约900名。课题负责人中青年人比例约50%,首次承担课题研究的负责人比例约40%,为首都临床研究人才梯队的建设培养了大批高素质的骨干人才和潜质优良的后备队伍。

3. 资助范围广泛,成果形式多样

目前,"首特"研究领域涉及肿瘤疾病、心血管疾病、耳鼻喉疾病、眼部疾病等具有首都诊疗特色的领域,基本涵盖了严重威胁市民健康的常见病和多发病。成果形式包括临床诊疗新技术、新方法,诊疗规范、操作指南等,近200项研究成果达到或接近国内外领先水平,产生了诸如对发作性睡病、黑色素瘤、角膜损伤、小儿睡眠呼吸暂停综合征等疾病的诊疗新技术和新方法。

4. 发挥首都临床研究资源优势,部分研究成果达到国际领先水平

项目成果充分体现项目聚焦临床需求、突出首都临床诊疗特色,其对首都临床特色领域的发展起到了积极的推动和促进作用。部分研究成果被国内外的指南制定所采纳,进一步巩固了首都优势特色领域的地位。北京肿瘤医院承担的"中国黑色素瘤个体化靶向治疗模式的探索"课题,在国际上首次提出了辅助化疗适用于黏膜黑色素瘤,使患者的无复发生存时间延长4倍,总生存延长1倍,并在国际上首次提出高剂量 α-2b 干扰素适用于肢端黑色素瘤,其研究成果被美国黑色素瘤NCCN诊治指南2014版和头颈部NCCN诊治指南2014版所采纳,并写入中国黑色素瘤诊治指南 2013 版;中日友好医院承担的"两种 PTX 方案治疗肾性继发甲状腺功能亢进症的随机对照研究"课题,在国际上首次采用随机对照方法对甲状旁腺全切术和甲状旁腺全切+移植术治疗肾性继发甲状旁腺功能亢进的疗效进行评估,并在国际上首次报道了肾性骨病(Sagliker 综合征)患者甲状旁腺切除术后 5 年的远期随访,建立了全国最大的难治性甲状旁腺功能亢进药物、介入及手术治疗数据库。

5. 面向临床应用,成果的社会经济效益显著

"首特"课题立足于满足临床需求,研究问题均由科研人员从临床实践中提炼而出,因此具有较好的临床应用前景。北京市密云县医院承担的"经直肠超声引导下前列腺水囊扩开术治疗前列腺增生在农村地区的探讨"课题,对传统治疗前列腺增生的术式进行改进,通过直肠超声引导下进行经尿道前列腺球囊扩张术,不但可以动态观察操作过程,而且能够确切观察到膀胱颈、前列腺部尿道、膜部尿道的扩张情况,使整个手术在近似"直视"下进行操作,达到安全、准确、更可控的目的,手术操作更简单,风险更小,能够切实解决农村地区前列腺增生治疗的实际问题。中国人民解放军 309 医院承担的"晚期活动性髋、膝关节结核一期功能重建"课题,对晚期活动性髋、膝关节结核一期患者进行功能重建,打破了既往采用关节融合或一期病灶清除,待病灶稳定后行二期人工关节置换的治疗观念,一次手术完成病灶清除、骨组织修复、人工关节置换,从而降低了患者致残率,减轻患者痛苦,提高患者的生活质量,具有显著的社会经济效益。

三、生命科学领域前沿技术研究

(一) 实施背景

生命科学前沿技术的发展直接关系到社会发展、国民经济增长、城乡人民健康水平和生活环境质量的改善。在激烈的国际竞争中,优先占据科学技术的制高点,解决一些重大战略性科技问题,选择有可能带动技术革命和产业革命的重大科学方向,实现源头创新,对解决产业重大战略需求和冲击世界科学技术前沿具有重要意义。前沿技术的超前部署和研究,将会引领经济社会的发展。

北京作为全国的科技创新中心,科技资源丰富,汇集了全中国 50% 的科研工作者,依托中国科学院、清华大学、北京大学、中国医学科学院、军事医学科学院等科研院所的科研实力,在生命科学前沿技术领域研发方面具有得天独厚的优势,对全国的生命科学前沿技术发展起到辐射带动作用。

为充分发挥北京丰富的科研资源,市科委自 2011 年开始启动"生命科学领域前沿技术培育"专项,围绕结构生物学、生物芯片、干细胞与组织工程等十个重点方向,形成了以"高端人才+战略前沿方向"的组织模式,目前已启动53项研究工作,投入科技经费1.1亿元,带动企业、高校院所及医疗机构投入经费5300余万元。

(二) 主要做法

1. 开展前沿技术调研分析

通过文献查询、专家咨询、走访调研、前期项目梳理、专题研讨会等方式开展了生命科学领域前沿技术调研分析工作,走访了多位知名科学家,覆盖了清华大学、北京大学、北京生命科学研究所、中国医学科学院、中国科学院、军事医学科学院等京区主要生命科学研究机构。在前期工作梳理和调研的基础上,通过进一步凝练及归纳,并遵循"突出北京优势领域,对准医学科技研究前沿;聚集高端人才团队,实施创新驱动发展战略;提升北京参与全球创新的地位和话语权"等原则,梳理出前沿技术重点支持方向,主要包括个体化诊疗、生物芯片、结构生物学、干细胞与组织工程、分子医学影像、纳米医学等。

2. 提出北京前沿技术支持原则

根据前沿技术未来应用的目标,将其分为两类:一是以技术突破为目标的前沿技术领域,重点在于融合运用多种新理论、新技术,可能形成重大科学突破,并带动基础科学和技术科学的结合;二是以成果应用为目标的前沿技术领域,重点在于能够解决重大疾病早期诊断、个体化治疗及判断预后中的难点、重点问题,并有一定的研究和产业化基础,未来有望产出新技术和新产品。

(三) 进展和成效

1. 结构生物学

结构生物学以生物大分子特定空间结构、结构的特定运动与生物学功能的关系为基础,来阐明生命现象及其应用的科学,对于解决一系列生命科学领域重大基础科学问题、根据疾病细胞的特殊结构设计药物具有重要的意义。

清华大学施一公("千人计划"、美国两院院士)团队,主要开展以生物大分子三维结构为基础的药物靶标研究和药物分子设计,可成为药物靶标发现和确证的有力手段,并推动新药研发的源头创新。目前该团队依托《基于结构生物学的新药研发服务平台的建设》课题共解析了与植物和动物疾病相关的共13个靶标蛋白晶体结构,发表了高水平文章21篇,包括7篇 *Nature* 和1篇 *Science*,并与拜耳、罗氏、施贵宝等国际顶尖制药公司开展了战略合作,完成了12个靶点蛋白/复合物的结构测定。经过多项国际间合作,有效地鼓励了创新制药国际跨国公司扎根北京,极大地推动和促进了北京市在生物医药领域上的发展。

2. 生物芯片

生物芯片是继基因克隆、基因测序和 PCR 技术后的又一次革命性的技术突破，曾被美国 *Science* 杂志评选为 1998 年世界十大科技突破之一。

博奥生物有限公司程京院士重点开展应用于医学诊断、微生物检测、疾病风险基因检测等的实用型生物芯片的研发。程京院士团队依托《靶标测序芯片系统的研发》课题研发出的便携式靶基因测序仪器，在实施个性化治疗之时，对患者的疾病相关基因或对病原体耐药性基因测序，可以降低药物使用不当造成的损害，有效避免因用药不当导致资源浪费、延误治疗时间和致残的现象，产生了非常好的经济与社会效益。此外，该成果所开发的测序系统具有自动化程度高和便携式等特点，将在一定程度上缓解我国各地区医疗卫生水平发展不平衡的状况，极大地促进我国整体医疗卫生水平的提高。

3. 干细胞与组织工程

干细胞与组织工程研究是继人类基因组大规模测序之后最具活力、最有影响和最有应用前景的生命科学领域，被 *Nature*、*Science* 等杂志相继评为 21 世纪生物科学领域最具发展前景的技术之一。

中国食品药品检定研究院汪巨峰团队依托《人诱导多能干细胞的心肌分化技术及其在药物心脏毒性评价中的探索性研究》课题，与国际水平同步。为全面验证干细胞转导的心肌细胞在药物心脏安全评价中的可行性，美国 FDA 联合 HESI（美国健康环境科学研究所）及世界 20 多家大型制药企业、科研院校在全球范围内发起验证人干细胞分化的心肌细胞用于心脏毒性评价的研究，此课题的开展和完成将在国内处于领先水平。通过本课题建立的胚胎干或多能干细胞定向分化成的心肌细胞体外毒性筛选模型，符合国际毒理实验的发展趋势，能够早期介入新药研发过程，缩短研发周期，减少或避免新药研发中的重复试验；还可以大大降低研究费用，有效提高药物研发的成功率，在药物安全评价，尤其是安全药理学研究领域必将逐渐获得广泛推广和应用。

4. 个体化诊疗

个体化诊疗预示着未来医学的发展朝向。世界卫生组织在《迎接 21 世纪的挑战》报告中指出，21 世纪的医学将从"疾病医学"向"健康医学"发展，从群体治疗向个体治疗发展。

北京大学人民医院血液科黄晓军团队依托《新型血液恶性肿瘤生物学标志物的临床确认及其在指导个体化治疗中的意义》课题，建立通过新一代全外显子测序技术和基因表达谱分析发现预测高危病人新突变和新基因的检测方法，研究证实急性早幼粒细胞白血病患者，只需要口服 2 种药物 8 个月就可以达到很好的疗效，该成果发表在医学领域顶级杂志《新英格兰医学杂志》;军事医学科学院生物医学分析中心张学敏院士团队在前期建立的分析技术体系和研究平台基础上,依托《候选肝癌个体化诊治标志物的临床验证研究》课题,针对候选的肝癌预判分子模型进行大样本多中心的验证,评价候选预后分子模式在不同地域、不同病因的肝癌中的诊断价值,与已有的肝癌预后判断体系进行比较,为肝癌分子分型和个体化诊疗提供新的思路和数据;北京大学苏晓东团队依托《基于融合基因 ZM 的脑胶质瘤生物标志物功能及临床验证研究》课题首次在国际上提出 ZM 融合作为脑胶质瘤分子标志物和临床治疗靶点,对于脑胶质瘤的临床诊断和治疗具有十分重要的意义,同时为脑胶质瘤的个体化综合医疗提供了新的方向。

5. 认知神经心理学

认知神经生物学不仅是生物脑和人工脑研究的结合点,也是生物医学发展的重大理论基础。诺贝尔生理学或医学奖获得者 Eric R. Kandel 认为,认知神经生物学将迅速成为 21 世纪神经科学研究的焦点,成为最富有发展前景的前沿科学领域之一。

北京师范大学贺永团队目前依托《高精度人脑连接组构建、分析和认知功能评价关键技术研究》课题进行高精度人脑结构和功能网络地图的描述,以及识别出的核心节点和关键通路与认知功能之间的联系,将为人脑认知功能机制研究提供更精细水平的指导,也将为重大神经精神疾病的标志物研究提供更精确的备选生物标记,并有可能为治疗方案的优化选择提供方案,具有很高的临床应用前景。

6. 分子医学影像学

分子医学影像学被美国医学会评为未来最具有发展潜力的十个医学科学前沿领域之一,被誉为 21 世纪的医学影像学,是与生命科学交叉的研究方法和手段的突破与创新。

清华大学苑纯("千人计划")团队依托《脑血管疾病预警的多模态影像学技术研究》课题首次将多模态影像技术应用于脑血管疾病的诊断,可直接观测到血管壁上的斑块并评估其危险性,有效降低脑血管事件的发生率;团队与首都医科大学附属天坛医院合作启动了北京心脑血管病监测、流行趋势和医疗质量体系(CAMERA)项目,该项目的实施将建立特定人群的生理数据、基因数据、影像数据的大数据平台,利用该平台将深入开展心脑血管病的病因学研究,探索适宜北京乃至全国的心脑血管病风险评估和预测模型,探索适宜的分层健康管理模式和措施,探索符合成本效益的高危人群筛查、干预的适宜策略和技术,为心脑血管病病因研究和预防控制策略提供重大的科学依据。

7. 新型生物医用材料

生物医用材料是材料科学的重要分支,尤其是随着生命科学的蓬勃发展和重大突破性成果的产生,已成为各国科学家竞相进行研究和开发的热点。

中国科学院化学研究所王树教授团队依托《基于新型荧光材料的肺癌检测技术研究》课题,合成了 15 种新型的水溶性荧光共轭聚合物探针,对肺癌药物敏感性相关的分子标志物检测的准确率达到 95%。同时,通过对 234 例临床患者的 DNA 样本检测与药物敏感相关性统计学分析,确定了与肺癌药物敏感性相关的生物标志物,联合这些分子标志物进行了临床肿瘤药物敏感性检测,准确性为 85%,该课题成果获得 2014 年度北京市科学技术奖一等奖。北京大学郑玉峰团队依托《全降解镁合金药物涂层支架的关键技术研究》课题自主研发出新一代可降解的镁合金血管支架,并利用超声雾化喷涂的方法,在此合金支架上制备了紫杉醇药物涂层,在植入后 2~3 年可实现体内降解。这种可降解的镁合金支架有望解决现行的永久型支架长期留存体内容易产生血管再狭窄的问题,而其力学支撑强度要高于可降解高分子支架,临床应用前景广泛。该课题研究成果对于形成自主知识产权的新一代高技术冠脉支架产品,提高我国在介入心血管支架领域的国际竞争力,带动医疗器械、生物医用材料等相关产业的发展具有重要的意义。

8. 数字化医疗

数字化医疗是将传统医疗器械技术与电子信息、生物工程、精密制造、新材料等技术有机结合,形成的一个新兴高科技产业,近年来在世界上迅速崛起。

北京华科创智健康科技股份公司依托《内窥镜超声成像系统及微型高频超声探头研发》课题自主研发出两种频率分别为 12MHz、20MHz,直径仅 2.6mm 的微型高频超声探头,在我国率先成功建立起内镜超声成像系统样机,掌握了内镜超声成像技术与算法,可实现对胃黏膜下 2~5cm 超声成像,图像质量接近国际领先水平,标志着我国成为继日本之后国际上第二个全面掌握该产品技术的国家,对胃癌、食管癌等消化系统肿瘤早期检查发现,具有重要的临床价值。

9. 基因治疗

基因治疗被 *Science* 杂志评选为 2009 年度十大科学进展,被认为是医学和药学领域的一次革命,是当今生物医学发展的重要里程碑。

北京蛋白质组研究中心张普民团队依托《T 细胞的高效基因改造技术在黑色素瘤治疗中的探索性研究》课题,首次应用精确度更高的 Cas9D10A 缺口酶 CRISPR/Cas9 系统对 T 细胞进行基因改造,将 T 细胞表面负性受体 CTLA-4 和 PD-1 进行敲除,应用于肿瘤免疫治疗。实现 T 细胞基因改造的技术创新,为 T 细胞相关理论研究提供标准的技术方案,更为黑色素瘤等肿瘤的治疗提供了临床治疗新方案,加速了肿瘤治疗新靶点临床试验进程。北京大学王世强团队依托《基于 JP2 蛋白和小 RNA-24 的心衰早期基因治疗新技术研究》课题建立基于血液循环的心肌细胞靶向基因导入技术,实现对心肌细胞 microRNA-24 的特异性干扰抑制、JP2 或 LncRNA 的表达增强。通过小动物和大动物心衰模型心脏收缩功能指标的变化、兴奋收缩耦联关键蛋白的表达变化,评价并对比上述 microRNA-24 抑制、JP2 表达、LncRNA 表达三种方案的可行性、有效性、安全性,从而达到治疗心衰、降低心衰死亡率、改善预后的目的。

四、首都十大疾病科技成果推广

(一) 实施背景

"首都十大疾病科技成果推广"是"首都十大疾病科技攻关与管理工作"中的重点任务之一。2011 年市科委与市卫生局联合以"专项"形式进行支持,旨在促进科技成果在各级医疗卫生机构的转化与推广,提高北京临床诊疗水平和规范化程度,使科技研究成果真正"落地",实现"科技成果惠及民生"。

(二) 主要做法

1. 优化成果库建设,提高科技成果集聚效率

2014 年,市科委通过优化市科委在线服务平台建设,新增成果管理系统模板,将科技成果储备由人工转化为网络,提高了科技成果聚集效率,方便技术推广者及时、全面的了解技术特点。目前该储备库涵盖自 2005 年以来市科委十大疾病科技攻关的多项诊疗规范、适宜技术等成果。

2. 丰富推广模式,扩大推广范围

(1) 依托区域医疗中心,实现由中心向二级医院及社区服务中心辐射推广

由市卫生计生委牵头,结合各区县卫生事业发展需求、医疗技术发展水平、每个区域医疗中心筛选 3~5 项以上亟须的适宜技术,由区域医疗中心吸收改进后向下辐射推广至区域内的主要二级医院和社区卫生服务中心,并在推广过程中探索建立本区域成果推广的组织管理体系和推广模式。

(2) 依托中残联,开展适用于残疾人的成果推广应用研究

依托中国残疾人联合会(中残联)精神关爱进万家的社区照顾和管理网,筛选促进精神残疾人回归社会的康复技术和孤独症儿童社交技能康复技术进行推广,使 1800 户精神残疾人家庭和 2000 户孤独症儿童家庭受益。

(3) 依托市民政局,推进"医养结合"服务模式

依托市民政局的管理和行政力量,筛选老年病防治适宜技术应用到其下辖养老机构、日间照料中心和居家服务机构,对相关养老护理人员进行专业培训指导,

切实推进"医养结合"服务模式的建立。

（4）依托军队医疗机构，推动国内高端创新医疗产品临床应用

落实市科委与总后勤部卫生部《共同推进医学科技创新战略合作协议》，以创新医疗产品领域为试点，遴选6类国内高端创新医疗器械，在军队医院建设一批成果示范应用基地，推动国产高端创新医疗器械进一步扩大临床应用。

3. 加强推广成效评估及考核，保障成果真正落地

成果推广工作开始阶段，要求技术推广者细化推广效果、量化推广考核指标，并设置为课题任务书的考核指标；课题验收时，要求各承担单位提交每项技术在被推广单位应用后的实际诊疗成效技术报告，主要包括技术推广工作完成情况、技术推广效果，如被推广单位规范化程度、知晓率、诊疗水平的提高以及患者健康水平的提升等方面，加强对成果工作推广成效评估，以确保成果在被推广单位的推广应用效果。

（三）进展和成效

1. 推广成果全面覆盖"首都十大疾病"领域，提升了北京市重大疾病的整体防控水平

专项自2011年正式启动以来，共计筛选、推广科技成果170项，已覆盖"十大疾病"领域，对提高北京市科技成果的转化、适宜技术的普及和临床诊疗技术的规范应用起了积极的推动作用。通过开展疾病防控、诊疗规范以及临床研究等培训工作，提高其研究水平和临床研究质量，增强了各单位的疾病防控能力和临床诊疗水平，从而实现了北京市疾病防控水平的整体提升。

2. 提高基层医疗机构的临床诊疗水平和服务能力，进一步促进科技成果与适宜技术的普及应用

将先进、适宜、成熟的科技成果通过示范、培训等方式在基层医疗机构推广是成果推广工作的基本内容。五年来，通过"专项"的实施，170项科技成果共向3400家（次）医疗机构推广，其中基层医疗机构约占60%，培训医护人员及技术骨干15 000余人（次）。通过加大对基层卫生单位的成果推广力度，努力提高其临床诊疗水平和卫生服务能力，提升服务满意度，强化社区对服务对象生活方式的干预能力，使得干预活动更加针对、科学和有效。

慢性肾脏病诊治及管理关键技术

"慢性肾脏病诊治及管理关键技术"的推广工作由中国人民解放军总医院陈香美院士承担,本课题目标:在北京市30家三级、二级及卫生服务中心,推广北京市技术共享的IgA肾病患者信息网络平台,规范IgA肾病患者治疗方案、规范糖尿病肾病患者治疗方案、规范慢性肾脏病高血压和贫血治疗方案、推广慢性肾脏病患者自我管理的授权教育体系,普及应用国内外新的慢性肾脏病诊疗指南,全面提高北京市慢性肾脏病诊疗水平。

课题组在实施过程中,将五项技术推广至北京三级、二级、医疗服务中心106家次,培训4000余名医护人员,受益患者2000余例,贫血的达标率提供21.4%,高血压的达标率由18.2%升高到88.4%。

---

3. 合理有效利用医疗资源,降低医疗负担,努力实现科技成果惠及百姓健康

通过对各级医疗机构及基层医务人员的培训,使基层医务人员的技能得到提升,同时提高了基层卫生单位的临床诊疗水平,这在一定程度上缓解了三级医院的压力,医疗资源也能够得到合理、有效地利用;同时,随着医院诊疗水平的不断提升,在一定程度上降低了一些疾病的检测费用和药物费用,一方面缓解了患者的医疗负担,另一方面也提高了患者的生活质量。

提高心血管疾病预防和治疗适宜技术

"提高心血管疾病预防和治疗水平的技术"的推广工作由北京安贞医院马长生教授承担,本课题目标:在北京市30家三级、二级及卫生服务中心,推广主要包括心房颤动导管消融技术,网络平台支持的高血压疾病管理技术,心血管疾病高危患者筛查量表,学龄期儿童肥胖管理技术,高龄、高危和复杂冠心病介入治疗技术5项技术。提高北京市心血管疾病防控及治疗水平。

课题实施过程中,推广至95家(次)医疗卫生机构,培训2000余名医护人员,受益患者4000余例。其中,高龄、高危和复杂冠心病介入治疗技术,被推广医院手术失败率从原来的10%降低到5%,患者住院时间从8天降低到5天;心房颤动导管消融技术可以节约医疗耗材,使每例手术的节约1万元以上。

> **缺血性脑血管病患者二级预防、康复适宜技术**
>
> "缺血性脑血管病患者二级预防、康复技术的综合疾病管理模式"的推广工作由北京天坛医院王拥军教授承担,本课题的目标:在北京市30家三级、二级医疗机构,推广主要包括缺血性脑血管病抗栓分层治疗技术、缺血性脑血管病伴有糖尿病患者的降糖分层治疗技术、缺血性脑血管病伴有高脂血症患者的他汀药物降脂分层治疗技术、缺血性脑血管病伴高血压患者的降压分层治疗技术、脑血管病康复5项技术,提高北京市缺血性脑血管病患者二级预防、康复水平。
>
> 本课题实施过程中,推广至120家(次)医疗卫生机构,培训160名医护人员,受益患者3024例,被推广单位的预防及康复治疗规范率提高10%,缺血性卒中患者发病3个月内死亡的比例降低8.2%。

五、北京国际医药临床研发平台

(一) 实施背景

生物医药产业是北京重点发展的战略性新兴产业,具有创新性强、附加值高、从业人员素质高、能耗低、水耗低等特点,是典型的"高精尖"产业,符合北京作为全国科技创新中心的功能定位。北京拥有丰富的科技、教育、人才和临床资源,三级医院70余家,药物临床试验机构近50家,均位居全国前列。为推动北京生物企业药物临床试验的顺利开展,提高创新药物研发水平,自2010年起,市科委发挥政府引导作用,提出"以医促药、医药融合"的工作方针,启动了"北京国际医药临床研发平台"项目(以下简称"CRO平台"),制定"北京国际医药临床研发平台经费补贴实施细则",以后补贴方式激励北京地区药物临床试验机构积极承接北京生物医药企业项目,加快新药临床试验的进程和效率。

(二) 主要做法

1. 制定经费补贴实施细则

根据北京地区新药临床研究实际情况,制定《北京国际医药临床研发平台(CRO平台)项目经费补贴实施细则》。每年投入专项资金1000万元,采取后补贴方式激励北京地区药物临床试验机构积极承接北京生物医药企业项目的临床研究评价工作,提高北京市生物医药企业的研发效率;补贴资金使用形式多样,可用于临床评价人员的培训、专业临床研究助理的聘用、临床方案的设计、伦理审查、数据统计分析等提升临床试验服务水平的相关工作;依据机构对北京企业开展临床评价的项目数和合同额,将补贴资金标准分为4档(表1)。

2. 以科技项目为纽带,促进院企合作

将重大新药研发与首都重大疾病防治重点相结合,充分发挥产学研合作研发模式的优势,从临床前研究项目中,筛选具有临床研究前景的品种,引导合适机构早期介入,提高临床研发效率与质量,节约了时间成本与机会成本。

表1 补贴资金分档标准

档次	项目数	补贴金额(万)
第一档	40	800
第二档	20	400
第三档	10	200
第四档	5	100

3. 组织召开培训会,促进业务水平提升

组织召开高水平的培训会,将国际上最新的研究理念、管理方法和经验带到中国,与机构和企业研究者分享,为缩短与国际差距,提高临床试验的研究质量,提升新药研发水平提供支撑。

(三) 进展和成效

1. 后补贴政策激励临床试验机构积极承接北京企业项目

通过"CRO平台"的推动实施,北京机构对北京企业开展临床评价的项目数和金额数都有显著增加。2015年机构服务北京企业项目数为436项,总金额达6595万,分别比2010年增长35%和53%。共计119家次机构获得后补贴资金支持,2015年达到补贴标准的机构由2010年的14家增加为26家,增长86%。

"CRO平台"充分调动了临床医疗机构的服务积极性,不但大型综合医院,如北京协和医院、北京大学人民医院、北大医院等医院等连年服务北京企业项目金额数保持高速增长,更多的中医医院、专业优势突出的三甲医院也通过调整工作重心,加派业务骨干,加大宣传力度实现较快增长,如西苑医院、广安门医院、回龙观医院、北京儿童医院等均实现较大幅度增长,获得后补贴经费的支持。

2. 补贴资金促进临床机构能力建设和发展

六年来各医院领导对临床评价工作重视程度显著提高,多家医院建立了高效的管理与运营机制,并针对企业临床研究的薄弱环节进行指导,聘请专业的临床协调员进行监督,在加快企业临床研发速度的同时,也确保了临床研究的质量。通过后补贴资金支持,临床机构的基础建设、软件配置、人员培训等各方面成效显著。

北京大学第三医院利用后补贴资金,在GCP药房构建探索新型试验用药品集中管理模式,成立了临床试验GCP中心药房,聘用专职药学人员,完善药品管理规章制度和标准操作规程,实现高效率集中管理模式。北京朝阳医院加强院内临床工作人员的能力培训,聘用专门的质控员,加大质量管理力度。目前已有专业组顺利通过国家复审,并申请了 13 个新专业。北京协和医院搭建了临床试验信息系统,可对项目的经费来源进行登记管理,动态查询全院正在开展的项目,并嵌入到院内的 HIS 系统中,是临床药理研究中心审批临床试验项目,授权医生在临床试验中开医嘱、查询并统计受试者的专有系统。

3. 促进北京医药企业和临床医院间的"双向沟通"

"CRO 平台"充分发挥政府引导作用,开展形式多样的院企对接,成立"G20 工程临床 CRO 联盟俱乐部",发展强强联合的战略合作模式,满足北京企业临床试验需求的临床试验服务,缩短研发进程,提升试验服务水平。近六年共推动 16 家企业 28 个品种与 10 余家机构签订临床试验合同或达成合作意向。

4. 组织搭建北京"I 期临床研究志愿者数据库"

为提高 I 期临床试验的质量和效率,市科委牵头组织搭建了"北京 I 期临床研究志愿者数据库",该库是全国首个区域性健康受试者数据库,实现了"由分散到整合,从独立到共享,由小规模到大规模"的转变。数据库由北京协和医院等 3 家医院承担数据库设计和建设工作,可为北京地区 I 期临床研究机构提供检索、查重等服务。

目前数据库成员单位达到 17 家,开展临床试验 80 项,筛选受试者超过 2000人,在有效保护受试者权益的同时,也提升了 I 期临床研究的质量。

5. 在全国率先开展临床 0 期研究工作,提高新药研究水平

0 期临床试验可以较少资金收集到极有价值的新药在人体的安全性,逐渐成为国际新药研发的新趋势。重点推动北京世纪坛医院在国内率先开展 0 期临床研究工作,将为国家药品食品监督管理总局建立"中国 0 期临床试验指南"提供依据。目前,已完成在中国男性健康受试者中单次口服极低剂量艾帕列净、甲磺酸伊马替尼 2 个新药的 0 期临床研究伦理申报工作并获得批件,正在开展相关研究。

6. 编制《北京市药物临床试验机构名录》

为了方便北京市生物医药企业快捷高效寻找适合的机构开展临床试验,组织编写了《北京市药物临床试验机构名录》。该名录共收集北京市 41 家可开展药物临床试验的机构,并对这些机构的专业设置情况进行了详细介绍,该名录将每半年更新一次。

六、脑认知与脑医学计划

为深入实施创新驱动发展战略,强化北京作为全国科技创新中心的城市定位,

加快新一轮科技创新的前沿布局,推动北京成为全球原始创新的重要策源地之一,2015年9月1日,市科委正式启动"脑科学研究"专项。该专项分为两部分:一为脑认知与类脑计算;二为脑认知与脑医学。现把脑认知与脑医学部分工作介绍如下。

(一) 指导思想

以整合创新作为战略基点,重点关注脑认知和脑医学领域中具有科学突破前景、临床转化潜能的研究项目;加强多学科间的交叉融合,汇集北京优势力量集智攻关;在北京优势领域产出国际领先的标志性研究成果,推动研究成果落地并惠及于民,为建设全国科技创新中心建设提供有力支撑。

(二) 基本原则

1. 突出重点

强化脑认知与脑医学结合方面的研究,支持通过脑认知的技术或手段解决脑医学(脑健康与脑疾病)方面的关键问题,确保在若干研究方向上形成国际领跑格局。

2. 系统整合

整合北京前期优势研究基础,支持跨部门、跨学科合作;鼓励在生物样本资源库、患者临床数据库、大型设备仪器等方面,资源共享、协同创新。

3. 开放创新

支持北京地区研究团队与国内外领先团队合作共研,强化与欧美等国脑计划开展深度国际合作,鼓励研究单位、医院和企业合力攻关,推动北京地区脑科学研究的突破。

4. 科技惠民

研究开发与转化推广相结合,创新与创业相融合,加快推进脑科学研究先进成果的转化应用,让科学研究的每一点进步都能最快地为目前的人民生活做出直接的贡献。

(三) 总体目标(2015~2025年)

以"脑认知与脑医学"中的重大科学与临床问题为研究导向,注重科学创新与技术创新并行,研发一批创新性关键技术,为脑健康与脑疾病的预测、预防、诊断、治疗到康复提供技术支撑,为北京建设全国科技创新中心、成为全球原始创新的重要策源地和提升人民生活水平做出最大贡献。

(四)阶段目标(2015～2020年)

推动重大共性技术研究中心建设,形成跨部门、跨学科的研究支撑平台;着力突破感知觉认知、儿童脑发育与认知发展、认知老化、物质依赖、失眠、脑疾病等领域10～20项关键技术,尽快实现成果转化惠及于民,提升全民脑健康水平。

(五)重点任务(2015～2020年)

1. 推动重大共性技术研究中心建设

此项任务包括多模态脑影像技术研发中心,为健康人群的脑认知系统评测与提升,以及重大脑疾病的个体化诊断、治疗评价和预防策略研究提供必要的影像学计算方法支持;神经调控技术研究中心,从神经调控角度为失眠、物质依赖等脑健康问题和帕金森病、癫痫等功能性脑病的发病机制及治疗研究提供技术手段;基于样本库的脑重大疾病的数据中心,构建覆盖基因、影像学、临床表型等多方位信息的临床大数据库,为提供个体化诊疗决策和研究基因组表型与疾病治疗与转归的关系研究提供有力保障;脑重大疾病动物模型技术研究中心,制备脑疾病动物模型,验证临床疾病发病机制研究的成果,支撑脑重大疾病研究。

2. 开展脑认知与脑医学的重大关键技术研究

此项任务包括感知觉加工、注意机制与认知障碍疾病关系研究,揭示感知觉加工和注意的神经机制,为精神分裂症等认知障碍疾病提供神经生物学诊断指标;儿童青少年的脑认知发育、学习与社会交流障碍的研究,阐明脑发育在遗传与环境的交互影响下对于儿童青少年认知发展的作用机制,为学习障碍、自闭症等认知发育障碍的研究和干预提供科学依据;认知老化与认知障碍评估技术与干预措施研究,发展一系列的老年认知老化与障碍的评估、预警和训练手段,完善轻度认知障碍的评估技术,研发老年痴呆的多模态预警与早期诊断技术以及有效的干预手段;睡眠障碍评估技术与干预措施研究,建立睡眠障碍的多层次干预体系;开发利用睡眠干预学习记忆和物质与非物质成瘾新技术;脑疾病相关神经功能环路图谱研究,阐明重要功能脑区精细分区及各亚区功能;脑疾病发病机制与预警技术的研究,探讨基因变异和表观遗传调控对脑功能的影响和为研发相关预警技术提供理论依据;脑疾病早期诊断的客观指标体系的建立,研发具有自主知识产权的分子成像技术与药物,使我国在这一领域进入国际领先行列;寻找用于阿尔茨海默病、帕金森病等神经退变病早期诊断的生物标志物,研发新的诊断技术并进行临床验证;智能医疗体系与靶向药物的研发,研制脑重大疾病可穿戴诊疗设备、神经外科手术机器人以及具有自主知识产权的靶向药物研发等。

七、首都卫生发展科研专项

"首都卫生发展科研专项"是面向北京市各级各类医疗卫生机构,以促进首都医疗卫生事业可持续、协调发展,全面提升医疗卫生服务能力,提高防病治病的水平为目标的市级科研专项。

(一) 实施背景

为通过科技支撑来提高首都防病治病水平和医疗卫生整体服务能力,推动医疗卫生行业可持续、协调发展,2011年市卫生局和市财政局参照国家财政部、科技部《公益性行业科研专项经费管理试行办法》和原卫生部《卫生行业科研专项经费管理暂行办法》,通过充分调研论证,本着支持行业、立足北京、体现公益、促进发展的原则,设立并启动实施了"首都卫生发展科研专项"(以下简称"首发专项")。

首发专项传承了原首都卫生发展科研基金的组织管理模式,并在此基础上,结合卫生行业自身的特点,在支持范围、支持重点领域和方向以及组织管理等方面做了相应的调整,更加科学、完善。

(二) 定位

首发专项紧紧围绕首都卫生行业的特点,结合"医改"和卫生事业发展的重点和难点,以培育、实用、应急、推广为特色,着重在优化防病治病技术、促进成果与适宜技术推广、开展前期预研孵化前沿技术、培养高层次卫生人才、储备科技后备力量等方面重点支持具有科研实力和潜力的广大卫生行业专业技术人员开展应用性研究,从而为全面提高首都医疗卫生整体服务能力,促进卫生行业可持续、协调发展提供有力的科技支撑。

首发专项支持范围广、覆盖面大,支持对象涵盖北京地区所有的医疗机构(包括中央在京、部队在京、市属、区县属、民营、企业属等)、市和区属的卫生机构以及市属的医学研究所的全部在职卫生技术人员,收到广大卫生行业人员的普遍欢迎和好评。

首发专项重点支持四个方向:一是支持行业应用基础研究,主要包括北京地区常见、多发性疾病和感染性疾病的病因学、病原学、生物治疗学及转化医学研究等;二是支持行业重大公益性技术前期预研,主要包括卫生行业发展中关键技术与核心方法的前瞻性研究、重大疾病流行病学研究、传染性疾病与慢性非传染性疾病的监测预警体系建设、运行机制与干预措施研究、国内外医疗卫生科学技术进展追踪与循证医学研究等;三是支持行业实用适宜技术研究和推广,主要包括疾病临床诊治实用适宜技术的研究与推广、城乡社区医疗卫生服务关键科技问题的研究、突发公共卫生事件医学应急关键技术及公众防护对策研究、健康教育与健康促进传播技术研究等;四是支持地方行业重要技术和管理规范研究,主要包括北京地区卫生行业常用技术指南和规范研究等。首发专项支持的方向更加贴近卫生行业需求,符合卫生事业发展的特点。

(三) 运行管理

为了加强对该专项的组织管理,市卫生局和市财政局分别印发了两个规范性文件,即《首都卫生发展科研专项管理办法(试行)》(京卫科教字〔2011〕23号)和《首都卫生发展科研专项资金管理办法(试行)》(京财文〔2012〕2238号),指出:"首发专项的申报、评审、立项、实施以及监督管理等工作遵循公开、公平、公正的原则,根据需求定位和指南引领,实行专家评审与政府决策相结合,单位管理、项目负责人负责与第三方机构监督评价相结合的管理模式。"同时对首发专项的申报、立项、过程管理、结题验收、资金使用与管理等方面提出了明确要求,加强了该专项的全过程监管,确保了项目评审公正、立项科学、过程管理严谨、经费使用合理,为用好首发专项资金、管理好项目、产出优秀成果、实现首发专项的设立宗旨奠定了良好的制度保障。

首发专项已严格按照两个管理办法的规定,组织开展了两轮项目的申报与立项工作,第三轮项目评审立项工作正在进行。前两轮项目共支持544项,其中重点攻关项目81项,自主创新项目224项,普及应用项目85项,青年项目154项,支持财政资金1.67亿元。目前,第三轮暨2016年项目正在立项过程中,此次项目评审将向预期产出明确的项目倾斜,向已有成果的转化研究项目倾斜。

八、北京市属医院学科建设工作

(一) 实施背景

医院提供高水平医疗服务的基础,是高水平、强有力的学科建设。北京市属医院共22家,其中综合医院9家,专科医院13家,全部为三级医院,占全市三级医院总数的三分之一。经过多年的发展建设,已经形成一支学科齐全、特色突出、人才丰富的医疗服务力量。2014年,北京市医院管理局(以下简称"市医管局")提出在当前形势下,北京应建设研究型、创新型医院,要将市属医院打造成为疑难病症诊疗中心、重大新技术应用中心、高层次人才培养中心、高水平科研创新中心四位一体的新型国家级医学中心。这一表述第一次在市医管局集团全系统明确了市属医院未来的发展方向,进一步加强市医管局集团学科建设和医学科技发展的顶层设计,把握科研能力提升和人才队伍建设两条主线,对学科建设和医学科技工作进行统筹布局,搭建起符合市医管局集团特色的学科发展平台和高层次人才培养体系,经过深入调研和认真分析,明确了需求,出台了针对性举措,初步构建起市属医院学科群集团化发展格局。

（二）进展和成效

以"扬帆"计划和"培育计划"为抓手,搭建符合市医管局集团特色的学科发展平台。

1. 临床医学发展专项——"扬帆"计划

依据医院的发展需求,结合各医院的特点,2013 年市医管局启动实施了北京市医院管理局临床医学发展专项——"扬帆"计划,包括重点医学专业发展计划和临床技术创新项目两个子专项,计划利用 5 年的时间,安排 2.5 亿财政经费,支持市医管局集团 60 个重点医学专业和 70 个临床技术创新项目。该计划旨在针对北京建设中国特色世界城市的战略需求,紧密围绕影响首都居民健康的常见病、多发病和危重疑难病症,整合市医管局集团优势临床资源,通过对市医管局集团学科发展和临床科技攻关的持续支持,通过 5 年的努力,培育和建设一批具有国际水平、国内领先的特色专业,产生一批能够解决重大临床问题的科技成果,形成一批具有宽阔视野、较强科研能力的学术团队,使学科建设与临床服务相互促进,带动市医管局集团整体医疗水平的不断提高,为提高首都居民健康水平提供强有力的技术支撑。

"扬帆"计划是具备医管局特点的学科建设品牌,在机制上有所创新,一是切入点明确,针对市属 22 家医院的特色和发展需求量身定做,紧紧围绕、把握市医管局集团的发展规律;二是聚焦在重点专业和临床技术创新上,有效弥补了目前市医管局集团科研工作中重基础研究轻临床研究的不足;三是经费使用上,有针对性地倾斜了临床应用研究和人才培养;四是在评审过程中,除了函审、会评等常规环节外,既把引入学科评价工具开展量化评分作为项目初审的第一环节,又组织医院院领导进行行政答辩,打破了专家、科室的固有概念,引导医院将学科建设工作上升到医院发展战略来抓。

2. 北京市属医院科研培育计划

2015 年,针对市医管局集团中青年临床医务人员的科研发展需求搭建新的科研培育平台——北京市属医院科研培育计划,为系统、整体提升市医管局集团科研能力和科研产出,实现高水平科研创新奠定基础。

"培育计划"是市医管局为市属医院中青年临床医务人员搭建的科研培育平台,目的是使临床医务人员在科研起步阶段能利用这一平台,全面培养科研意识和科研思维,善于在临床工作中发现问题并利用科学研究方法解决临床问题,形成良好的科研操作规范,促进科研创新与新技术应用,为申报其他局级、省部级及以上的人才与科研项目做好储备。该计划围绕北京市民常见、多发和疑难疾病及公共卫生问题,分为西医、中医两个部分:一是"培育计划"(西医),打造市医管局集团现代医学科研培育平台,充分利用现代医学先进的科研思路和技术优势,进行技术引进和创新,优化诊疗方案,研究诊疗、康复、护理的科学方法及创新技术,加快新产品研发,积极促进科研成果转化,总结药物临床应用问题,规范医疗设备使用,加强围绕临床问题的应用基础研究;二是"培育计划"(中医),充分发挥北京中医医院在市医管局集团中医药研究方面的带头作用和辐射效应,打造市医管局集团传统医学科研培育平台,结合中医药优势病种,充分发挥传统医学优势,一方面加强对燕京名医学术思想及临床经验的传承研究;一方面利用现代科学研究方法,建立或优化中医、中西医结合确有疗效的诊疗方法及方案,进行中医诊疗、康复、护理技术的规范化研究与推广,积极进行临床新产品的研究开发,加强中医药临床新技术、新产品的转化应用研究。

通过实施"培育计划",鼓励市属医院加大科研投入,加强科研管理,重视对中青年临床医务人员的培养,促进人才梯队建设与学科整体发展,以全面提升市医管局集团医疗服务水平,为建设"健康北京"提供保障。通过3~5年的计划实施,力争每年培养20~30名中青年科研骨干,培育20~30个较好基础的科研项目,为申报高层次人才、科研项目做好储备。

下　篇
国内外医学科技及重点疾病领域最新进展

第一部分

国内外医学科技发展趋势及热点

当前,医学与生命科学、信息技术、工程创新等交叉融合会聚,推动医学科技向精准医疗、智慧医疗等方向深化发展,在强化健康管理手段、提升疾病诊疗水平、助推医疗服务模式变革、降低医疗成本等方面发挥日益重要的作用。在全球各国政府战略政策引领下,医学科技在保障民生健康、促进社会经济协调发展与提高人类自身认识方面发挥着重要保障支撑作用。

一、国内外医学科技发展趋势

(一) 新技术交叉融合发展

医学是各种新技术交叉融合创新发展的重要领域。借助基因组、蛋白质组、代谢组和三维组织培养等新技术建立新的药物评价系统,大幅度推动了个体化治疗靶点药物及其伴侣诊断试剂的发展,也为一些老药和临床验证"失败"的药物提供了科学的挽救路径,新药研发的周期缩短,研发费用降低,综合效益大幅度提高。生物技术药物、基因治疗、细胞治疗及干细胞技术已在临床救治中发挥重大作用,并逐渐发展成为生物医药产业的主要构成。纳米技术、新型生物传感技术以及生化检测技术融合创新,新一代可穿戴式、植入式医疗设备和器械可实现患者不间断检测和智能给药。数字化医学提高了医院运行管理的效率,并且通过医学大数据的开发使用,形成全新的数字医学决策系统,不但实现医疗资源的可及性、均等性和民众的参与性,提高临床诊疗水平,也为精确制定公共卫生政策提供坚实的保障。

(二) 大数据引领重要知识突破

大数据是指数据规模巨大,无法通过目前的主流软件工具,在合理的时间内达到撷取、管理、处理和服务的数据集合。其特点可以概括为"4V",即 volume(体量浩大)、variety(类型繁多)、velocity(生成快速)和 value(价值大但密度很低)。大数据时代的到来颠覆了传统的数据管理方式,在数据来源、数据处理方式和数据思维等方面带来革命性的变革。大数据引起了产业界、科技界和政府部门的高度关注。奥巴马政府总统科技政策办公室(OSTP)于 2012 年 3 月 29 日发布了《大数据研究和发展倡议》,认为数据规模及数据运用能力是综合国力的重要组成部分,对数据的占有和控制将成为国家核心资产,此举标志美国把应对大数据技术革命带来的机遇和挑战提高到国家战略层面,形成了全体动员格局。美国政府投资 2 亿美元启动"大数据研究和发展计划",其中医疗领域的经费投入超过 1 亿美元,这是继1993 年美国宣布"信息高速公路"计划后的又一次重大科技发展部署。英国政府也十分重视大数据技术,2013 年 5 月,英国首个综合运用大数据技术的医药卫生科研机构在牛津大学正式挂牌,总投资达 9000 万英镑(约合 1.4 亿美元)。大数据对生物医学的研究与应用将产生深刻影响,信息技术和生物医学的结合更加紧密,面对如潮水般涌来的海量数据,如何更好地利用,成为信息技术和生物医学领域共同面对的挑战。大量的公共卫生信息、电子病历信息、用药信息、住院信息、图像信息、管理信息、基因信息、医学知识库信息以及实验室检查数据等构成了医学大数据,大数据技术的开发,可以广泛应用于公共健康监测、疫情监测、临床诊断、实验数据分析、医疗统筹分析、药品定价、远程监控、药品研发等方面,契合现实需求,符合未来方向。

(三) 转化医学加速技术临床应用

转化医学通过全新的医学研究和实践的运作理念和模式,旨在通过将基础研究成果直接转化到诊断工具、药物、防治指南、卫生政策和健康教育,从而改善个人和群体的健康,是基础到临床转化的桥梁,大幅度提高了医学研究临床转化的效率。转化医学强调和鼓励基因组、蛋白质组和生物信息等跨学科技术与医学研究的紧密融合,催生出预警、预测、个体化治疗和公众参与的新型医疗模式(4P 医学),完善了医学研究和实践的技术和产业链,使疾病的防控、救治由医院扩展至整个社会,极大地提高了疾病防控的效率。为此,美国 2003~2012 年间每年投资 5 亿美元用于转化研究中心的建设,资助建立了 62 家临床和转化科学中心,并取得显著成效:通过加强社区教育和新技术融合,提前 5 年即 2010 年实现慢病防控计划目标,慢病发病率大幅度下降,心脏病和中风相关疾病死亡率降低,肿瘤的生存率在过去 10 年有了显著提高,体现出转化医学战略实施对预防医学和临床医学产生了巨大推动作用,已成为全球医学研究的一个长期的着力点。

(四) 精准医疗助力个体化精确诊疗

精准医疗以个人基因组信息为基础,结合蛋白质组等相关内环境信息,通过多模态混合分子影像等技术获取患者的明确信息,为病人量身设计出最佳治疗方案,提供专属的、最合适的、精准的医疗服务,以期达到治疗效果最大化、安全性最低化和副作用最小化。目前随着近年来生物信息数据库(基因组、蛋白质组、代谢组等人类全生命组学信息)、患者个性化检测技术(如组学信息检测技术、多样化的细胞检测技术和移动医疗技术)和大数据分析技术的迅速发展,使得个性化精准医疗已经成为医学科技发展的前沿方向,成为具有光明前景但又充满挑战的重要医学研究领域。从长远角度看,精准医疗通过更精确的诊断,预测潜在疾病的风险,提供更有效、更有针对性的治疗,预防某种疾病的发生,更节约治疗成本。与以往医学理念相比,精准医疗既有生物大数据的整合性,也有个体化疾病诊治的针对性和实时检测的先进性。但在目前阶段,仍有大量的知识空白需要科学家们共同努力填补。

(五) 互联网医疗推动医疗服务模式变革

互联网医疗通过将医疗服务对象、过程、管理等信息化,以信息化监测和检测手段、可穿戴设备为载体,实现医疗信息资源的交换共享,通过网络平台实现医疗服务在患者、医疗机构和人员的互联互通和互操作,实现健康和疾病管理智能化、集成化的技术创新。互联网医疗致力于构建一个以病人为中心的医疗服务体系,将有助于解决医疗成本、渠道、覆盖率等困扰各国政府的医疗保障难题。随着智能设备、无线医疗、移动通信等高度发达的医疗数据信息的发展,大数据时代的到来颠覆了传统的数据管理方式,给医学科技的发展带来了新的驱动力。与互联网医疗相关的技术产品如雨后春笋般迅猛发展,包括数字化医疗、可穿戴式技术、移动医疗、物联网、大数据等在内的新型科技手段的发展为实现互联网医疗提供了必要条件。未来冠心病、高血压、糖尿病等慢性疾病的患者将不仅仅接受药物治疗,而接受包括远程监测、远程治疗方案调整、生活方式管理、可穿戴式给药在内的整体的疾病管理方案。未来互联网医疗的发展,将通过随时、随地、随需提供覆盖全生命周期的面向预防、诊断、治疗、康复需求的连续性服务技术支持体系,实现医疗服务的专业化、网络化、智能化。

(六) 战略政策引导医学科技发展方向

随着生命科学的快速发展,医学科技前沿不断推进,发达国家政府近期推出了新版国家生命科学相关领域发展战略规划,以适应国际医学研究的热点和格局不断发生的变化。美国 2013 年提出了"大数据的研究和发展计划",提出提高从大型复杂的数字数据集中提取知识和观点的能力,加强国家安全和科学研究;宣布启动了名为"通过推动创新型神经技术开展大脑研究计划",简称为脑科学研究计划(BRAIN),该计划将更加全面、深入地理解大脑的功能和脑疾病的治疗;2015 年奥巴马又提出了"精准医疗计划",以推动个体化医疗。日本 2014 年发布了《科技与创新综合战略 2014》,将推进健康医疗成为国家五大行动计划之一;并通过了将在关西经济圈的国家战略特区实施医疗创新的发展规划,以促进 iPS 细胞的发展;宣布了为期 10 年的 Brain/MINDS 计划,进一步推动脑科学研究。德国 2014 年发布了新版《高科技战略》,将生命科学重要内容列入未来任务研究领域与关键技术。

二、国内外医学科技发展热点

(一) 基因组编辑

基因组定点编辑技术可以实现对一个或多个目的基因的敲除,或把外源基因敲入到指定位点,也可以利用转录因子在转录水平上对目的基因的表达水平进行调控,这项技术是研究基因功能并对基因的功能加以利用的最有效手段。下一代成簇的规律间隔的短回文重复序列(CRISPR)技术是一种 RNA 诱导的获得性免疫系统,发现于细菌和古生菌中,用来抵抗外来病毒或质粒的入侵。该系统由成簇间隔的短回文重复序列和 Cas 基因(CRISPR-associated genes)组成。CRISPR/Cas 系统首先产生与靶标序列对应的 RNA 序列,与病毒或质粒的 DNA 进行互补作用,然后引导 Cas 内切酶对互补的序列进行双链切割。相对于以往通过酶学进行基因编辑,CRISPR/Cas 载体的构建具有高通量、高效率的特点。基因组定点编辑技术有望广泛应用于合成生物学、直接和多路干扰基因网络,体内外靶向性基因治疗,提供了重新编辑基因组序列信息的一个通用工具,具有在生物技术和医学中改造基因组工程的潜力。

2013 年,*Science* 等杂志报道了 CRISPR 技术的开发和应用,该技术迅速成为分子生物学研究热点,被评为 *Science* 杂志 2013 年度十大科学突破。此后研究集中在 CRISPR 技术在不同的生物中的应用,在大肠杆菌、酵母、水稻、拟南芥、烟草、斑马鱼、人、小鼠和猪等生物中都成功验证了这项技术的功能性,涵盖单基因敲除、外源基因插入、基因靶向修复、多基因敲除、大片段敲除和调控基因表达等。2014 年,南京大学模式动物研究所利用 CIRSPR 技术对食蟹猴基因组进行了修饰,这是人类首次将基因编辑技术应用在灵长类动物中,对人类遗传性疾病的基因治疗具有里程碑式的意义。英国洛桑研究所构建了小鼠基因组导向 RNAs 文库,可靶向基因组中的绝大多数基因。两个实验室构建了针对人类基因组的 sgRNA 文库,实现了基因组编辑技术在人全基因水平上的应用。

(二) 单细胞全基因组测序

单细胞全基因组测序技术(MALBAC)是在单细胞水平对全基因组进行扩增与测序的一项新技术。2012 年由谢晓亮教授发明,其原理是将分离的单个细胞的微量全基因组 DNA 进行扩增,获得高覆盖率的完整的基因组之后通过外显子捕获进而高通量测序用于揭示细胞群体差异和细胞进化关系,该项技术入选了 2013 年度 *Nature* 杂志的年度技术。它解决了用组织样本测序时或样本少无法解决的细胞异质性难题,为从单核苷酸水平深入研究癌症发生、发展机制及其诊断和治疗提供了新的研究思路并开辟了新的研究方向。这一新方法还可被广泛用于其他重要的生物研究领域,如组织器官内细胞基因组的异质性研究、干细胞的异质性研究、生殖细胞的遗传重组研究、胚胎的植入前遗传学诊断研究、法医学少量 DNA 测序等。

北京大学生物动态光学成像中心联合北医三院,应用单细胞基因组高通量测序技术首次详细描绘了人类单个卵子的基因组,并将这种新方法应用到人类体外辅助生殖中。这项研究的先进性在于在卵子被用于胚胎移植之前,研究人员就能够通过分析卵子的两个极体细胞推断获得卵子本身的全部基因组信息,从而减少严重先天性遗传缺陷婴儿的出生,降低辅助生殖的遗传风险,该项研究成果被认为将对人类生殖史产生里程碑式的影响。其后,又对癌症患者单个外周血循环肿瘤细胞(CTC)的全基因组、外显子组进行了高通量测序,发现在某一类肺癌患者的所有循环肿瘤细胞中存在着一种特定的基因拷贝数变异(CNV)模式,而不同癌种CTC细胞的基因组拷贝数变异模式不同,为癌症的早期诊断提供了全新的契机。北京大学又利用微流控芯片技术实现了高质量单细胞的全转录组测序样品准备,全面提高了单细胞全转录组分析的准确性和可靠性。

(三) 基因治疗

基因治疗是以改变人的遗传物质为基础的生物医学治疗手段,它直接通过基因水平的操作和介入来干预疾病的发生、发展和进程,与现有的其他治疗方法和策略相比,其优势在于可直接利用人们在分子水平对疾病的病因、发病机制的新发现、新认识及分子生物学领域的新技术,针对性地修复甚至置换致病基因或纠正基因表达调控异常。基因治疗是人类疾病治疗史上的一次革命,同时也对传统制药业产生深远影响和冲击。

1990年,美国NIH的Freuch Anderson博士开始了世界上第一个真正意义上的基因治疗临床试验,这是人类第一个对遗传病进行体细胞基因治疗的方案,通过逆转录病毒重组载体将正常腺苷脱氨酶(ADA)基因转入患儿的白细胞,并在体外扩增后静脉输注的方法进行基因治疗,该疗法获得了初步的临床成功并观察到了明显的疗效,致使世界各国都掀起了基因治疗的研究热潮。2009年,来自法国、德国和美国的研究人员利用基因治疗X-连锁性肾上腺脑白质营养不良症(ALD),取得了重大突破,他们利用慢病毒载体将ABCD1基因导入到造血干细胞内,然后给肾上腺脑白质营养不良症患者移植ABCD1基因修饰的造血干细胞,临床试验发现治疗2年之后病人体内仍然可以检测到正常野生型的ALD蛋白表达,令人鼓舞的是,患者的症状也得到了明显改善,该临床试验研究结果发表在2009年11月Science杂志上。该基因治疗新技术除了治疗致命性脑病外,在遗传性失明和免疫系统失调疾病等的治疗方面也取得了进展,基因治疗进入了新的发展阶段。这些重大的基因治疗技术的突破使得基因治疗新手段入选美国Science杂志2009年度十大突破之一,Science杂志发表了专栏"A Comeback for Gene Therapy"。2012年欧洲药品管理局(EMA)欧洲人用药委员会(CHMP)首次批准了治疗脂蛋白脂酶缺乏遗传病(LPLD)的基因治疗药物"Glybera",成为基因治疗的一个里程碑事件。

(四) 干细胞

干细胞是能自我更新、高度增殖的一类细胞,可以进一步分化成为各种不同的组织细胞,按照来源可将干细胞分为胚胎干细胞、成体干细胞和诱导性多能干细胞(iPS细胞)。干细胞研究及其转化应用为许多重大疾病的有效治疗提供了新的思路和工具,具有巨大的社会效益和经济效益。干细胞不仅可以用于组织器官的修复和移植治疗,还将促进基因治疗、基因组与蛋白质组研究、系统生物学研究、发育生物学研究、新药开发与药效、毒性评估等领域的发展。干细胞产品已经作为药物进入到临床应用。目前,干细胞研究及其转化医学已经成为各国政府、科技界和企业界高度关注和大力投入的重要研究领域,成为代表国家科技实力的战略必争领域。iPS 细胞是近期全球研究热点,2006 年由日本京都大学教授山中伸弥等通过表达四个转录因子将小鼠成纤维细胞重编程为诱导性多能干细胞,随后通过同样的转录因子获得了人诱导性多能干细胞。

目前采用体细胞核移植技术(SCNT),利用成熟细胞可制造出人类胚胎干细胞。该技术将来自患者的体细胞核转移到预先去除细胞核的卵母细胞,这种方法能让体细胞重编程为干细胞。研究人员已成功将成年人的皮肤细胞制备成胚胎干细胞,分别将两份细胞的 DNA 提取出来,注入女性捐助者的卵细胞中,从而培育出囊胚,这是人类第二次成功地通过克隆的方法将成熟体细胞制备成胚胎干细胞,具有重要意义。成体干细胞体外具有向成骨细胞、脂肪细胞、内皮细胞、神经细胞、心肌细胞及肝样细胞等细胞分化的能力。胚胎干细胞通过新型的技术手段,在组织工程领域作为种子细胞,可以拓展其临床应用。目前利用人类胚胎干细胞进行 3D 打印研究取得了突破性的进展,通过结合类似人工支架的结构和动物细胞,研究人员已经能够制造出组织工程样本。在人类胚胎干细胞分散至培养基方面,3D 打印机更具有优势。

George M. Church 领导哈佛医学院的团队,在人 iPS 细胞中进行了 CRISPR 基因编辑。目前科学家们已利用该技术成功地诱导成体细胞重编程生成了血细胞、内皮细胞、心肌细胞和神经细胞等。2014 年 9 月,日本厚生劳动省已正式批准利用 iPS 细胞开展视网膜再生研究,这是全球范围内 iPS 细胞首获政府批准用于临床试验。日本理化所利用 iPS 细胞培育出视网膜色素上皮细胞层,并移植到一位女性老年黄斑变性患者的眼中。我国科学家系统开展了各种不同种类动物的 iPS 研究,曾经成功地从小鼠、大鼠、猕猴、猪和人的体细胞中诱导并获得 iPS 细胞,并利用 iPS 细胞能够得到成活的具有繁殖能力的小鼠,率先证明了 iPS 细胞与胚胎干细胞具有相似的多能性。我国科学家合作建立了大鼠、猪等动物的 iPS 细胞系,并成功培养出了 iPS 克隆猪,这是首次在世界上获得成活的 iPS 克隆猪,有助于在大动物上应用 iPS 技术的发展。北京大学的邓红魁研究组报道称仅利用化合物就可成功诱导出 iPS 细胞,他们将之命名为 CiPS 细胞。裴端卿课题组在 iPS 诱导技术和效率方面有突破性进展,发现维生素 C 能够提高 iPS 的诱导效率,并发现细胞重编程效率与细胞自噬状态有关,并且成功地将人 iPS 细胞高效的分化成能分泌胰岛素的胰岛细胞和肝细胞等功能细胞。

(五)细胞免疫治疗

细胞免疫治疗是指将正常或生物工程改造过的人体细胞移植或输入患者体

内,新输入的细胞可以替代受损细胞或者具有更强的免疫杀伤功能,从而达到治疗疾病的目的。细胞免疫治疗被认为是继手术、放疗和化疗之后的第四种肿瘤治疗方法。细胞治疗在治疗癌症、血液病等方面显示出越来越高的应用价值,肿瘤细胞免疫治疗2013年被 Science 杂志评为年度十大科技突破之首。日本政府为了推进肿瘤免疫细胞治疗的产业化,出台政策完成一期临床便可上市销售。

肿瘤细胞免疫治疗主要包括四大类:过继细胞免疫治疗、肿瘤疫苗、非特异性免疫刺激,以及免疫检验点单克隆抗体。细胞免疫治疗是国际研发热点,其中近年CAR-T(T 细胞嵌合抗原受体)的临床进展受到全球的关注。CAR-T 是将嵌合抗原受体(CAR)导入 T 细胞中从而产生肿瘤特异的 T 细胞。作为一种免疫细胞治疗方案,一旦 T 细胞表达这种受体,便可用单个融合分子与抗原进行特异性结合并激活T 细胞。有多项细胞免疫治疗方法进入临床阶段,2014 年美国生物制药公司 Unum Therapeutic 的通用 T 细胞免疫疗法药物 ATTCK20 将和 Rituxan 联用用于慢性白血病(CLL)的治疗进入临床试验阶段,FDA 批准诺华 CAR-T 免疫疗法 CTL019 突破性疗法认定,此外 Juno Therapeutics 用于复发性或难治性 B 细胞急性淋巴细胞白血病治疗的 JCAR015 也获得了 FDA 的突破性疗法认定。

(六) 结构生物学

结构生物学以生物大分子特定空间结构、结构的特定运动与生物学功能的关系为基础,来阐明生命现象及其应用的科学,研究的主要目的就是获得用于构成活体细胞的各种各样大分子生物组件的高分辨率图像信息。结构生物学已经成为生命科学当前的前沿学科。主要依赖的技术手段就是 X 线晶体照相术以及磁共振光谱分析检测技术,而单粒子电子显微镜技术则能够观察少量非结晶样品,获得高分辨率的结构图谱。

2013 年两篇 Nature 论文报道了分辨率为 3.4 埃的确定了在疼痛和热知觉中起中心作用的一种蛋白质——TRPV1 蛋白的结构,也标志了结构生物学领域的一个分水岭,可以以近原子分辨率显示蛋白结构,而以往低温电子显微镜(cryo-EM)技术无法这样细致地显像小蛋白。美国国家过敏和传染病研究所与中国厦门大学合作利用结构生物学技术对最常见的儿童呼吸道病毒——呼吸道合胞病毒进行操控,设计出一种免疫原,据此研制的新型疫苗已在小鼠及恒河猴试验中表现出效果,该研究被评为 2013 度科学十大突破。清华大学施一公团队近年在结构生物学领域也取得多项重大进展,2013 年发现 Lsm 蛋白质复合物特异性识别剪切体 U6 RNA 的分子机制,Lsm2-8 蛋白质复合物自组装的晶体结构及其特异识别 U6 小核RNA 3′末端序列的分子机制。Lsm 蛋白质复合物晶体结构的解析为更好地理解真核生物剪接体的功能实现和揭示生命现象的基本原理奠定了夯实的理论基础;2014 年该团队在世界上首次报道了与阿尔茨海默症发病直接相关的人源g-secretase的精细三维结构,为理解 g-secretase 的工作机制以及阿尔茨海默症的发病机制提供了重要线索。

(七) 脑科学

脑科学旨在了解神经系统内分子水平、细胞水平、细胞间的变化过程,以及这些过程在中枢功能控制系统内的整合作用而进行的研究,一般认为由认识脑、保护脑和模拟脑3个方向组成,是最具挑战性的基础科学命题之一。20世纪90年代,脑科学研究经历了第一次热潮,尽管在21世纪初,脑科学研究的资助规模和关注度都略有回落,但是近年来脑科学成为许多国家科技战略的重点,美国、欧盟、日本等国家/地区都提出了新的大型脑科学计划,围绕脑科学的研究和国际竞争出现新局面。我国科技部、自然基金委、中国科学院在脑科学领域也设立了专项。

近年,在政策的强力支持和技术推动下,脑科学研究已经形成分子-细胞-脑-行为-社会学的跨学科多层次研究体系,取得一系列进展。一是大脑连接图谱绘制取得多项突破,美国艾伦脑科学研究所绘制出小鼠大脑神经连接图和胚胎期人脑转录图谱,前者是第一个哺乳动物全脑神经元连接图谱,也是迄今最全面的脊椎动物大脑连接图谱。二是在人机通讯方面,美国麻省理工学院成功实现了记忆操控,入选 Science 杂志评选的2014年十大突破。美国哈佛医学院、华盛顿大学分别利用脑机接口逐步实现猴子之间、人与人之间的一年控制,展示了脑机接口治疗瘫痪患者的潜力以及人与人之间大脑直接通信的可能。首例受大脑控制的假肢 Deka 于2014年5月获得 FDA 批准上市。三是在模拟脑方面,美国 IBM 成功研发了模拟人脑芯片 SyNAPSE,可用更接近活体大脑的方式进行信息处理,也入选了 Science 杂志2014年十大科技突破,显示人工智能已经初步实现。

(八) 移动医疗

移动医疗是通过利用移动通信技术提供医疗服务和信息,以基于移动终端系统的医疗健康类 APP 移动互联网应用为主。巨大的医疗健康需求为移动医疗带来了一片蓝海,而移动互联和大数据的高速发展为移动医疗的发展提供了必要条件。例如,未来冠心病、高血压、糖尿病等慢性疾病的患者将不仅仅接受药物治疗,而接受包括远程监测、远程治疗方案调整、生活方式管理、可穿戴式给药在内的整体的疾病管理方案。

美国移动医疗发展迅速,主要的移动医疗网络系统平台有 Teladoc、American Well、Carena、Zipnosis、Ringadoc、PlushCare、MeVisit、Stat Health、MDLive、iSelectMD、Doctor on Demand 等,通过视频连接医生和病人的主流远程健康服务,分析评估病情并直接开具药方。Doctor on Demand 为用户提供了一个与医生更便捷的联系方式,在美国15个州都提供服务。Visage Imaging 旗下 Visage Ease Pro 的 iOS 应用移动诊断 APP 能翻译绝大多数的影像信息。同时,该 APP 也能展示医学数字影像和通讯信息,记录语音或上传科研相关的照片。我国也在大力发展和推广移动医疗平台和技术,但相关应用尚处于初级阶段。广东省第二人民医院搭建了移动网络医院,采用"视频问诊+就地购药"的模式,在社区医疗中心、农村卫生室、大型连锁药店等地建立网络就诊点,通过视频问诊开具医院处方,病患再根据处方就近买药。北大人民医院建立"实景医疗"平台,应用移动互联网等现代技术实现在患者自然生活状态下,各级各类医疗保健机构医务人员,开展实时的疾病诊断、监测、治疗的创新医疗服务。移动医疗机器人在上海社区医院得到应用,借助远程传输技术,电脑屏幕会接通上级医院医生一同讨论病情,为优质医疗资源打破了地域限制。国内其他移动医疗平台还有"阿里健康"、"丁香医生"等。

可穿戴设备不仅是一种硬件设备,更是通过软件支持以及数据交互、云端交互来实现强大的功能,可穿戴设备将会对我们的生活、感知带来很大的转变。当前市场上的主要产品是简单的腕带,其用于被动地监测用户基本活动数据,计算卡路里消耗和监测睡眠质量。目前研发的方向是健康管理设备与特定疾病管理设备的融合监测。例如,智能尿布能帮助发现尿路感染、长期脱水或孩子发生肾脏问题的症状,ProteusHealth 可以进行服药跟踪监控,其他国外发展比较好的可穿戴设备还包括智能健康扫描仪 ScanaduScout、脑电波产品 Emotiv Insight、哮喘病数字医护器 Propeller Health、可检测癌症的内衣 First Warning Systems、移动心电监测 ZIO Patch、睡眠监控器 EASYWAKEme 等。Google 正在开发可以监测并自动记录病人血糖数据的隐形眼镜,并让病人与医生随时了解这些数据。斯坦福大学正在研发能够利用光学信号测量血液中的氧气、二氧化碳、pH、碳水化合物和血压水平的智能腕带。

（王　磊　吴曙霞　刘　伟）

第二部分

十大疾病领域国内外研究进展

第1章　病毒性肝炎领域国内外研究进展

一、最新流行概况

病毒性肝炎呈全球性流行,主要为甲、乙、丙、丁、戊5型,其中甲型和戊型肝炎病毒在免疫功能正常的个体只引起急性肝炎,在我国和北京市已得到持续有效的控制。乙型、丙型和丁型肝炎既可引起急性肝炎又可引起慢性肝炎,最新研究资料显示它们仍呈全球性流行,在我国和北京市正逐渐得到进一步的控制。

(一) 甲型肝炎的传播和流行持续有效控制,北京地区仍呈现季节高峰消失和老年病例构成比上升的特点

我国甲型肝炎的发病率已经明显降低,特别是进入21世纪以来甲肝更是呈现快速下降趋势。北京地区的甲型肝炎报告发病率已由1990年的59.41/10万下降到了2012年的0.41/10万,2014年最新的报告发病率为0.68/10万,持续稳定处于全国最低水平之一。与20世纪末甲肝流行呈现明显的夏秋高峰相比,目前北京甲肝无季节分布,仍呈现全年零星散发的状态。从年龄结构上来看,20岁以下年轻人发病率下降明显,60岁以上老年人发病率下降幅度较小,使得老年病例构成比明显上升。在21世纪初甲肝的主要发病人群集中在20岁以下人群,其发病构成在2000年为22.46%,到2012年已下降到3.66%,2014年已下降到2.1%,而60岁以上老年人的发病构成却由2000年的5.52%上升到2012年的30.49%,2014年升至39.16%(北京市CDC未发表数据)。

(二) HBsAg阳性率连续降低,乙肝疫苗接种率显著提高

乙型肝炎病毒感染仍是重要的全球性公共卫生问题之一。2015年由世界卫生组织(WHO)支持的一项系统性综述文献调查显示,目前世界范围内的乙型肝炎表面抗原(HBsAg)流行率为3.61%,流行率最高的国家集中在非洲地区(8.83%)和西太平洋地区(5.26%)[1]。WHO发布的乙肝疫苗接种数据显示,新生儿三针乙肝疫苗接种的完成率已由1990年的1%上升到2014年的82%[2]。

我国学者最近发表于《柳叶刀感染性疾病》杂志上的一项大型横断面研究显示[3],我国农村21~49岁男性人群中HBsAg整体阳性率为6.32%。这个患病率(2010~2012年)比1992年(9.75%)和2006年(7.18%)所有人群的全国性调查中的比率都低,比2006年报道的1~59岁男性(8.6%)也低。该研究表明,过去二十

年 HBsAg 阳性率连续降低,且我国农村男性的乙肝患病率已经从高度流行变成中度流行。然而,HBV 感染的男性和易感人群的绝对数量仍是很大。其中,25～39岁组的 HBsAg 阳性率(6.35%～6.47%)要明显高于其他年龄组(5.54%～5.78%)。我国东部地区的 HBV 标志物阳性率要高于中部或西部地区。

北京地区人群乙肝报告发病率明显下降,特别是 25 岁以下人群发病率下降明显,由 1990 年的 14.9/10 万下降到了 2014 年的 0.1/10 万,下降了 99.38%。北京市人群 HBsAg 的携带率由 1992 年的 5.76%下降到了 2005 年的 3.02%,2013 年降到 2.73%,进一步接近低流行区的标准。25 岁以下人群 HBsAg 阳性率已下降到了1%以内(北京市 CDC 未发表数据)。

(三) 丙型肝炎抗体阳性率趋于平稳,基因 1 型分布最广

据最新的全球疾病负担研究 2010(GBD2010)在 2015 年 *Hepatology* 的报道,全球的丙型肝炎抗体阳性率(人数)从 1990 年的 2.3%(1.22 亿)升高到了 2005 的2.8%(1.85 亿),中亚、东亚、北非/中东是感染率最高的地区,丙型肝炎抗体流行率超过 3.5%[4]。Messina 教授等通过分析 1989～2013 年发表的文献资料,推算出丙肝基因型的全球分布特征,基因 1 型分布最广,约有 8340 万的病例(占全部丙肝病例的 46.2%),基因 3 型约有 5430 万病例(占 30.1%),基因 2、4、6 型共占22.8%,基因 5 型则占不到 1%[5]。

自 1992 年我国开始实行在献血员中强制丙型肝炎抗体筛查,同时推广安全注射等预防血源传播疾病的措施,人群中丙型肝炎抗体阳性率由 1992 年的 3.2%已经明显下降至 2006 年的 0.43%。一项覆盖全国的慢性丙型肝炎横断面调查(CC研究)结果显示[6],1b 型是我国分布最广的基因型(占 56.8%),其次为基因 2、3 和6 型,4 型和 5 型未检测到,而中国南方和西部地区的基因型更具有多样性。北京市丙肝的报告发病率 10 年来趋于平稳,2012 年丙肝报告发病率为 2.10/10 万,2014 年丙肝报告发病率为 0.4/10 万(北京市 CDC 未发表数据)。

(四) 丁型肝炎还远非一个消失的疾病[7]

1977 年 Rizzeto 等所发现的丁型肝炎病毒(HDV)是一种缺陷病毒,需利用 HBsAg 作为其外壳,所以只能感染 HBsAg 阳性的人群。尽管乙型肝炎随着疫苗接种和抗病毒治疗的推广得到一定程度的控制,但丁型肝炎还远非一个消失的疾病。过去 10 年间在德国、英格兰、法国等地的丁肝抗原在 HBsAg 阳性者中的流行率持续平稳状态,波动于 8.5%～11.0%。

我国香港地区报道丁肝在静脉药物滥用的人群中流行率甚至高达 93%,而在非静脉药物滥用的人群中仅为 0.15%。我国台湾地区在 20 世纪 90 年代的丁型肝炎流行率较高,而后显著下降。自 1983～1995 年,丁肝流行率由 23.7%降至13.1%,2003 年报道在 HBsAg 阳性者中丁型肝炎流行率为 15.3%。2015 年台湾地

区的最新报道,在静脉滥用药物且感染 HIV 的患者、静脉滥用药物未感染 HIV 的患者、男男性伴感染 HIV 的患者、异性性伴感染 HIV 的患者和一般的 HBsAg 阳性的患者中丁型肝炎的流行率分别为 74.9%、43.9%、11.4%、11.1% 和 4.4%[8]。

我国大陆地区丁型肝炎流行率较低。最早在 1987 年四川省的调查报道为 0.8%,之后 1989 年的一项全国性调查中报道,西藏、内蒙古和新疆的丁肝流行率为 4.3%,而在河南、福建、辽宁、黑龙江、广西、四川、北京和上海的抽样中未检测到丁型肝炎病例。但 1990 年报道的 2346 例肝穿标本中,丁型肝炎抗原的检出率达 9.47%。此后,还有广东和石家庄报告的丁型肝炎流行率更高达 13%。进入 21 世纪后,仅在武汉市的静脉药物滥用者中报道的丁型肝炎流行率为 2.22%。2014 年广州报道住院慢性乙型肝炎患者中丁肝抗体阳性率为 6.5%[9]。最近,一项国家十二五重大专项课题中的 700 余例乙型肝炎患者中,采用进口试剂检测的丁肝抗体阳性率为 0.85%(未发表数据,课题编号 2013ZX10002004)。

(五)戊型肝炎的发病率 3 年来持续稳定处于低水平

随着饮水、饮食卫生及其他公共卫生条件的全面改善,我国戊型肝炎的发病率已经明显降低。但近年报告的戊型肝炎病例及其所占急性肝炎的比例均有所上升,由于食物和水源污染引起的局部暴发流行仍时有发生。北京地区在 21 世纪初呈现了一个明显的上升高峰,特别是 2003 ~ 2006 年戊肝的报告发病率由 2003 年 1.56/10 万上升到 2006 年的 4.37/10 万。之后逐步回落并趋于平稳,2012 年戊肝报告发病率为 1.74/10 万,2014 年戊肝报告发病率为 1.56/10 万(北京市 CDC 未发表数据)。

二、国际最新研究进展

(一)WHO 有史以来第一次发布乙型肝炎诊疗指南

2015 年 3 月 12 日,WHO 在日内瓦发布了有史以来第一份慢性乙型肝炎 (CHB)治疗指导[10]。虽 CHB 已有有效的预防和治疗措施,但因经济水平和药物可及性的现状,使得需要这类药物的大多数人尚无法获得药物,或者只能得到非规范治疗,目前也缺少面向各国(尤其是低收入和中等收入国家)的以证据为基础的清晰指导。WHO 全球肝炎规划负责人 Stefan Wiktor 博士指出,"判定什么人需要得到乙肝治疗取决于多个因素,WHO 新指南提出了以简便、廉价检测为依托的治疗建议,这将有助于临床医生做出正确判定"。

值得一提的是,我国学者也积极参与 WHO 慢性乙肝诊疗指南、亚太地区肝病学会(APASL)慢性乙肝诊疗指南和肝纤维化诊疗指南的制订工作,这体现了我国肝病预防和诊疗整体水平得到国际学术界认可。

（二）APASL 更新慢性乙肝指南

2015 年 3 月 12 日,在亚太肝病研究学会(APASL)年会上[11],来自印度新德里的 Sarin 教授公布了 APASL 乙型肝炎指南更新的所有推荐意见,指南的更新标志着人们对慢性乙型肝炎的认识在过去的 3 年中迅速发展。

新版 APASL 乙肝指南修订或新增的内容主要包括以下几个方面:①原指南中"非活动性携带者"被"低复制期"替代;②单独定义了聚乙二醇干扰素(PEG-IFN)治疗应答;③非侵入性方法[APRI——天冬氨酸氨基转移酶(AST)/血小板指数]和 FibroScan 评估肝纤维化;④核苷(酸)类似物停药时机:乙肝 e 抗原(HBeAg)阳性患者血清学转换后 3 年;HBeAg 阴性患者乙肝表面抗原(HBsAg)转阴、乙肝表面抗体血清学转换或 HBsAg 清除后巩固治疗至少 12 个月;⑤停用 PEG-IFN 治疗的原则;⑥乙肝病毒(HBV)再活动和慢加急性肝衰竭的管理;⑦肝移植患者使用无乙肝免疫球蛋白(HBIg)方案预防 HBV 复发;⑧人类免疫缺陷病毒(HIV)与 HBV合并感染的治疗:早期应采用抗 HIV+抗 HBV 双重治疗,无论患者免疫学、病毒学或组织学情况如何;⑨医务工作者和 HBV;⑩儿童乙肝的诊断和治疗指导;⑪急性HBV 感染管理;⑫HBV 感染的公共卫生主题;⑬隐匿性 HBV 感染。

（三）核苷(酸)类似物经治患者的 PEG-IFN 序贯和联合治疗方案研究[12]

目前,应用 PEG-IFN 治疗核苷(酸)类似物(NUC)经治患者,有序贯或联合两种不同的治疗方案。序贯治疗是在已取得部分应答的患者中转换 PEG-IFN 治疗,旨在实现停药后的持久应答。联合治疗包括初始联合及在 NUC 治疗不同阶段加用 PEG-IFN 或其他免疫调节剂的治疗,旨在加强 NUC 治疗效果,缩短疗程。

一项进行 96 周的 ARES 研究显示,在 ETV 治疗 24 周时联合 PEG-IFN 治疗 24周,可增加 HBeAg 阳性慢性乙肝患者应答率。在另一项随机开放标签研究(OSST研究)中,HBeAg 阳性慢性乙肝患者先接受 ETV 治疗 9~36 周,其中 ETV 单药治疗获得病毒抑制的患者,换用确定疗程的 PEG-IFN 治疗可显著增加 HBeAg 血清转换率和 HBsAg 清除。另一项在欧洲与中国开展的多中心、随机、对照研究,ETV 或替诺福韦(TDF)治疗后 HBVDNA,随机接受加用 PEG-IFN 或继续 NUC 治疗 48 周。研究结果显示,加用 PEG-IFN 组 HBeAg 血清学转换率是单药治疗组的 3 倍,HBsAg 明显下降的患者比例更高。还有由 Lampertico 教授等开展了一项多中心、Ⅱb、开放性临床研究(HERMES 研究),研究中 70 例 NUC 治疗后 HBVDNA 转阴,HBsAg>100IU/ml 的 HBeAg 阴性 CHB 患者接受 PEG-IFN 联合治疗 48 周,24 周中期结果显示,加用 PEG-IFN 可显著降低 HBsAg 水平,27% 的患者 HBsAg 降幅超过 50%。

基于目前的研究结果,序贯与联合治疗都能改善 NUC 经治患者应答,提高

HBsAg 清除率,但两种方案孰优孰劣,分别更适合哪类患者还需要更多研究,尤其是头对头比较研究的结果来解答。

(四) 乙肝治疗新药的研发方兴未艾

近年来,由于 HCV 治疗获得重大进展,重新激起了开发新 HBV 治疗药物的兴趣。NUC 和 PEG-IFN 联合有额外治疗作用,甚至协同作用,但仍需要进行进一步安全和疗效评估。几种抗病毒药物和免疫调节药物联合治疗方案尚需要进一步临床研究,最终实现获得 HBsAg 消失和 cccDNA 沉默的终极目标。未来实现 HBV 治愈的治疗方案可能是多种抗病毒药物组成的联合方案,可能会包括强效 NUC、cccDNA 抑制剂、免疫激活剂或 HBV 抗原抑制剂。

Myrcludex B 是一个来源于 HBV L 蛋白的优化脂肽,通过结合并失活一种表达于分化的人肝细胞上关键 HBV 受体(NTCP)起作用,该受体可与 HBV 前 S1 结构域结合。临床前研究证实 Myrcludex-B 可在体内和体外阻断 HBV 感染新肝细胞,研究也证实通过联合 HBV 进入抑制剂(Myrcludex B)抗病毒治疗可阻断再感染,并促进大多数人肝细胞 cccDNA 清除[13]。

RNA 干扰药物 ARC-520 由 2 个 siRNA 序列组成,针对 HBV 基因组两个区域,在治疗 CHB 患者的 Ⅱ 期临床研究显示,2mg/kg 剂量治疗早期可显著下降 HBsAg[14]。TLR7 表达于 pDCs 和 B 细胞,可被 ssRNA 或小分子激活。研究证实由 TLR7 激动剂(GS-9620)诱导的细胞因子可强力抑制原代肝细胞 HBV RNA、HBV DNA 和抗原水平,但在慢性乙肝患者中并未显示强效的抑制病毒的作用[15]。

(五) 停药研究进展

自 1998 年拉米夫定上市以来,越来越多的 CHB 患者接受了 NUC 治疗,与此同时越来越显著的耐药、依从性欠佳、持续经济负担等问题也逐步显现。因此,NUC 的停药问题受到普遍关注。国内外指南尝试给出了 NUC 治疗的停药标准建议。但临床实践表明,即使按照指南建议的标准停药,NUC 停药后患者复发率仍较高。台湾学者报道,在 90 例 CHB 患者在经平均 156 周的 NUC 治疗达到亚太肝脏研究学会(APASL)指南推荐标准后停药,结果 71.1% 的患者在平均 36.6 周的随访中出现病毒学复发。而台湾学者对 1995~2014 年的文献综述结果认为,对于 HBeAg 阴性慢性乙肝患者,在恰当的停药路线及停药后密切监测的情况下,可以考虑在实现 HBsAg 血清学转换之前停药[16]。

(六) 慢性丙型肝炎治疗及管理模式的根本转变——小分子抗病毒治疗实现绝大多数患者治愈

自 1992 年普通干扰素用于治疗丙型肝炎开始,慢性丙型肝炎的治疗就不断经历着革命性的变化,包括 1998 年利巴韦林的应用、2000 年长效干扰素的出现、2011年第一代丙肝小分子抗病毒药物上市,到 2014 年第二代、第三代小分子药物陆续在欧美上市,2015 年欧洲肝病学会(EASL)、美国肝病学会(AASLD)纷纷更新丙肝治疗指南,就慢性丙型肝炎的治疗模式,包括治疗的药物、疗程、疗效等进行了全面的更新,EASL 和 AASLD 更新的指南是目前慢性丙型肝炎治疗最新的权威指导性意见。自此,绝大多数的慢性丙型肝炎患者,通过短期内口服小分子药物,就可以实现慢性丙型肝炎的治愈。

小分子直接抗病毒药物(DAAs)主要针对丙型肝炎病毒的复制周期,通过抑制 HCV 蛋白酶或者 HCV RNA 依赖的多聚酶发挥抗病毒作用,根据作用机制可分为 NS3/4A 蛋白酶抑制剂(Simeprevir:商品名 olysio、Paritaprevir)、NS5B 聚合酶抑制剂(Sofosbuvir:索非布韦)、NS5A 蛋白抑制剂(Daclatasvir:达卡他韦、Ledipasvir:雷迪帕韦)等。通过口服小分子抗病毒药物,可使绝大多数慢性丙型肝炎这一慢性疾病像肺炎等急性疾病一样实现治愈,这是慢性肝病治疗史上的根本性转变。

(七) EASL、AASLD 不断更新丙肝治疗指南[17,18]

在欧洲肝病学会 2015 年年会期间发布了更新的丙型肝炎治疗指南,该指南着重于治疗意见的推荐,相比 2014 年版本,对于治疗有了全面的改变治疗格局的更新。增加了对于慢性丙型肝炎的筛查,并且指出丙型肝炎的筛查最好能纳入到国家的卫生计划中,突显了其重要性,提醒医护人员应该重视丙型肝炎的早期诊断。

2015 年版本最大的更新是对于丙型肝炎的治疗,彻底改变了丙型肝炎抗病毒治疗的策略,根据不同的基因型甚至亚型,给出了多个可选的治疗方案。针对治疗失败的患者、严重肝病患者以及特殊人群,都给出了新的 DAAs 使用的推荐意见。使用新的 DAAs 治疗 HCV 感染,必须在治疗前检测 HCV 基因型以及基因 1 型的亚型,但不再需要检测白细胞介素 IL-28B 基因型。但是,指南中也指出,在这些推荐方案不可获得的情况下,可以在一些患者中考虑选择以前的推荐方案,包括聚乙二醇干扰素联合利巴韦林(RBV)的联合治疗。

AASLD 和感染病协会等一起更新了丙肝病毒感染治疗指南,包括 DAAs 的使用。新指南 6 月 25 日在线发表在 *Hepatology* 上,同时也在线公布。AASLD 的丙肝治疗指南主要根据 2015 年国际肝病会议 EASL 发布的最新可用数据,更新了丙肝的治疗人群、治疗时机、初始治疗、再治疗、急性 HCV 感染和特殊人群(HIV/HCV合并感染、失代偿期肝硬化和肾损伤)等内容。

(八) WHO 有史以来第一次发布丙型肝炎诊疗指南

2014 年 4 月 9 日,WHO 在 2014 年 EASL 年会上发布新版丙型肝炎诊疗指南。这是 WHO 有史以来第一次发布丙型肝炎诊疗指南[19],该指南主要包括丙肝患者的筛查、护理和治疗,旨在通过公共卫生途径来影响全球发展中国家的政策,推动丙肝诊疗。

该指南重点强调预防,要求实施基于风险的筛查,并对检测为 HCV 感染的患者进行随访。指南解决了干扰素注射以及新的全口服治疗方案等问题,以确认这两种治疗方案的成本和在中短期内低中等收入国家限制选择的可能性。和抗 HIV 的药物一样,预计新的 DAAs 的价格也会下降。值得注意的是,埃及已经与 Gilead 公司协商,提供 12 周疗程的索非布韦只需 900 美元,而在美国则需花费 8.4 万美元。如果公司能够保证质量,希望指南能够促使政府来考虑国家性规划,给予他们与制药公司更多的杠杆作用,从而能够获得这些实惠的药物。

(九) 肝纤维化无创诊断

2015 年 4 月 9 日,欧洲肝病研究学会和拉丁美洲肝病学会(EASL-ALEH)联合制订《无创检查评估肝脏疾病严重程度及预后临床指南》[20],并在线发布于 *Hepatology*,对临床实践有很好的指导作用。指南中阐明了三方面的问题:①无创诊断中基于生物特性的血清学指标和基于物理特性的硬度指标之各自优劣;②无创诊断用于病毒性肝炎、非酒精性脂肪性肝病以及其他慢性肝病的全面评价;③无创诊断用于决定治疗、监测应答、判断进展和评价预后的现状和展望。

三、国内最新研究进展

(一) 发布更新《中国慢性乙型肝炎防治指南》和《丙型肝炎防治指南》

为规范中国乙型肝炎和丙型肝炎的预防、诊断和抗病毒治疗,中华医学会肝病学分会和感染病学分会根据乙型肝炎和丙型肝炎病毒感染的特点,国内外的循证医学证据和药物的可及性,组织国内有关专家更新了《中国慢性乙型肝炎防治指南》和《丙型肝炎防治指南》,并于 2015 年 10 月 25 日在中华医学会第十七次全国病毒性肝炎及肝病学术会议暨 2015 年中华医学会感染病学分会年会、中华医学会肝病学分会年会上正式发布。

5 年来《中国慢性乙型肝炎防治指南》在乙肝领域的循证医学证据基础上,明确提出将恩替卡韦、替诺福韦这类高效低耐药的抗病毒药物列为一线治疗用药,并对肝脏病理评分方法与国际接轨等热点问题给出指导性意见,对于更新和指导临床实践具有重要意义。

在总结 10 年来丙肝领域国内外进展的基础上,2015 版《丙型肝炎防治指南》指出完善的病毒学检测是慢性丙型肝炎病毒感染筛查、监测、诊断和治疗的基础。根据我国社会和经济发展情况,还需要积极发展适宜于资源有限地区 HCV RNA

定量和 HCV 基因分型的检测试剂。政府、社会组织、学术团体、制药企业共同努力以确保新型抗病毒治疗的可及和可负担。

（二）CR-HepB 的影响进一步扩大

中国乙肝随访与临床科研平台（CR-HepB）截止到 2015 年 10 月 31 日，已有 25 家分中心已录入患者 104 901 例，随访患者 398 836 次（CR-HepB 网站公布），是目前国内最大最为规范的乙肝随访与临床科研平台。2015 年 CR-HepB 项目工作会议于 10 月 23 日在北京召开会议，得到了各界广泛的关注和回馈。该项目的开展为规范乙肝防治、促进资源共享、提高医疗质量发挥了重要的作用，是强化公立医院公卫服务职能、推动医防结合应对疾病挑战的实际步骤。

（三）基于中国慢性乙肝研究队列的转化研究取得进一步成果

在南方医院侯金林教授的 EFFORT、EXCEL、EXPLORE 系列研究基础上，基于重点患者队列也进行了一些转化医学的研究，并确定了与抗病毒治疗疗效相关的多个生物标志物，包括有活化的 $CD4^+T$ 细胞产生的细胞因子——白细胞介素（IL）-21，及可反映宿主获得性抗 HBV 免疫活性的乙肝核心抗体（anti-HBc）。转化研究结果显示，抗病毒治疗 12 周后血 IL-21 水平高可预测慢性乙肝患者的 HBeAg 血清转换。两项评价 anti-HBc 的随机对照试验结果显示，基线 anti-HBc 水平是接受 NUC 或 PEG-IFN 治疗患者 HBeAg 血清学转换的极佳预测指标。

我国武汉同济医院的宁琴教授发表了 OSST 研究结果[21]，评估了恩替卡韦治疗 1~3 年并实现持续 HBV DNA 抑制的 HBeAg 阳性患者，换用 Peg-IFNα-2a 治疗的应答情况，同时探讨了 Peg-IFNα-2a 的应答预测指标。治疗 48 周的结果提示，与继续单用恩替卡韦相比，换用 Peg-IFNα-2a 显著增加 HBeAg 血清学转换率（分别为 15.5% 和 6.0%）和 HBsAg 清除率（分别为 9.3% 和 0）。基线已获得 HBeAg 消失且 HBsAg < 3000 IU/ml 者，其 HBeAg 血清转换率和 HBsAg 清除率更高（分别为 37.5% 和 25%）。

（四）国家卫生计生委发布丙型病毒性肝炎筛查及管理（2014 年）

国家卫生计生委 2014 年 7 月公布的《丙型病毒性肝炎筛查及管理》行业标准，（以下简称《标准》），于 2014 年 7 月 15 日正式实施。这意味着，各级医院将有一套规范化的诊断和治疗的体系应对丙肝高危人群及丙肝患者。《标准》明确了丙肝筛查的高危人群、筛查时间、检测方法及病案患者的管理等临床规范问题。其中筛查人群包括丙型肝炎病毒（HCV）感染高危人群、准备进行特殊或侵入性医疗操作的人群、肝脏生化检测不明原因异常者三大类，每一大类有包含数条细分。

《标准》的落实执行必将从根本上改善中国临床丙肝的防控现状。在《标准》

实施前还启动了"丙肝临床规范化管理项目"目的就是希望通过政府行政力,也借助学术组织的组织和影响力,更好地形成丙肝临床筛查、规范诊治及院内管理的有效模式。

(五) 口服小分子药物治疗慢性丙肝完成部分临床试验

丙肝是一种可治愈的疾病,EASL、AASLD 不断更新丙肝治疗指南,WHO 也发布首个丙肝诊疗指南,推广全口服治疗。而我国目前尚无原研的口服抗病毒治疗药物,但国内研究者已完成部分小分子药物如 TMC435 等在中国的 Ⅲ 期临床试验,并正在进行索非布韦、达卡他韦、雷迪帕韦等其他小分子药物不同方案的 Ⅲ 期临床试验,这是应用最新的口服 DAAs 方案治疗中国慢性丙肝患者的重要进展。

(六) 我国科学家证实世界首例戊肝疫苗长期有效性

厦门大学夏宁邵教授带领的课题组在 2015 年的《新英格兰医学杂志》上发表了对戊型肝炎疫苗远期疗效测评的结果。这世界上唯一的戊型肝炎疫苗于 2011 年在中国被批准使用。研究人员表示,此疫苗为防疫戊肝提供至少 4.5 年的保护[22]。在同一期的《新英格兰医学杂志》上,Ward 教授评价表示,目前已证实这个疫苗的安全有效,接下来可以考虑申请资助大量生产。

四、北京最新研究进展

(一) 乙肝孕妇 HBV-DNA 高载量的母婴阻断问题[23]

乙肝孕妇 HBV-DNA 高载量是导致宫内感染母婴传播的瓶颈问题,首都医科大学附属北京佑安医院张华教授首次报告了 700 例大样本的临床前瞻性、对照母婴队列研究,孕期给予抗病毒治疗干预,循证治疗前后 HBV-DNA 载量变化规律及药物对母婴安全性。该研究取得了突破性进展,母婴阻断成功率接近 100%,搭建了孕期抗病毒治疗母婴随访特有的体系模式,编写专家共识在行业内推广应用。该研究成果在 *Hepatology* 发表,荣获 2014 年度"首都十大疾病科技攻关——创新型重大科技成果奖",并获得专项资金资助向全国推广。

(二) S100A4 通过活化肝脏星状细胞促进肝纤维化的进展[24]

中国科学院生物物理研究所的秦志海教授实验室进行的一项基础研究显示,在肝硬化病人的血清和组织中 S100A4 有显著升高的趋势,利用肝脏纤维化的小鼠模型表明,巨噬细胞来源的 S100A4 分子能够在肝组织中聚集并通过上调 α-SMA 来激活 HSCs 细胞。体内和体外实验证明,肝脏中 S100A4 基因缺失或者敲低都能够明显减轻组织的纤维化的病变程度,从而清晰阐明 S100A4 分子促进肝纤维化的具体机制。这一研究结果为抗肝纤维化治疗提供新的重要靶标分子,据了解基于这一成果的肝纤维化检测试剂盒也已经处于研发过程之中。

(三) Anti-HBc 定量水平与肝脏炎症状态密切相关

北大医院王贵强教授的研究团队开展的一项多中心临床研究结果显示,在接受 48 周 PEG-IFNα 治疗的 HBeAg 阳性慢性乙肝患者中,基线 qAnti-HBc 水平与随访终点治疗应答情况(包括病毒学应答和血清学应答)独立相关;且在慢性乙肝患者的免疫活化期,qAnti-HBc 水平与 ALT 水平显著正相关。提示 qAnti-HBc 水平或可作为基线期预测 PEG-IFNα 治疗应答的新指标,且基线 qAnti-HBc 水平或可为机体免疫活化提供间接证据,这可能为抗病毒治疗适应证选择提供新依据。

(四) 乙肝肝纤维化/肝硬化研究队列获得初步成果

首都医科大学附属北京友谊医院承担的国家"十二五"科技重大专项课题中,研究团队形成了全国范围内的研究网络体系,建立了多中心、高质量的乙肝纤维化研究队列。本课题采用随机对照、前后肝穿为金标准的方法,比较不同方案的抗病毒及抗纤维化的治疗效果及对远期疗效的影响。这是国内首次采用了生存率及失代偿期并发症率为硬终点的大规模临床研究,已经逐步形成国内外最大的肝硬化研究队列。并以此为基础牵头和参与了肝硬化相关的三个国内临床指南:《肝硬化门脉高压食管胃静脉曲张出血的防治指南》、《肝性脑病指南》,以及《乙型肝炎病毒(HBV)相关肝硬化的临床诊断、评估和抗病毒治疗的综合管理共识》。

(五) 我国 HCV 治疗模式及临床转归

北京大学人民医院魏来教授牵头的 CCgenos 随访研究是在我国 25 家医院进行的一项为期 5 年的大型前瞻性观察队列研究,调查我国汉族丙型肝炎初治患者的治疗模式以及相关的临床转归。

该研究已完成对来自全国的 996 例患者的基因型分布特征的全面描述[5],并在 2014 年 AASLD 年会上,报告了该研究 1 年随访结果:共 512 例患者纳入该随访队列,其中 328 例(64.1%)患者在第 1 年期间的不同时间点接受了 HCV 治疗。与未治疗组患者相比,治疗组患者较为年轻(43.3 岁 vs. 52.4 岁),感染 HCV 基因 1 型的比例低(57.3% vs. 70.7%),肝硬化发生率更低(6.1% vs. 14.1%)。在接受抗 HCV 治疗的患者中,63.4%(n=208)接受 PEG-IFNα 加 RBV 治疗,22.3%(n=73)接受普通干扰素加 RBV,14.3%(n=47)接受其他治疗方案。基因 1 型 HCV 感染者完成 PEG-IFNα 加 RBV 治疗的快速病毒学应答(RVR)、早期病毒学应答

（EVR）和 SVR 率分别为 48.6%、71.0% 和 82.1%，接受普通干扰素加 RBV 治疗者的 RVR、EVR 和 SVR 率分别为 35.0%、34.8% 和 58.3%。第 1 年随访期间，约有 36% 未接受治疗，表明我国仍有相当比例的 HCV 感染者迫切需要医疗服务。

（六）北京市科委乙型肝炎水平传播项目获得初步成果

近 3 年来北京市在肝炎领域开展了卓有成效的工作。北京市科委在肝炎领域搭建了 5 家三甲医院、3 家传染病专科医院和北京 CDC 等强强联合、优势资源整合的研究团队和科技支撑体系；建立北京乙型肝炎临床数据和样本资源库，资助了 2 个重大项目 6 个课题开展科技攻关。在市科委资助下，开展了乙型肝炎病毒水平传播现状调查分析、慢性乙肝肝纤维化和早期肝硬化无创诊断体系的研究，还有早期抗病毒治疗对乙型肝炎肝硬化远期预后的影响及成本效果分析，并已有初步阶段性成果。

这一大样本的代偿期肝硬化队列跟踪 2 年的结果显示，恩替卡韦单药、拉米夫定和阿德福韦酯联合用药对治疗两年时 HBV DNA 应答率、HBeAg 消失及血清学转换率、生化学应答（ALT）无显著差异；Fibroscan 随治疗逐渐下降，组间无显著差异；两组肝脏弹性与基线差值和率、Chind-Pugh 评分、MELD 均无显著性差异。整体肝硬化失代偿发生率较历史下降约 30%，肝癌发生率下降约 30%。两组生活质量 8 个维度评分情况均有所改善，其中情感功能、生理功能维度的改善有统计学意义。

（贾继东　尤　红　吴　疆　吴晓宁　吴钦梅）

参 考 文 献

1 Schweitzer A, Horn J, Mikolajczyk RT, et al. Estimations of worldwide prevalence of chronic hepatitis B virus infection: a systematic review of data published between 1965 and 2013. Lancet, 2015, 386: 1546-1555.

2 WHO. Guidelines for the Prevention, Care and Treatment of Persons with Chronic Hepatitis B Infection. 2015. Geneva: World Health Organization.

3 Liu J, Zhang S, Wang Q, et al. Seroepidemiology of hepatitis B virus infection in 2 million men aged 21-49 years in rural China: a population-based, cross-sectional study. Lancet Infect Dis, 2015, [Epub ahead of print]

4 Mohd Hanafiah K1, Groeger J, Flaxman AD, et al. Global epidemiology of hepatitis C virus infection: new estimates of age-specific antibody to HCV seroprevalence. Hepatology, 2013, 57(4): 1333-1342.

5 Messina JP, Humphreys I, Flaxman A, et al. Global distribution and prevalence of hepatitis C virus genotypes. Hepatology, 2015, 61: 77-87.

6 Rao H, Wei L, Li H, et al. CCgenos Study Group. Prevalence of abnormal glycometabolism in treatment-naive patients with hepatitis C virus infection in a Chinese Han population. J Gastroenterol Hepatol, 2015, 30(6): 1049-1056.

7 Abbas Z, Jafri W, Raza S. Hepatitis D: Scenario in the Asia-Pacific region. World J Gastroenterol. 2010, 16(5): 554-562.

8　Lin HH,Lee SS, Yu ML, et al. Changing hepatitis D virus epidemiology in a hepatitis B virus endemic area with a national vaccination program. Hepatology,2015,61(6):1870-1879.

9　Liao B, Zhang F, Lin S, et al. Epidemiological, clinical and histological characteristics of HBV/HDV co-infection:a retrospective cross-sectionalstudy in Guangdong, China. PLoS One,2014,9(12):e115888.

10　WHO. Global Immunization Data, July 2015. http://www. who. int/immunization/monitoring_surveillance/Global_Immunization_Data. pdf? ua=1

11　Lim SG,Amarapurkar DN, Chan HL, et al. Reimbursement policies in the Asia-Pacific for chronic hepatitis B. Hepatol Int,2015,9(1):43-51.

12　Lampertico P. The royal wedding in chronic hepatitis B:The haves and the have-nots for the combination of pegylated interferon and nucleos(t)ide therapy. Hepatology,2015,61(5):1459-1461.

13　Volz T1, Allweiss L, Ben MBarek M, et al. The entry inhibitor Myrcludex-B efficiently blocks intrahepatic virus spreading in humanized mice previously infected with hepatitis B virus. J Hepatol,2013,58(5):861-867.

14　Gish RG, Yuen MF, Chan HL, et al. Synthetic RNAi triggers and their use in chronic hepatitis B therapies with curative intent. Antiviral Res,2015,121:97-108.

15　Gane EJ, Lim YS, Gordon SC, et al. The oral toll-like receptor-7 agonist GS-9620 in patients with chronic hepatitis B virus infection. J Hepatol,2015,63(2):320-328.

16　Chang ML,Liaw YF, Hadziyannis SJ. Systematic review:cessation of long-term nucleos(t)ide analogue therapy in patients with hepatitis B e antigen-negative chronic hepatitis B. Aliment Pharmacol Ther, 2015, 42(3): 243-257.

17　European Association for Study of Liver. EASL Clinical Practice Guidelines:management of hepatitis C virus infection. J Hepatol,2014,60(2):392-420.

18　AASLD/IDSA HCV Guidance Panel. Hepatitis C guidance:AASLD-IDSA recommendations for testing, managing, and treating adults infected with hepatitis C virus. Hepatology,2015,62(3):932-954.

19　WHO. Guidelines for the Screening, Care and Treatment of Persons with Hepatitis C Infection. 2014. Geneva: World Health Organization.

20　European Association for Study of Liver;Asociacion Latinoamericana para el Estudio del Higado. EASL-ALEH Clinical Practice Guidelines:Non-invasive tests for evaluation of liver disease severity and prognosis. J Hepatol, 2015,63(1):237-264.

21　Ning Q, Han M, Sun Y, et al. Switching fromentecavir to PegIFN alfa-2a in patients with HBeAg-positive chronic hepatitis B:a randomised open-label trial (OSST trial). J Hepatol,2014,61(4):777-784

22　Zhang J, Shih JW, Xia NS. Long-term efficacy of a hepatitis E vaccine. N Engl J Med, 2015, 372(23): 2265-2266.

23　Zhang Hua, Pan CQ, Pang QM, et al. Telbivudine or Lamivudine Use in Late Pregnancy Safely Reduces Perinatal Transmission of Hepatitis B Virus in Real-life Practice. Hepatology, 2014,2:468-476.

24　Chen L, Li J, Zhang J, et al. S100A4 promotes liver fibrosis via activation of hepatic stellate cells. J Hepatol, 2015,62(1):156-164.

第2章　艾滋病领域国内外研究进展

一、最新流行概况

(一) 国际艾滋病流行情况

联合国艾滋病规划署(UNAIDS)发布的《2030年全球消灭艾滋病可行性报告》[1]显示,截至2013年底,全球艾滋病病毒感染人数为3500万(其中1900万人未知自己是艾滋病病毒携带者),2013年新增艾滋病人数约210万,较三年前下降了13%,处于21世纪最低水平,其中尼日利亚、南非和乌干达占撒哈拉以南非洲地区新增总人数的48%,中非、刚果金、印度尼西亚、尼日利亚、俄罗斯和南苏丹六个国家艾滋病病毒感染新增人数未得到有效控制。艾滋病致死率相比2005年的最高值下降了35%至最低水平(150万人),结核病仍然是艾滋病患者死亡的最主要原因。

(二) 国内艾滋病流行情况

根据国家卫生与计划生育委员会资料,自我国1985年发现第一例艾滋病病人以来,截至2014年10月底,报告现存活的艾滋病病毒感染者和病人达49.7万例,死亡达15.4万例。我国2014年新报告感染者和病人10.4万例。目前,我国艾滋病疫情呈现四个特点:一是全国疫情整体保持低流行状态,但部分地区流行程度较高;二是经静脉吸毒和经母婴传播降至较低水平,经性传播成为主要传播途径;三是各地流行模式存在差异,中老年人、青年学生等重点人群疫情上升明显;四是存活的感染者和病人数明显增多,发病人数增加。1985~2014年,北京市累计报告艾滋病病毒感染者和病人18 635例。2014年1~10月,北京市全市新报告艾滋病病毒感染者及艾滋病病人2932例。性传播已经成为艾滋病传播方式的"绝对主力",新报告病例中,经性传播2794例,占95.3%,其中男男同性传播占73.5%、异性传播占21.8%;注射吸毒传播110例,占3.8%;其他传播途径共计28例,占1%。目前,北京市艾滋病疫情呈现出三个特点:一是新增艾滋病报告病例数字继续上升,流动人口所占比例仍居高不下;二是经性传播仍是北京市艾滋病传播的首要途径;三是部分艾滋病感染者发现较晚,18%的阳性感染者一经发现即已成为艾滋病病人。

二、国际最新研究进展

（一）联合国艾滋病规划署：到2030年结束艾滋病疫情

　　联合国艾滋病规划署（UNAIDS）发布《2030年全球消灭艾滋病可行性报告》[1]，人类有望于2015年后终结艾滋病的流行，并在2030年"终结艾滋病"。尽管目前尚未出现抵抗艾滋病病毒的疫苗，但艾滋病预防与治疗方面的进展已让越来越多的研究人员、公共卫生官员以及政治家相信，利用现有技术设备可以终止艾滋病疫情。报告指出，"在可以预见的未来，艾滋病感染或许不会消失，但是艾滋病疫情作为一项全球性卫生威胁却可以被终结"。报告认为普及抗逆转录病毒治疗（ART）治疗意义重大。撒哈拉以南非洲地区90%的艾滋病病毒感染者接受了ART，接受治疗患者中76%病毒得到有效抑制。较之正常人感染艾滋病病毒的概率，注射吸毒者为28倍，性工作者为12倍，变性妇女为49倍。因此，加强对高风险感染和医疗服务欠发达地区人群的关注是消灭艾滋病的关键。

　　报告认为提高艾滋病治疗的深度比广度更重要，城市和社区将起到重要作用。各国应根据实际情况量身制定目标和政策，有助于为民众提供更快、更好的艾滋病治疗服务。报告建议加强调研、完善法律、促进自由平等以及号召国际社会和各国对艾滋病相关项目慷慨投资捐赠，以缩小艾滋病病毒感染人群医疗服务方面的差距。

　　此外，该报告还指出，目前防控艾滋病疫情的关键是让3件事人数增至90%的水平：知道自己感染艾滋病病毒的人数；接受治疗的人数；遵医嘱使血液中病毒量降至可检测到的水平之下的人数。如果做到这些，我们有5年时间缓和与打破当前病毒发展的轨迹。

（二）艾滋病疫苗研发取得重大突破

　　迄今为止多数HIV疫苗效果很差的原因在于艾滋病病毒对机体免疫系统的逃逸能力很强，并且会迅速变异为新的病毒株。由美国斯克利普斯医学研究所和洛克菲勒大学艾伦戴蒙德艾滋病研究中心合作，设计出一种与艾滋病病毒表面蛋白非常相似的人工蛋白质"eOD-GT8 60mer"，使得免疫系统识别并杀死病毒。这一蛋白纳米颗粒可以结合并激活对艾滋病病毒所需的B细胞，令B细胞分泌有效的中和抗体来消灭病毒。研究人员证实这种蛋白可以促使小鼠生成一些抗体的"前体"，它们具有识别和阻断艾滋病病毒感染所需的一些特征[2-3]。更重要的是，在兔模型和非人类灵长类动物模型中，这一免疫原也可以诱导免疫反应。eOD-GT8 60mer是首次报道的可以对艾滋病病毒动物模型产生有效的免疫和保护性反应的疫苗，它也有可能成为一个理想的候选疫苗。该研究结果同时发表在2015年*Science*和*Cell*杂志上。

(三) HIV 中和抗体用于人体试验

大多数人在面对 HIV 入侵时,机体只能产生无效的抗体。不过,仍有少部分人能够对 HIV 产生很好的抗体应答,这些抗体被称为广谱中和性抗体,这些广谱中和性抗体能够非常有效的对抗多种 HIV 病毒株。根据在 HIV 患者中开展的新一代广谱中和抗体 3BNC117 试验的初步结果,来自洛克菲勒大学的研究人员认为这种实验疗法可以显著地减少患者血液中的病毒数量[4]。3BNC117 靶向的是 HIV 包膜上的 CD4 受体,它对 237 种 HIV 病毒株中的 195 种显示出对抗活力。不仅单剂量的 3BN117 能够被很好地耐受,并可有效地暂时性降低病毒载量,在某些个体体内它可以在长时间内保持活性。在一半接受最高剂量的个体中,8 周研究期结束时他们的病毒载量仍然低于起始水平,且没有发生 3BNC117 耐药。这些抗体或许还能够增强患者对 HIV 的免疫反应,从而更好地控制感染。此外,3BNC117 一类的抗体还有可能能够杀死隐藏在感染细胞中的病毒,从而有效地减少甚至清除病毒储藏库。这项发布在 2015 年 4 月 Nature 杂志上的研究工作,给 HIV 免疫治疗领域带来了新的乐观情绪,并提出了一些可对抗甚至是预防 HIV 感染的新策略。

(四) 干细胞样记忆型 T 细胞在 HIV 疾病进展中发挥重要作用

干细胞样记忆型 T 细胞(stem cell like T memory cell,Tscm)是近年来在人体里新发现的一类 T 细胞亚群,它可以作为前体细胞分化为中心记忆型 T 细胞和效应记忆型 T 细胞。在人源化小鼠模型中 Tscm 显示了具备免疫重建和抗肿瘤的作用,其增殖能力及抗肿瘤能力远超过中心记忆型 T 细胞(central memory T cell,Tcm)和效应记忆型 T 细胞(effector memory T cell,Tem)[5-6]。Tscm 细胞在 HIV 感染中的作用目前研究的还较少。有研究表明,Tscm 对于 HIV 感染后维持 T 细胞各亚群间的稳态有直接的作用,同时 Tscm 的数量及其 HIV DNA 含量也与疾病进展有一定的关联[7-8]。因此,Tscm 为靶点的免疫治疗和疫苗设计有着巨大的研发潜力。

三、国内最新研究进展

(一) 我国建立了完善的艾滋病防治服务网络

我国高度重视艾滋病防治,颁布了《传染病防治法》、《艾滋病防治条例》等法律法规,出台了免费检测、抗病毒治疗、母婴阻断、艾滋病孤儿上学和生活救助的"四免一关怀"政策,形成了比较完善的法规政策体系,设立了 9043 个艾滋病自愿检测咨询点、766 个美沙酮门诊、2.4 万个筛查实验室、3413 个抗病毒治疗定点机构、163 个中医药定点治疗机构、3281 个综合诊疗定点机构,形成了布局合理、遍布城乡、功能完善的艾滋病防治服务网络。2014 年,我国新报告感染者和病人数增加的同时,抗病毒治疗新增 8.5 万例,较 2013 年增加 21.2%。

(二)国家科技重大专项取得重要进展

十二五期间,"艾滋病和病毒性肝炎等重大传染病防治"国家科技重大专项项目在 HIV 病毒储藏库方面的研究上取得了阶段性成果,对实现艾滋病"功能性治愈"的目标起到了很大的推动作用。主要成果如下。

1. 发现抗癌药物奥沙利铂具有诱导 HIV 潜伏细胞激活的作用

抗癌药物奥沙利铂可以在不引起 T 细胞活化的前体下可以通过 NF-κB 信号通路激活 HIV 病毒储藏库细胞模型中的病毒,当奥沙利铂联合 VPA(已知可以激活病毒储藏库的化合物)使用时,这种效果更加明显,因此,奥沙利铂有可能成为激活 HIV 储藏库的候选药物[9]。

2. 发现与 HIV 病毒复制相关的 microRNA,有望成为激活/抑制 HIV 储藏库新的药物作用靶点

(1)来源于 HIV 基因组的 miR-H3

该 microRNA 可以通过结合到病毒前基因组启动子的 TATA-box 区,特异性的激活其转录,从而增强 HIV 的复制过程,同时该 microRNA 还可有效地激活经 HAART 治疗后的病人样本中的病毒复制。因此,该种 microRNA 有望开发成为一种具有自主知识产权的高效特异激活 HIV-1 储藏库的核酸制剂。

(2)miR-183 能明显降低携带 NF-κB 3′UTR 的报告基因的表达

处于活化状态的 NF-κB 蛋白是潜伏 HIV 病毒激活的必要条件,通过计算机虚拟筛选初步确定一些靶向 NF-κB 基因的 microRNAs 并在细胞水平上进行了检测,发现其中一种 microRNA(miR-183)能明显降低携带 NF-κB 3′UTR 的报告基因的表达。该 microRNA 的反义 RNA 有望开发成为一种具有自主知识产权的激活 HIV 潜伏感染的核酸制剂。

3. 发现了 HIV 急性期患者病毒储藏库的特征

(1)早期急性期感染者体内不同形式 HIV DNA 的定量分析

HIV 早期感染病毒 DNA 水平是疾病预后的一个重要指标。对不同 CD4 水平的 HIV 患者在感染一年内 HIV DNA 的含量变化的研究中发现,在 HIV 感染的 1、3、6 和 12 个月时间点,外周血单个核细胞中均能检测到 2-LTR 环状 DNA 和整合型 DNA,在 CD4 高水平组(急性期感染 2 年内 CD4 高于 500 个/微升),总 DNA 和整合 DNA 水平随感染时间延长显著下降,而 CD4 低水平组(急性期感染 2 年内 CD4 低于 200 个/微升)却相反。因此,HIV 疾病的进程似乎与在 HIV 感染早期机体控制 HIV-1 DNA 的能力相关(图 1)[10]。

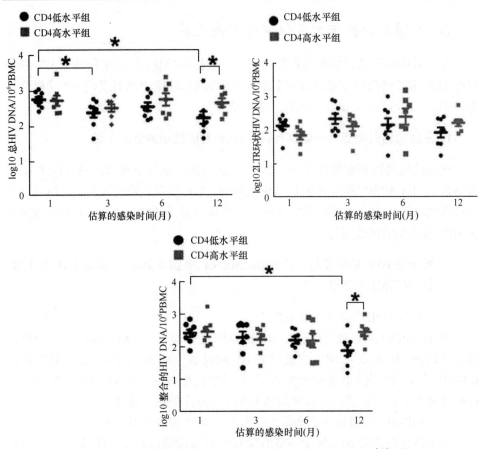

图1 CD4 高水平组和 CD4 低水平组 HIV DNA 水平比较[10]

（2）纯真 CD4 T 细胞内 DNA 高水平可能与 HIV 病程的快速进展相关

记忆性 CD4 T 细胞中 HIV DNA 含量均较纯真 CD4 T 细胞含量高,且在 CD4 低水平组的纯真 CD4 细胞中,HIV DNA 含量显著升高。因此纯真 CD4 T 细胞内 DNA 高水平可能与 HIV 病程的快速进展相关(图2)[11]。

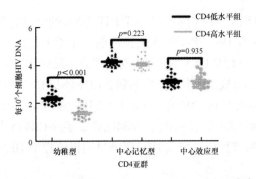

图2 CD4 T 细胞各亚群 HIV DNA 的定量分析[11]

四、北京最新研究进展

(一) 建立艾滋病机会性感染及危重症救治体系

艾滋病机会性感染是艾滋病患者就诊、死亡的重要原因。尸检结果表明,死亡的艾滋病患者中,90%死于机会性感染。艾滋病的机会性感染病原多样,涉及多脏器、多系统,治疗难度大。随着艾滋病感染者及患者生存期的延长,药物副作用、心脑血管疾病、肾脏疾病、肝脏疾病、肿瘤以及眼科、口腔科等问题日渐凸现。艾滋病的治疗已经不仅仅局限于传染病的领域。不可否认,目前社会对艾滋病的歧视问题依然较严重,很多艾滋病感染者的跨学科的临床问题处理还存在困难。在积极治疗机会性感染,提高危重症救治水平的同时,急需搭建一个艾滋病多学科医疗服务平台。

首都医科大学附属北京佑安医院艾滋病专业充分依托医院的诊疗优势,已建立艾滋病合并严重的机会性感染如重症卡氏肺孢子虫肺炎(*Pneumocystis Carinii Pneumonia*,PCP)、隐球菌性脑膜炎、巨细胞病毒(*Cytomegalovirus*,CMV)肠炎并出血、淋巴瘤等重症病例的诊治及抢救规范,同时与外科、妇产科、口腔科、耳鼻喉科等合作平台的建立亦初见成效。

(二) 数据平台的建立

2009年开始,北京市科委启动了"艾滋病急性期控制与治疗研究"重大项目。经过6年的努力,已获得北京市艾滋病高危人群及HIV急性感染者流行病学、临床资料、基础研究数据库,掌握了高危人群艾滋病流行病学特点及同性恋人群的新发感染情况、急性期感染者疾病进展情况等;确定了国产及进口抗病毒药在我国HIV/AIDS病人中的药代学和药动学实验,获得了安全有效的血浆药物浓度范围,以及血药浓度与不良反应的相关性;并在国内首次完成了一线药物的药代动力学-药效相关性分析,获得了相应的药代动力学曲线,对临床用药进行指导。这些数据平台的建立都将为指导临床治疗,控制艾滋病病毒的流行和传播提供依据。

(三) HIV急性期治疗效果显著

开展急性期治疗,有效保护了患者CD4水平并降低了血浆病毒载量,同时早期抗病毒治疗可以显著降低HIV的传播以及二代传播的风险。同时,随着抗病毒治疗时间的延长,感染者PBMC中HIV DNA(总HIV DNA、整合型HIV DNA和2-LTR HIV DNA)含量逐渐下降[12]。

（四）获得基于 MSM 队列的 HIV-1 急性期感染者免疫学特征

1. HIV 急性感染期 mDC 细胞的丢失与疾病的快速进展相关

树突状细胞(DCs)是重要的天然免疫细胞,HIV-1 病毒利用 DCs 而促进其感染 CD4 T 细胞。因此,DCs 是联接 CD4、CD8 和 HIV 病毒本身的一个重要纽带。我们的研究发现,CD4 水平低组的 HIV-1 感染者,其 mDC 的数量显著低于 CD4 细胞水平高组(图 3)[13]。

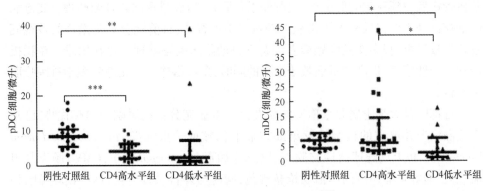

图 3　不同组别 DC 细胞含量比较[14]

2. 血浆中 caspase-1 和 caspase-3 水平与疾病进展相关

HIV 感染过程中,95% 以上的 CD4 细胞的丢失是由于 caspase-1 介导的凋亡,由 caspase-3 介导的细胞凋亡引起的 CD4 细胞丢失仅占一小部分。在对急性期患者的研究中发现, CD4 高水平组患者急性期感染后 caspase-1 和 caspase-3 水平迅速升高,继而又迅速下降。相反,CD4 低水平组患者发生急性期感染 1 年后 caspase-1 和 caspase-3 的水平才显著增加。此外,caspase-1 和 caspase-3 的水平与 CD4 呈正相关,与病毒载量呈负相关[14]。

3. 急性期 HIV 感染对控制慢性乙肝有重要作用

HIV 急性期感染对慢性乙肝的影响尚未有报道。对 25 例慢性乙肝患者的研究发现,当该 25 例患者出现急性期 HIV 感染时,HBV DNA 含量均显著降低。其中,3 名 HBV 患者在 HIV 急性期感染过程中 S 抗原转阴,10 名 HBV 患者 e 抗原转阴[15]。此结果提示,急性 HIV-1 感染对控制慢性乙肝有重要作用;早期 HIV-1 感染可以提高机体对乙肝的免疫应答。

4. 急性期感染致使肠道归巢 α4β7 CD4+T 细胞优先丢失

长期的抗病毒治疗并不能够使 HIV 患者肠道 CD4 水平完全恢复。肠道归巢

α4β7CD4$^+$T 细胞高度表达整合素 α4β7 分子,小肠黏膜固有层的内皮细表达 α4β7 分子的配体 MAdCAM-1,因此,α4β7 分子可以引导外周血 CD4$^+$T 细胞归巢到小肠 固有层的内皮细胞,从而发挥细胞的免疫功能。在对 HIV 急性期感染者的研究中 发现,与健康对照相比,HIV 急性期感染者肠道归巢 α4β7CD4$^+$T 细胞及其功能亚 群 Th17、Th1 的比例和数量均显著减少。肠道归巢 α4β7CD4$^+$T 细胞、α4β7Th17 细 胞和 α4β7Th1 细胞与 CD4$^+$T 细胞呈显著正相关。此结果提示肠道归巢 α4β7CD4$^+$ T 细胞参与 HIV 致病过程,也充分说明了开展早期治疗对于保护肠道 CD4 细胞的 重要性[16]。

5. HIV 急性期感染致 γδT 细胞及其亚群的数量功能异常

γδT 细胞亚群和功能在急性 HIV 感染和疾病进程中有巨大变化,早期 γδT 细 胞激活与 CD4 或 CD8 T 细胞激活调定点相关,可以预测 AIDS 疾病进程[17]。

(五) HIV 性传播患者病毒特点

男男同性恋患者中,CRF01_AE 型 HIV 病毒占主导地位(46%)。对病毒嗜性 进行深入分析后发现,以 CXCR4 为嗜性的病毒占该亚型的 45.5%,远远高于在 B 亚型(6.1%)或 C/CRF07_BC/CRF08_BC(4.3%)中所占的比例。与其他亚型病毒 相比,感染 CRF01_AE 型 HIV 病毒的患者更容易发展至艾滋病阶段[18]。

(六) 我国自主研发的 HIV 疫苗取得进展

国家疾病预防控制中心联合多家企业和研究机构,报道了以可复制性痘苗病 毒为载体(rTV)的疫苗单独免疫或联合 DNA 疫苗免疫的方案对感染了 HIV 病毒 的恒河猴模型有很好的保护作用(图 4)[19]。研究发现,rTV 疫苗单独或联合 DNA 疫苗对恒河猴进行免疫后,恒河猴体内可以产生较高水平且持续性较强的抗 HIV env 抗体及中和抗体。攻毒后,免疫组恒河猴血浆中的病毒水平远低于对照组。将 CD8$^+$T 细胞去除后,免疫组恒河猴血浆中的病毒仍得以控制,而对照组血浆中病毒 水平迅速升高。rTV 疫苗单独免疫或联合 DNA 疫苗的免疫策略能够产生较好的 免疫反应及保护性反应,该结果为疫苗的进一步优化及人体试验打下了坚实的 基础。

(七) HIV 引起的神经认知障碍成因的研究

由 HIV 感染引起的全身性和局部性炎症是导致 HIV 相关脑痴呆的一大诱因。 脑脊液(CSF)和血浆中炎性因子的关系在 HIV 导致的神经认知障碍中的作用尚无 明确报道。在出现神经认知障碍的 HIV 患者 CSF 中炎性因子 G-CSF、IL-8、IP-10 和 MCP-1 的浓度显著高于无神经认知障碍的 HIV 患者。与此同时,神经认知障碍

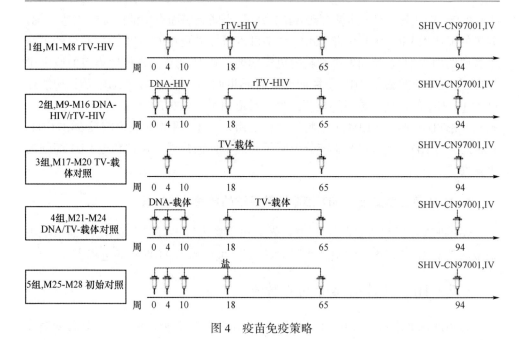

图 4 疫苗免疫策略

的 HIV 患者血浆中 G-CSF 和 IP-10 浓度也显著升高[20]。此结果提示，CSF 和血浆中 G-CSF 和 IP-10 浓度的升高是导致 HIV 患者出现神经认知障碍的原因之一。

（吴　昊　陆小凡　陈　鹏　刘志英　李　威　黄晓婕）

参 考 文 献

1　The Joint United Nations Programme on HIV and AIDS. http://www. unaids. org /en/resources/documents/ 2014/JC2686_WAD2014report.

2　Jardine JG, Ota T, Sok D, et al. Priming a broadly neutralizing antibody response to HIV-1 using a germline-targeting immunogen. Science,2015,349(6244):156-161.

3　Dosenovic P, von Boehmer L, Escolano A,et al. Immunization for HIV-1 Broadly Neutralizing Antibodies in Human Ig Knockin Mice. Cell,2015,161 (7):1505-1515.

4　Caskey M, Klein F, Lorenzi JC, et al. Viraemia suppressed in HIV-1-infected humans by broadly neutralizing antibody 3BNC117. Nature,2015,522(7557):487-491.

5　Luca Gattinoni, Enrico Lugli, Yun Ji,et al. A human memory T cell subset with stem cell － like properties. Nat Med, 2011, 17(10):1290-1297.

6　Enrico Lugli, Luca Gattinoni, Alessandra Roberto,et al. Identification, isolation and *in vitro* expansion of human and nonhuman primate T stem cell memory cells. Nat Protoc, 2013, 8(1):33-42.

7　Susan P. Ribeiro, Jeffrey M. Milush, Edecio Cunha-Neto, et al. The CD8[+] memory stem T cell (T (SCM)) subset is associated with improved prognosis in chronic HIV-1 infection. J Virol,2014, 88(23):13836-13844.

8　Nichole R. Klatt, Steven E. Bosinger, Melicent Peck, et al. Limited HIV infection of central memory and stem cell memory CD4[+] T cells is associated with lack of progression in viremic individuals. PLoS Pathog, 2014, 10

(8):e1004345.

9　Zhu X, Liu S, Wang P, et al. Oxaliplatin antagonizes HIV-1 latency by activating NF-κB without causing global T cell activation. Biochem Biophys Res Commun, 2014, 450(1):202-207.

10　Zhang H, Jiao Y, Li H, et al. Longitudinal Changes in Total, 2-LTR Circular, and Integrated HIV-1 DNA During the First Year of HIV-1 Infection in CD4Low and CD4High Patient Groups with HIV-1 Subtype AE. Viral Immunol, 2014, 27(9):478-482.

11　Jiao Y, Song J, Sun X, et al. Higher HIV DNA in CD4[+] Naive T-Cells During Acute HIV-1 Infection in Rapid Progressors. Viral Immunol, 2014, 27(6):316-318.

12　Zhu W, Jiao Y, Lei R, et al. Rapid Turnover of 2-LTR HIV-1 DNA during Early Stage of Highly Active Antiretroviral Therapy. PLoS ONE, 2011, 6(6):e21081. doi:10. 1371/journal. pone. 0021081.

13　Yanmei Jiao, Xin Sun, Xiaojie Huang, et al. Compare mDCs and pDCs between two distinct patients groups in acute HIV-1 infection. AIDS Research and Therapy, 2014, 11(22). doi:10. 1186/1742-6405-11-22.

14　Jingjing Song, Yanmei Jiao, Tong Zhang, et al. Longitudinal changes in plasma Caspase-1 and Caspase-3 during the first 2 years of HIV-1 infection in CD4Low and CD4High patient groups. PLoS One, 2015, 10(3):e0121011.

15　Yanmei Jiao, Ning Li, Xinyue Chen, et al. Acute HIV infection is beneficial for controlling chronic hepatitis B. Clin Infect Dis, 2015, 60(1):128-134.

16　Xiaofan Lu, Zhen Li, Qunhui Li, et al. Preferential loss of gut-homing α4β7 CD4[+]T cells and their circulating functional subsets in acute HIV-1 infection. Cellular and molecular immunology, 2015, doi:10. 1038/cmi.

17　Zhen Li, Wei Li, Ning Li, et al. γδT Cells Are Involved in Acute HIV Infection and Associated with AIDS Progression. PLoS One, 2014, 9(9):e106064.

18　Li Y, Han Y, Xie J, et al. RF01_AE subtype is associated with X4 tropism and fast HIV progression in Chinese patients infected through sexual transmission. AIDS, 2014, 28(4):521-530.

19　Liu Q, Li Y, Luo Z, et al. HIV-1 vaccines based on replication-competent Tiantan vaccinia protected Chinese rhesus macaques from simian HIV infection. AIDS, 2015, 29(6):649-658.

20　Lin Yuan, An Liu, Luxin Qiao, et al. The relationship of CSF and plasma cytokine levels inHIV infected patients with neurocognitive impairment. Biomed Res Int, 2015, doi:10. 1155/2015/506872.

第3章 结核病领域国内外研究进展

一、最新流行概况

全球结核病疫情仍十分严重。据世界卫生组织(WHO)估计[1],2013年全球约有新发生的肺结核患者900万人,其中110万人为HIV阳性;每年有约150万人死于结核病,95%以上的因结核病死亡发生在低收入和中等收入国家;估计全球有55万名儿童罹患结核病;2013年,全球估算有48万新发耐多药结核病(multi-drug resistant tuberculosis,MDR-TB),报告肺结核病例中有30万MDR-TB,其中近1/10为广泛耐药结核病(extensively-drug resistant tuberculosis,XDR-TB);结核病是艾滋病病毒阳性者的首要死因,占所有艾滋病相关死亡总数的1/4。

我国仍是世界卫生组织确定的全球22个结核病高负担国家之一[2]。每年约有新发肺结核患者近百万例,发病人数仅次于印度居世界第二位(表2)。我国耐药结核病疫情亦较为严重。2007~2008年我国结核病耐药性基线调查结果显示,新患者和复治患者中MDR-TB比例分别为5.7%和26%,MDR-TB患者的绝对数居全球第二位[3]。世界卫生组织2014年全球结核病报告显示,我国估算的MDR-TB患者中登记报告的患者仅有7.7%,登记报告的MDR-TB患者仅有52%得到规范化治疗,而接受治疗的患者中仅有67%获得了最终的转归结果,这组数字都明显低于全球平均水平(分别为45%、71%和84%)以及27个MDR-TB高负担国家(分别为49%、71%和85%)。尽管我国涂阳患病率下降显著,但每年新发病例数下降缓慢;结核病主要集中在贫困及弱势人群,即西部地区、农村贫困人口、城市中的外来务工人员及老年人;结核病特别是耐多药结核病治疗费用较为昂贵,很多患者由于经济原因无法完成治疗,导致因病致贫,并可能加剧疫情的进一步传播[4]。

表2 2013年全球估算的结核病流行病学负担(WHO)[1]

区域	患病		发病		死亡		
	绝对数	患病率(每10万人口)	绝对数	发病率(每10万人口)	绝对数	死亡率(每10万人口)	
						HIV(−)	HIV(+)
全球	1100万	159	900万	126	147万	16	5
印度	260万	211	210万	171	27.8万	19	3
中国	130万	94	98万	70	4.2万	4.1	<0.1

2014年,北京市医疗机构共报告肺结核患者7271例,尽管较2013年同期的

7428 例减少了 157 例,但仍然仅次于痢疾居法定报告乙类传染病第二位。肺结核报告发病率由 2013 年 35.9/10 万降为 34.4/10 万。在报告肺结核患者中,涂阳患者和仅培阳患者的比例分别是 35.8% 和 2.7%。报告患者数前三位的区县是朝阳区、海淀区和丰台区,报告发病率居前三位的分别是房山区、门头沟区和昌平区。北京市处于结核病疫情洼地,周边省份结核病疫情是北京市的 3~4 倍,容易发生肺结核患者的流入。在全市报告肺结核患者中约 43.7% 为流动人口患者(全国的相应数据为 7%),流动人口的流动特性对肺结核患者系统全程管理提出严峻挑战。同时,糖尿病患者众多、人口老龄化加剧,明显增加了结核病防治难度。

二、国际最新研究进展

2014 年,WHO 在现行“遏制结核病策略”的基础上通过了 2015 年后结核病预防、治疗和控制全球策略,即“终止结核病”策略,提出建立“一个没有结核病的世界,使结核病不再导致死亡、疾病和痛苦”的美好愿景,并提出到 2035 年,结核病死亡率降低 95%,发病率降低 90%(≤10/10 万),没有由于结核病造成灾难性支出的家庭的目标。

(一) 新诊断技术和方法不断涌现

1. 结核病的细菌学诊断

发光二极管(LED)荧光显微镜在快速检测标本中的抗酸杆菌显示出了强大的优势,包括价格低廉、不需要暗室、使用非常方便、阳性率较高且需时缩短等优点,2010 年 WHO 推荐采用 LED 荧光显微镜代替传统的荧光显微镜。显微镜观察药物敏感性测定法(microscopic observation drug susceptibility, MODS)系集分枝杆菌培养、初步菌种鉴定和药物敏感性试验(DST)于一体的新的快速诊断方法,2010 年 WHO 将其作为非商业用的培养和 DST 新方法进行推荐[5-8]。

2. 结核病的分子影像学诊断

分子影像学是指用影像学的方法在活体的条件下反映细胞和分子水平的变化,是由医学影像技术和分子生物学相互交叉渗透而产生的新学科,与之相对应的分子影像是利用现有的一些医学影像技术(主要是光学成像、核素成像和磁共振成像)对人体内部特定的分子进行无损伤的实时成像。目前在结核病的诊断方面已进行了一定的探索[5-8]。

3. 结核病的免疫学诊断

2005 年,美国 CDC 于首次公布使用第一种 γ-干扰素释放试验(IGRA),即

QFT-G 方法(QuantiFERON Gold Test)检测 Mtb 感染,此后美国 FDA 又批准了 2 种新 IGRAs 辅助诊断潜伏 Mtb 感染和活动性结核病,包括 QFT-GIT(QuantiFERON-TB Gold In-Tube test)和 T-Spot(the T-SPOT. TB test)。近年来,IGRAs 在诊断潜伏性结核感染(LTBI)和结核病临床诊断中的应用越来越广[5-8]。

4. 结核病的分子生物学诊断

(1)基因 Xpert MTB/RIF 检测法:Xpert MTB/RIF 技术是集痰标本处理、DNA 提取、核酸扩增、Mtb 特异核酸检测、利福平耐药基因 *rpoB* 突变检测于一体的结核病和耐药结核病快速诊断方法。全过程只需 105min。由于整个过程在封闭的腔室内自动化完成,无需生物安全需求。2010 年 12 月,WHO 批准了 Xpert MTB/RIF 的应用。该技术也被 WHO 誉为结核病诊断中革命性的突破[5-8]。

(2)分子线性探针测定法:2008 年,分子线性探针测定法(LPA)已得到了 WHO 的认可与推荐,该方法用于诊断 RFP 耐药具有极高的精确度;而对于诊断 INH 耐药特异度也很好,但敏感度稍差。该方法优点为其诊断 MDR-TB 仅需 24~48h,且可直接检测涂片阳性痰标本,方法较为简单[5-8]。

(3)基因芯片法:基因芯片法可快速检测结核临床分离株 RFP 和 INH 的耐药性,以及多种分枝杆菌的菌种鉴定,其在结核病临床应用越来越广泛[5-8]。

(4)环介导等温扩增法(loop mediated isothermal amplification,LAMP):环介导等温扩增法是一种手工核酸扩增技术;该技术直接扩增临床标本中的 Mtb 的 DNA,扩增在等温条件下进行,不需要扩增仪,肉眼就可以观察结果,整个过程约需 2h;2013 年 WHO 将其推荐作为结核病诊断的新方法[5-8]。

5. 结核病的分子病理学诊断

结合分子生物学方法而形成的分子病理学诊断为结核病及耐药结核病的诊断开辟了一条新途径[5-8]。

6. 结核病的介入诊断学

随着支气管镜技术的发展和进步,结核病的介入诊断也步入了崭新的时代。支气管内镜超声引导下经支气管针吸活检术(endobronchial ultrasound-guided trans-bronchial needle aspiration,EBUS-TBNA)是一项集超声、支气管镜及针吸活检相结合的新技术,使超声在胸部疾病的应用从体表扩大到肺内,将支气管镜探查范围延伸至气道壁外,可以用于探查纵隔、肺门、气管支气管周围肿大淋巴结及占位性病变,并经超声引导进行穿刺,以诊断肺结核和纵隔肺门淋巴结结核。崭新的支气管超声下经引导鞘肺活检术(endobronchial ultrasonography with a guide sheath,EBUS-GS)可以将超声小探头导引到外周肺野进行活检,能够更准确地确认病灶部位,提高了结核病的诊断符合率;高端的电磁导航支气管镜(electromagnetic navigation bronchoscopy, ENB)技术集螺旋CT仿真支气管镜与传统可弯曲支气管镜的优点于一身,可进行实时引导定位,准确到达常规支气管镜技术无法到达的肺外周病灶并获取标本行病理检查,在肺结核和其他肺部疾病的诊断中发挥着巨大优势[5-8]。

(二) 结核病疫苗的开发取得一定的进展

结核病疫苗能够在体内诱导结核特异性的持久性的免疫保护效应,使用结核特异性抗原添加不同佐剂,或者改变原有疫苗的接种途径,尝试获得较佳疗效。目前至少12个结核病候选疫苗进入了Ⅰ~Ⅲ期临床试验(表3)[5-8]。

表3 目前进入临床试验的结核病疫苗

疫苗名称	所属种类	成分	临床试验
MVA85A	病毒载体刺激疫苗	改良牛痘 Ankara 病毒抗原 85A	Ⅱ期临床试验
Ad5Ag85A	病毒载体刺激疫苗	重组腺病毒-5 表达抗原 85A	Ⅰ期临床试验
Ad35	病毒载体刺激疫苗	重组腺病毒-35 表达抗原 85A-85B-TB10.4 融合蛋白	Ⅱ期临床试验
H1/IC31	蛋白辅助刺激疫苗	ESAT-6-抗原 85B 融合蛋白+补体 31	Ⅰ期临床试验
HyVac4	蛋白辅助刺激疫苗	TB10.4-抗原 85B 融合蛋白+补体 31	Ⅱ期临床试验
ID-93/ GLA-SE	蛋白辅助刺激疫苗	RV2608-RV3619-RV3620-RV1813 融合蛋白+ GLA-SE	Ⅰ期临床试验
H56/IC31	蛋白辅助刺激疫苗	抗原 85B-ESAT6-RV2660c 融合蛋白+补体 31	Ⅱ期临床试验
M72/AS01E	蛋白辅助刺激疫苗	Mtb39a-Mtb32a 融合蛋白+ AS01E	Ⅱ期临床试验
VPM1002	引物疫苗	重组 BCG 菌株	Ⅱ期临床试验
MTBVAC	引物疫苗	活减毒结核分枝杆菌	Ⅰ期临床试验
RUTI	治疗性疫苗	无毒结核分枝杆菌脂质体片段	Ⅱ期临床试验
母牛分枝杆菌 菌苗	治疗性疫苗	完全灭活母牛分枝杆菌	Ⅲ期临床试验

(三) 结核病治疗进展

1. 结核病化疗的研究

(1) 抗结核新药:近 10 年来,抗结核新药的研制和开发步伐明显加快,5 类抗结核新药正在进行临床试验中或已批准上市(表4)[5-9]。

1) 贝达喹啉:贝达喹啉为 40 多年来第 1 个由 FDA 批准的抗结核新药。2013年,WHO[10]发布了贝达喹啉用于 MDR-TB 的临时性指导文件,为规范贝达喹啉的临床使用提供了重要的保证。FDA 批准贝达喹啉用于治疗成年人耐药结核病,是按照加速审批程序执行的,主要是基于 2 个Ⅱ期临床试验在监测终点指标(8 周、24 周培养阴转)上显示了有效性[5-8]。

表 4　目前进入临床试验或上市的抗结核新药

新药名称	所属种类	临床试验	是否上市
德拉马尼(delamanid)	硝基咪唑类	Ⅲ期临床试验	是(欧盟、日本)
PA-824	硝基咪唑类	Ⅱ期临床试验	否
贝达喹啉(bedaquiline)	二芳基喹啉类	Ⅱ期临床试验	是(美国、欧盟)
SQ109	乙二胺类	Ⅱ期临床试验	否
LL3858	吡咯类	Ⅱ期临床试验	否
PNU-100480	噁唑烷酮类	Ⅱ期临床试验	否
AZD5847	噁唑烷酮类	Ⅱ期临床试验	否

2) PA-824:PA-824 是二环硝基咪唑类的一个代表药物,具有半衰期长、体内蓄积等特点。体外试验证实 PA-824 即使对耐药菌株也具有高度活性。目前正在进行为期 8 周的Ⅱ期 PaMZ 组合的临床试验[5-8]。

3) 德拉马尼(OPC-67683):德拉马尼也是硝基咪唑类新化合物,它以对 Mtb 最低抑菌浓度(MIC)低 10 倍而显著区别于 PA-824,但其血清生物利用度不太理想,需要每天 2 次给药。目前正在进行Ⅲ期随机、双盲、安慰剂对照的临床试验。日本和欧盟已批准上市[9]。2014 年,WHO [11]发布了贝达喹啉用于 MDR-TB 的临时性指导文件,旨在规范和指导贝达喹啉在 MDR-TB 中的应用。

4) SQ109:SQ109 是 2001 年从基于 1,2-乙二胺药效基团的 63 238 个乙胺丁醇(EMB)类似物中筛选出的最具抗结核分枝杆菌潜力的新药。SQ109 目前处于Ⅱ期临床试验中[5-9]。

5) LL3858(Sudoterb):LL3858 为吡咯类衍生物,具有良好的抗结核分枝杆菌活性,目前处于Ⅱ期临床试验中[5-9]。

6) PNU-100480 和 AZD5847:PNU-100480(sutezolid)的抗结核活性较利奈唑胺更好,一在进行Ⅱ期临床试验中。AZD5847(posizolid)是阿斯利康研发的新的噁唑烷酮类化合物,Ⅰ期临床试验已经完成,Ⅱa 期临床试验在 2012 年开始进行[5-9]。

7) 利奈唑胺(linezolid):利奈唑胺是第一个被批准用于临床的噁唑烷酮类药物。体内外均显示有抗结核活性,近年作为第 5 组抗结核药物用于耐药结核病的治疗[5-8]。2012 年发表在《新英格兰医学杂志》上的一篇文献报道了利奈唑胺用于 40 例 XDR-TB 患者的治疗效果,结果显示 90%的患者痰菌阴转,4 例患者治疗失败[12]。

(2) 抗结核新方案的研究:目前国际上进行的用于敏感结核病化疗新方案的研究共 20 个(均有注册号),其中含大剂量利福平方案 5 个,含高剂量异烟肼方案 1 个,含大剂量利福喷丁间歇治疗方案 4 个、含氟喹诺酮类药物缩短疗程的方案 5 个,含新药方案 5 个[5-9]。

2. 耐药结核病化疗的研究

目前国际上进行的用于耐药结核病化疗新方案的研究(包括含新药治疗及缩

短疗程)共5个(均有注册号)[9]。没有进行注册的耐药结核病化疗方案的研究较多,包括标准化 MDR-TB 化疗方案的研究、含氟喹诺酮类药物方案治疗 MDR-TB 的研究、含第5组药物化疗方案治疗 MDR-TB 的研究等,总体上 MDR-TB 的治疗成功率为48%~81%[5-8,13]。

3. 外科治疗的研究

目前,一些学者通过胸腔镜或电视胸腔镜技术进行楔形切除、单肺叶切除术、简单的段切除术和肺叶切除并楔形切除或段切除术治疗肺结核取得了满意的临床疗效,手术创伤小,患者容易接受[5-8]。

三、国内最新研究进展

(一) 结核病诊断进展

1. 结核病的免疫学诊断

2014年,中华医学会结核病学分会推出了《γ-干扰素释放试验在中国的应用建议》[14],指出在中、低收入国家和(或)结核病高负担国家中不应推荐用 IGRAs 替代 PPD 试验作为大规模健康人群中筛查结核病的公共卫生手段,指出 IGRAs 可用于诊断 LTBI,但不能区分活动性结核病和 LTBI,并详细阐述了 IGRA 在我国不同人群中的应用。我国不少医院已开展 IGRAs 项目,并已应用于临床,也有不少厂家生产相关的试剂盒[5-8]。

2. 结核病的分子生物学诊断

(1)基因芯片法:基因芯片法可快速检测结核临床分离株 RFP 和 INH 的耐药性及多种分枝杆菌的菌种鉴定,其在结核病临床应用越来越广[5-8]。我国已有不少厂家开发研制了国产品牌的基因芯片技术。

(2)RNA 恒温扩增检测技术:RNA 恒温扩增实时检测(simultaneous amplification and testing,SAT)是基于 RNA 恒温扩增技术发展起来的一项最新核酸检测技术,是国内自主专利技术。检测结果可作为区分死菌、活菌的依据,因此更利于用药后疗效的监测,以及对是否治愈进行判断[5-8]。

3. 结核病的分子病理学诊断

结合分子生物学方法而形成的分子病理学诊断为结核病及耐药结核病的诊断开辟了一条新途径。国内学者认为,分子病理检测是近年来在结核病病理学诊断中新出现的技术,结合传统的诊断方法可以有效提高病理学诊断结核病的准确性[5-8]。

4. 结核病的介入诊断学

我国已有不少医院开展了支气管内镜超声引导下经支气管针吸活检术（endobronchial ultrasound-guided transbronchial needle aspiration，EBUS-TBNA），并用于诊断肺结核和纵隔肺门淋巴结结核等[5-8]。

（二）结核病候选疫苗的研发

第四届全球结核病疫苗论坛于 2015 年 4 月 21 日至 4 月 24 日在上海举行，推动了我国结核病疫苗的开发和研制。中国疾病预防控制中心和结核病疫苗的生产企业与全球结核病疫苗基金会（Aeras）签署了结核病疫苗研发合作协议，以增强中国在未来开展疫苗临床试验方面的能力，共同推进全球结核病疫苗的研发。同时，国家在"十一五"和"十二五"期间也加大了对结核病免疫原的系统发现和新型疫苗的研发投入。

（三）结核病治疗进展

1. 结核病化疗的研究

（1）初治肺结核超短程化疗的研究：我国"十二五"2014 课题已启动了初治菌阴肺结核 4 个月超短程化疗的研究。我国"十二五"2015 课题也已启动了初治涂阳肺结核 4 个半月超短程化疗的研究。其目的旨在进一步提高结核病的治愈率，降低结核病的发病率和死亡率。

（2）复治复发肺结核化疗新方案的研究：我国"十一五"、"十二五"连续资助了复治复发肺结核化疗新方案的研究，初步结果显示，一些新方案可能会提高复治肺结核的治愈率。

2. 耐药结核病化疗的研究

化学治疗仍然是耐药结核病的最主要治疗手段[5-8]。近年来，国内学者对此进行了较为深入的研究，也取得了一定的结果。我国"十一五"、"十二五"连续立项了耐药结核病化疗新方案的研究。姚岚等[15]报道应用含有利奈唑胺的方案治疗 8 例 XDR-TB 患者，所有患者临床症状明显改善，6 例患者空洞闭合，所有患者痰抗酸染色涂片均阴转，转阴性时间为 8~210 天，平均 67 天。所有患者痰培养均阴转，转阴性时间为 8~210 天，平均 73 天。不良反应较轻且患者多能耐受。一些学者采用含氯法齐明联合方案治疗 MDR-TB 患者取得了良好的临床疗效。而另一些作者报道含氟喹诺酮类药物方案治疗 MDR-TB 患者也获得了满意的效果[5-8]。

3. 外科治疗的研究

近年来，对外科手术治疗在肺结核病治疗中的作用也取得了一定的研究进展[5-8]。宋言峥等[16]提出了结核病"微创伤——病灶内定点清除"概念,即尽可能在小的创伤(小切口)下,完成对早期局限肺结核病灶内定点清除或切除,达到痰菌转阴、减轻结核病负荷的目的。胸腔镜或电视胸腔镜小切口正逐渐取代标准开胸切口用于结核病的外科治疗。不少学者利用可弯曲胸腔镜或电视胸腔镜治疗结核性脓胸取得了良好效果,术后患者肺功能改善明显[5-8]。

4. 介入治疗的研究

20世纪90年代初开始,随着可弯曲性支气管镜、半硬质胸腔镜等呼吸内镜及其相关技术的不断发展,激光、高频电刀、氩等离子体凝固、球囊扩张、支架置入及冷冻术等各种经呼吸内镜介入治疗手段应运而生,为临床气管支气管结核、耐药肺结核、包裹性胸膜炎等结核病的介入治疗开辟了新的途径,并取得可喜成果[5-8]。

四、北京最新研究进展

(一)"北京市结核病传染源管理新模式的研究"重大项目启动

2012年,北京市科委启动"结核病传染源管理模式研究"重大项目。该项目由北京胸科医院牵头,以北京市朝阳区为示范区,开展"三位一体"为重点的管理模式研究。该项目将涂阳肺结核(传染源)患者管理分为居家隔离和住院隔离治疗两种模式。其中住院隔离治疗患者,在传统的化学药物治疗的基础上增加了结核病知识的健康宣教和心理干预措施。2015年北京市科委又启动了十大疾病二期的研究,对包括结核性胸膜炎、淋巴结结核和骨结核在内的肺外结核病诊治新方法新技术等进行全面深入的研究。

(二)结核病诊断方面

1. 免疫学诊断

北京胸科医院贾红彦等[17]纳入51例淋巴结结核、105例非结核性淋巴结疾病患者进行对照研究,均行外周血 T-SPOT. TB 及免疫印迹法检测结核分枝杆菌抗体,结果 T-SPOT. TB 和免疫印迹法检测结核分枝杆菌抗体的敏感度分别为92.2%(47/51)和60.8%(31/51),特异度分别为79.0%(83/105)和77.1%(81/105),T-SPOT. TB 敏感度显著高于免疫印迹法,提示 T-SPOT. TB 在淋巴结结核的诊断中有着较高的敏感度。北京协和医院张丽帆等[18]用固相酶联免疫斑点技术(ELIS-POT)检测151例疑诊肺结核患者血中重组结核分枝杆菌相对分子质量为11 000蛋白的 T 淋巴细胞反应,并与 ESAT-6 及 CFP-10 激发 T 淋巴细胞反应相比较,敏感度分别为60.6%与81.8%,特异度为82.1%及72.9%,联合检测为84.%与86.9%;

提示 ELISPOT 检测血中重组结核分枝杆菌相对分子质量为 11 000 蛋白的 T 淋巴细胞反应诊断结核病的特异性更优,且可和 T-SPOT. TB 联合应用。

2. 分子生物学诊断

解放军第 309 医院李力韬等[19]用 Xpert Mtb/RIF 系统对系列脊柱结核临床标本进行结核分枝杆菌检出与利福平耐药基因 *rpoB* 突变检测。结果显示,对临床确诊为脊柱结核的 140 份临床标本,Xpert Mtb/RIF 系统的结核分枝杆菌阳性检出率为 63.57%(89/140);在 64 份培养阳性标本中,Xpert Mtb/RIF 检测结核分枝杆菌的敏感度为 98.44%(63/64);在 76 份培养阴性标本中,Xpert Mtb/RIF 检测结核分枝杆菌的敏感度为 34.21%(26/76)。以表型药敏试验为金标准,采用 Xpert Mtb/RIF 系统行利福平耐药性检测的敏感度为 93.33%(28/30),特异度为 94.12%(32/34)。Xpert Mtb/RIF 系统平均检测耗时为 2.1h(1.8~2.6h)。此项研究认为,Xpert Mtb/RIF 是一种简便、快速、准确,且能够同时对脊柱结核临床标本行结核分枝杆菌检测与利福平耐药性检测的分子检测技术,具有潜在的临床应用价值。

3. 病理学诊断

北京胸科医院车南颖等[20]报道了利用自主研发的识别结核分枝杆菌分泌蛋白 Ag85B 抗体进行 IHC 检测。结核病组织标本中的 IHC 结果显示,Ag85B 表达部位及强度与抗酸杆菌的分布一致,表明该抗体具有良好的特异性。并根据 Ag85B 的表达特点提出了 IHC 阳性判读标准。Z-N 染色阳性率为 31.4%,IHC 阳性率为 50.5%,说明 IHC 可以显著提高结核病诊断阳性率。此外,IHC 不使用油镜,可大幅提高病理医生的阅片速度。

(三) 疫苗研究已进入动物模型阶段

中国医学科学院医学实验动物研究所构建了表达 Ag85B-Esat6-HspX 融合蛋白的新 DNA 疫苗(pAEH),并在小鼠结核病模型中研究了它的免疫原性、免疫保护性和治疗效果。结果发现该疫苗接种诱导小鼠强烈的 Th1 反应,更重要的是它能够抑制结核杆菌在肺和脾脏中的复制及相关的肺部炎症反应,因此有潜力作为预防性和治疗性结核病疫苗进一步研究[21]。解放军第 309 医院将结核杆菌 Ag85A/B 嵌合性 DNA 疫苗用于结核病治疗的研究,发现 Ag85A DNA 疫苗可诱导小鼠体液免疫和 Th1 型细胞免疫应答,分泌 IFN-γ 的 T 细胞数量显著增加,延长小鼠感染后半数死亡时间。该疫苗可有效地杀灭或抑制结核杆菌,肺脏和肝脏的结核杆菌菌量负荷均显著降低,肺部病理损伤更加局限,因此可有效治疗结核病[22]。

（四）结核病治疗的研究

以北京胸科医院牵头的"十一五"传染病防治科技重大专项课题"耐多药结核病治疗新方案的研究"对 4 个备选耐多药化疗方案进行了动物模型疗效分析，并在全国多个省市进行大规模前瞻性多中心随机对照临床试验，从中筛选出两个优化的耐多药治疗方案。初步研究结果显示，此两方案使得耐多药结核病治愈率得到了有效提高。北京胸科医院唐神结等[23]在国际上率先采用随机对照多中心临床研究，采用含利奈唑胺的方案治疗 XDR-TB 患者取得了良好的效果。同时，唐神结等[24]在国际上率先采用随机对照多中心临床研究，采用含氯法齐明方案治疗 MDR-TB 患者也取得了满意的疗效。

（五）结核病及其相关规范和指南等的建立

在中华医学会结核病学分会和《中华结核和呼吸杂志》编辑委员会组织下，由北京胸科医院傅瑜教授担任通讯作者牵头执笔撰写的《气管支气管结核诊断和治疗指南（试行）》[25]于 2012 年公开发表，该指南对支气管结核诊断和治疗措施进行了规范，重点强调了气管支气管结核的确诊仍依赖于支气管镜检查及细菌学或病理学的证据，并严格介入检查诊断适应证，提出了支气管结核的分型，强调了全身正规抗结核药物化学治疗是治疗气管支气管结核的根本原则，经支气管镜气道内局部给药、冷冻术、球囊扩张术、热消融疗法、气道内支架置入术等介入治疗措施的选择应针对气管支气管结核不同分型、分期而有所侧重，有时需采取多种措施联合应用的综合介入治疗。

由于国内外尚缺乏统一的抗结核药所致药物性肝损伤诊断标准和处理指南，在中华医学会结核病学分会和《中华结核和呼吸杂志》编辑委员会组织下，由北京胸科医院唐神结教授担任通讯作者牵头执笔撰写的《抗结核药所致药物性肝损伤诊断与处理专家建议》[26]于 2013 年公开发表，该建议对抗结核药物性肝损伤的定义、发生率、相关危险因素、发生机制、临床分型、临床表现、诊断、治疗和预防等进行了全面的论述，其目的旨在进一步规范抗结核药所致药物性肝损伤的诊断与治疗，提高广大临床医生对抗结核药所致 DILI 的认识及其处理水平。

（许绍发　唐神结　刘宇红　马　艳　杜　建

姜晓颖　王　红　谢仕恒　岳文涛）

参 考 文 献

1　World Health Organization. Global tuberculosis report 2014. WHO/HTM/TB/2014. 08. Geneva: World Health Organization, 2014.

2　Wang L, Zhang H, Ruan Y, et al. Tuberculosis prevalence in China, 1990-2010; a longitudinal analysis of national survey data. Lancet, 2014, 383(9934):2057-2064.

3　Zhao Y, Xu S, Wang L, et al. National survey of drug-resistant tuberculosis in China. N Engl J Med, 2012, 366 (23):2161-2170.

4　中国结核病防治评估专家组. 中国结核病防治联合评估报告:形势变化及面向 2020 年的政策建议. 2013.

5　唐神结. 结核病临床诊治进展年度报告(2011). 北京:人民卫生出版社,2012.

6　唐神结. 结核病临床诊治进展年度报告(2012). 北京:人民卫生出版社,2013.

7　唐神结. 结核病临床诊治进展年度报告(2013). 北京:人民卫生出版社,2014.

8　唐神结. 结核病临床诊治进展年度报告(2014). 北京:人民卫生出版社,2015.

9　Zumla AI, Gillespie SH, Hoelscher M, et al. New antituberculosis drugs, regimens, and adjunct therapies: needs, advances, and future prospects. Lancet Infect Dis, 2014, 14(4):327-340.

10　World Health Organization. The use ofbedaquiline in the treatment of multidrug-resistant tuberculosis; interim policy guidance. WHO/HTM/TB/2013. 06. Geneva:World Health Organization, 2013.

11　World Health Organization. The use ofdelamanid in the treatment of multidrug-resistant tuberculosis; interim policy guidance. WHO/HTM/TB/2014. 23. Geneva:WHO, 2014.

12　Lee M, Lee J, Carroll MW, et al. Linezolid for treatment of chronic extensively drug-resistant tuberculosis. N Engl J Med, 2012, 367(16):1508-1518.

13　World Health Organization. Companion handbook to the WHO guidelines for the programmatic management of drug-resistant tuberculosis. WHO/HTM/TB/2014. 11. Geneva:World Health Organization, 2014.

14　中华医学会结核病学分会,中华结核和呼吸杂志编委会. γ-干扰素释放试验在中国的应用建议. 中华结核和呼吸杂志,2014,37(10):744-747.

15　姚岚,唐神结,肖和平,等. 利奈唑胺治疗广泛耐药结核病的临床疗效观察. 中华临床医师杂志(电子版),2010,4(12):2435-2440.

16　宋言峥,王旭,刘保池,等. 结核病灶内定点清除术的临床应用. 中华结核和呼吸杂志,2012,35(5):380,381.

17　贾红彦,潘丽萍,刘菲,等. 结核分枝杆菌感染 T 细胞斑点试验对淋巴结结核的辅助诊断价值研究. 中国防痨杂志,2014,36(6):467-471.

18　张丽帆,刘晓清,高微微,等. 重组结核分枝杆菌 11 000 蛋白特异性 T 细胞反应诊断活动性结核病的应用价值. 中华医学杂志,2014,94(15):1161-1164.

19　李力韬,李洪敏,马远征,等. 应用 Xpert MTB/RIF 对脊柱结核临床标本行结核分枝杆菌与利福平耐药性检测的验证性研究. 中华骨科杂志,2014,34(2):211-215.

20　车南颖,曲杨,张晨,等. 结核分枝杆菌 Ag85B 蛋白表达特点及其病理学诊断价值. 中华病理学杂志,2014, 43(9):600-603.

21　刘蓉娜,方习静,张爱华,等. 结核 DNA 疫苗质粒 pVAX1_Rv3407 的构建及体外表达. 中国生物制品学杂志, 2012,25(2):137-147.

22　Liang Y, Wu X, Zhang J, et al. Immunogenicity and therapeutic effects of Ag85A/B chimeric DNA vaccine in mice infected with Mycobacterium tuberculosis. FEMS Immunol Med Microbiol. 2012, 66(3):419-426.

23　Tang S, Yao L, Hao X, et al. Clofazimine for the Treatment of Multidrug-Resistant Tuberculosis:Prospective, Multicenter, Randomized Controlled Study in China. Clin Infect Dis, 2015, 60(9):1361-1367.

24 Tang S, Yao L, Hao X, et al. Efficacy, safety and tolerability oflinezolid for the treatment of XDR-TB:a study in China. Eur Respir J, 2015, 45(1):161-170.

25 中华医学会结核病学分会,《中华结核和呼吸杂志》编辑委员会. 气管支气管结核诊断和治疗指南(试行). 中华结核和呼吸杂志,2012,35(8):581-587.

26 中华医学会结核病学分会,《中华结核和呼吸杂志》编辑委员会. 抗结核药所致药物性肝损伤诊断与处理专家建议. 中华结核和呼吸杂志,2013,36(10):732-736.

第4章 新发突发传染病领域国内外研究进展

一、最新流行概况

自 20 世纪 70 年代开始,新出现的传染病即以空前的、每年新增一种或多种的速度被发现,2007 年世界卫生组织(WHO)发表报告称约有 40 种疾病在一代人以前是不为人知的。而在过去 15 年中,新出现的新型呼吸道病毒亦给人类健康安全带来了重大威胁。严重急性呼吸窘迫综合征病毒(SARS-CoV)曾造成全球 30 个国家超 8000 人患病,800 余人死亡。随后其他新型呼吸道病毒如流感病毒(新型甲型 H1N1 流感病毒、H5N1、H7N9 及 H10N8 禽流感病毒、变异 H3N2 流感病毒),人腺病毒-14 型及中东呼吸综合征病毒(MERS-CoV)相继出现。2013 年 2 月至 2014 年 12 月,H7N9 禽流感疫情在国内造成 450 余人感染(实验室确诊),近 180 人死亡。2015 年 9 月 18 日,WHO 报告实验室确诊 MERS-CoV 患者增至 1569 人,其中 554 名患者死亡。而埃博拉疫情自 2014 年暴发至今仅 1 年多时间就已造成超过万人死亡。面对全球疫情与挑战,WHO 呼吁各国政府、联合国机构、学术机构及媒体等通力合作,建立高效、全面的检测和应对基础设施,公开分享知识、技术和物质资源,加强各部门合作以共同应对新发突发传染疾病带来的健康威胁。

二、国际最新研究进展

(一) 流感疫苗对家庭成员间的保护作用

流感病毒感染是<6 个月婴儿住院和死亡的重要原因,但鉴于流感疫苗的安全性,并未被批准接种于此人群。希腊一项研究显示,母亲接种流感疫苗可以降低流感季节婴儿发热、急性呼吸道感染、流感样症状事件发生风险和抗生素使用率,而其他家庭成员接种流感疫苗对此无影响[1]。

(二) 流感病毒疫苗研发新进展

2015 年 8 月 24 日《自然·医学》杂志在线刊登了美国国家过敏性疾病与感染性疾病研究院和日本大阪大学研究人员的最新科研成果。研究人员针对流感病毒血凝素糖蛋白(HA)茎部区域结构稳定不易变异这一特点,利用 H1 型 HA 合成了稳定的 HA 茎部抗原结构(去除了头部区域),并与铁蛋白纳米颗粒融合形成 H1-SS-np 疫苗。

以该疫苗诱导小鼠(或雪貂)产生的交叉抗体可与多种亚型 HA(包括 H1/H2/H3/H5/H7/H9)产生反应,且疫苗对接种致死剂量 H5N1 禽流感病毒的小鼠(或雪貂)具有一定保护作用[2]。此项研究为通用型流感疫苗的研发带来了希望。

(三) 新型抗流感病毒药物研究进展

目前几种处于临床试验阶段的药物主要包括硝唑尼特、法匹拉韦、DAS181 等。2014 年《柳叶刀》杂志刊登了一项来自美国弗吉尼亚研究中心的 2b/3 临床双盲随机多中心研究,结果显示与安慰剂相比,硝唑尼特可显著缩短轻症无并发症流感患者的病程,但对于重症患者、存在并发症患者以及药物联合治疗的疗效尚需要进一步研究[3]。

(四) 中东呼吸综合征冠状病毒(MERS-CoV)研究进展

1. MERS-CoV 的流行病学及临床特征

目前关于 MERS-CoV 来源以及具体传播模式仍没有明确的答案。有文章认为该病毒来源于蝙蝠或骆驼并通过直接或间接方式传染给人类,但始终缺乏定论。流行病学及基因研究已证实该病毒可在人际间传播,但其平均基本传染数 $R<1$,继发病例的基本传染数则更低($Ri=0.84$ vs. $Rs=0.36$),故在社区环境下不能维持稳定的传播[4]。然而目前已有多个国家先后报道院内聚集性病例的出现,说明需更加关注院内感染的防控。截止到 2015 年 5 月 31 日,实验室确证 MERS 患者已有1180 人,死亡 483(40%)人,75%患者存在至少一种基础疾病,主要症状包括发热、咳嗽、寒战、肌痛及关节痛等,近 1/3 患者可存在消化道症状。

2. MERS-CoV 侵袭细胞的机制

MERS-CoV 的 S 蛋白与细胞表面二肽基肽酶结合介导膜融合从而进入细胞。康奈尔大学研究员近日在《美国科学院院报杂志》发表文章,进一步揭示了 MERS-CoV 侵入细胞的过程。研究显示,病毒 S 蛋白存在 2 个弗林蛋白(一种广泛表达的蛋白酶)切割位点,弗林蛋白可通过激活病毒 S 蛋白促进病毒与宿主细胞膜的融合过程。弗林蛋白 SiRNA 静默时,病毒的侵袭能力明显降低。故特异性阻断福林蛋白酶,或可抑制病毒侵袭过程,并以此作为基础开发新的抗病毒治疗手段[5]。

3. MERS-CoV 感染患者的治疗

目前没有针对 MERS-CoV 的特异性治疗药物上市,但有研究显示 MERS-CoV 在体外细胞培养中可被 Ⅰ 型干扰素抑制。另外一些有限的临床证据显示干扰素联合利巴韦林治疗可增加患者 14 天生存率,但对 28 天生存率无影响。除此,有多种化合物如环孢素、麦考酚酸、氯喹、洛哌丁胺、洛匹那韦等在体外研究中显示出了对病毒复制的抑制作用,但是否对患者起作用还尚未可知[6]。

4. MERS-CoV 疫苗的研发

来自马德里自治大学的研究人员重组合成了一种病毒的突变体 rMERS-CoV-ΔE,该突变体更易侵入细胞并可在细胞内进行复制以刺激机体产生中和抗体,但早期即失去再感染能力,故有望成为一种安全有效的 MERS-CoV 疫苗。此外,美国国家过敏性疾病与感染性疾病研究院研究人员根据编码 MERS-CoV 棘突蛋白的 DNA 研制了一种 MERS-CoV 棘突蛋白合成 DNA 疫苗。该疫苗可有效诱导猕猴和骆驼产生高活性的特异性中和抗体,并可保护猕猴免于发生肺炎[7]。

(五) 埃博拉病毒研究进展

1. 埃博拉病毒突变率仍保持稳定

2014 年 5 月 13 日《自然》杂志在线刊登了中国疾病预防控制中心、病毒病预防控制所、国家病原微生物和生物安全重点实验室等机构研究员的科研成果。该研究对 175 个病毒基因序列进行了深度分析,结果显示埃博拉病毒遗传多样性有了进一步增加,其基因突变率约为 $1.23×10^{-3}$/(位点·年),与以往暴发流行期的突变率相近[$1.00×10^{-3}$/(位点·年)],意味着埃博拉病毒仍然以相对稳定的突变率变化。这一结论对疫苗和药物的研发具有重要的指导意义。另外,研究人员还首次在 6 株病毒的基因序列中观察到了串联突变(serial substitutions)现象,但其潜在生物学意义有待进一步研究[8]。

2. 埃博拉病毒疫苗研究进展

rVSV-ZEBOV 是一种以重组水疱口咽病毒为基础的可表达埃博拉病毒(扎伊尔埃株)表面糖蛋白的疫苗,其临床试验结果已刊登在《柳叶刀》杂志。该临床试验为开放的随机群组对照研究,共纳入 7651 人,采用"环状"接种策略(一旦患者被诊断为埃博拉病毒感染,其邻居、亲属及朋友则进行疫苗接种),试验结果显示不论立即接种组或延迟接种组(6 天后接种)均无一人发病,保护作用达 100%。但研究人员对这一结果仍持谨慎态度,需进一步对实验数据加以分析[9]。

cAd3-EBO 是一种以复制缺陷型的 3 型黑猩猩腺病毒为载体的埃博拉病毒疫苗,该疫苗在前期试验中对灵长类动物产生了良好的保护作用。Ⅰ期临床实验中 $2×10^{11}$ 单位较 $2×10^{10}$ 单位疫苗可更好的诱导人体产生抗体,目前正在进行Ⅱ~Ⅲ期临床试验。我国学者张其威教授就该疫苗在《新英格兰医学杂志》发表通讯文章,提出非洲人群中预存的高水平抗 cAd3 抗体可能影响该疫苗的作用,进一步的实验中应充分考虑人群中的抗 cAd3 抗体水平,并进行预分组。这也是中国学者首次在该杂志发表埃博拉疫苗研究方面的文章。另外,由中国人民解放军军事医学科学院生物研究所研究人员构建的重组腺病毒 5 型为载体的埃博拉病毒疫苗,在江苏省疾病预防控制中心主持下已完成Ⅰ期临床试验,结果显示高剂量疫苗接种具有良好的安全性和免疫原性(应答率达100%),可通过提高接种剂量减少体内预先存在腺病毒抗体的影响。该研究成果已在《柳叶刀》杂志发表。

3. 抗埃博拉病毒药物研究进展

ZMAPP是一种混合单克隆抗体,由美国一家公司于2004年开始研制。研究人员对埃博拉病毒感染小鼠的记忆淋巴细胞进行克隆,提取包含有病毒相关记忆的基因片段后转染一种烟草植物,后对植物产生的单克隆抗体进行分离纯化得到ZMAPP。该药物在动物实验中显示出了对黑猩猩良好的保护作用。在此次非洲埃博拉病毒流行期间曾有患者使用ZMAPP后成功治愈的报道。

TKM-EBOLA是一种RNA干扰剂,由加拿大一家公司开发,在动物实验中显示出了良好的保护作用,目前已进入临床Ⅱ期试验。另外,日本一家公司研制的法匹拉韦是一种RNA聚合酶抑制剂,主要用于抗流感病毒治疗,目前正处于临床试验阶段。研究人员认为该药物亦可能用于阻断埃博拉病毒的复制[10]。

4. 中国学者在抗击非洲埃博拉疫情中的贡献

2014年2月西非埃博拉疫情暴发,我国先后多次派出专家、学者及医务人员组成医疗队赴非援助,并建立多个移动P3实验室,该实验室在3~5h内即可完成对疑似病例标本的检测。同年11月我国援非固定P3实验室在塞拉利昂奠基,该实验室的建成可进一步增加塞方的病毒检测能力,亦为塞方的疾病防控能力建设打下良好的基础。

与此同时,我国免费向西非地区批量投入了2种我国自主研发的抗埃博拉药物JK-05和MIL77。这两种抗病毒药物均由我国军事医学科学院研究人员研发。JK-05是一种小分子化合物,可选择性地抑制埃博拉病毒RNA聚合酶,以阻止病毒复制。MIL77是一种重组抗埃博拉病毒单克隆抗体,不同于ZMAPP,该抗体是由哺乳动物细胞表达,人体免疫原性低、安全性好。英国一名女兵在使用该药物后被成功治愈。

三、国内最新研究进展

(一) 中国肺炎研究平台及网络建设

2015年7月由王辰院士、曹彬教授共同发起的中国肺炎研究平台(CAP-China)正式启动。该平台是一个以社区获得性肺炎为重点的临床研究网络。目前涵盖了全国10余个省市及自治区,近60余家综合性医院。研究者以综合医院呼吸、感染、危重症、急诊和普通内科临床医生为主,并包括了临床微生物学、影像学、病理学、临床药理学、流行病学、统计学、基础医学等众多领域专家学者。

CAP-China 的数据采取数字化管理模式,充分利用移动互联的优势,保证了数据实时传输,动态质控,优化了工作效率,充分满足信息采集的需要。经过多轮修改以及操作调试,CAP-China 数据库已经启动并正式上线（www.chinapneumonia.com）。

（二）人感染 H7N9 禽流感病毒研究进展

2013 年初我国学者首次在国际上报道了人感染 H7N9 禽流感病例。随后研究人员就其致病性、传播性及临床特征等进行了系统研究。

1. H7N9 禽流感病毒或可在人际间传播但传播能力十分有限

江苏省疾病预防控制中心研究人员对与患者接触人员进行了病原学筛查和病毒株基因序列分析后认为,H7N9 禽流感病毒可能会在人与人之间传播,但是传播能力极其有限。中国疾病预防控制中心与美国佛罗里达大学合作,对 2013 年 2～5 月和 2013 年 10 月～2014 年 3 月共计 326 名 H7N9 患者（来自 315 个家庭）进行了流行病学模型分析,研究结果支持 H7N9 禽流感病毒存在人际间传播的可能,但就目前两个流行高峰对比研究显示其传播能力十分有限且较为稳定[11]。

2. 率先发布 H7N9 禽流感病毒的基因构成

我国学者在《新英格兰医学杂志》公布了 H7N9 禽流感病毒的基因构成。研究显示该病毒 HA、NA 的基因片段分别来自 H7N9（KO14 A/wild bird/Korea/ A14/ 2011）和 H7N3（ZJ12 A/duck/Zhejiang/12/2011）病毒株,并获得了 H9N2（BJ16 de-notesA/ brambling/Beijing/16/2012）流感病毒 6 个基因片段。不同于 2009 年新型甲型 H1N1 流感病毒,H7N9 禽流感病毒的基因片段基本均来源于禽类并无甲型 H1N1 流感病毒基因参与。

3. 人感染 H7N9 禽流感病毒同其他流感病毒感染临床特点差异

2014 年美国感染病协会出版的《临床传染病》杂志上发表了一项回顾性研究,比较了 2013 年 H7N9 禽流感病毒与既往 H5N1 及 pdm09H1N1 病毒感染患者的临床特征差异。研究显示相比 H5N1 禽流感病毒感染患者,H7N9 感染患者发热、咳痰、咯血者更多见;H7N9 感染患者血小板降低、转氨酶升高、乳酸脱氢酶升高与 H5N1 感染患者相似,但发生率高于 pdm09H1N1 患者;H7N9 感染患者住院时间较 H5N1、pdm09H1N1 感染患者长,H5N1 感染患者从发病至死亡时间的中位数最小[12]。

4. 血管紧张素 II（Ang II）有助于预测人感染 H7N9 禽流感病毒预后

中国医学科学院基础研究所等机构的科研人员动态分析了感染 H7N9 患者血

液中的生物标志物水平,并与感染 H1N1 患者、健康人群、冠心病患者等人群进行了对比。结果显示 Ang II 与患者病毒载量及病情严重程度相关,H7N9 感染后 2 周高水平 Ang II 是死亡的危险因素,提示患者预后较差。该指标的预测能力好于 C 反应蛋白、氧合指数及 SMART-COP 评分。

5. H7N9 禽流感病毒疫苗的研发

由于传统灭活技术可能会引起 H7 型禽流感病毒的表面蛋白的结构变化,难以有效刺激机体产生抗体,故上海市公共卫生临床中心徐建青团队将 H7N9 病毒基因与目前成熟的疫苗载体进行重组成功构建 H7N9 禽流感病毒疫苗,该疫苗在小鼠动物实验中显示出了 100% 的保护作用。另外徐建青教授与墨尔本大学 Katherine Kedzierska 教授作为共同通讯作者在《自然通讯》发表文章。研究人员发现,早期 H7N9 特异性 CD8$^+$ 细毒性 T 淋巴细胞主导的免疫反应与预后及病程相关。而这一亚群最早可在患病后 6 天内出现,进一步研究发现提示其来源于 H7N9 对此前流感感染后 pMHC-I 表位特异性 CD8$^+$ 记忆淋巴细胞的交叉刺激。研究人员表示对这一过程的深入研究有望开发出一种一次注射而终身有效的流感疫苗[13]。

6. 抗病毒治疗有效但已观察到耐药突变

上海市公共卫生临床中心人员在 H7N9 禽流感疫情暴发不久就对 2013 年 4 月 4 日至 4 月 20 日收治的 14 例 H7N9 禽流感病毒感染患者数据进行了分析。研究显示在幸存的 11 名患者中,抗病毒治疗(奥司他韦或帕拉米韦)可降低患者鼻咽部病毒滴度。进行 RNA 序列分析后,研究人员在两名持续高水平病毒载量的患者标本中观察到了神经氨酸酶基因 Arg292Lys 突变导致的病毒耐药,且这两名患者均使用过激素治疗。

(三) H5 及 H9 型禽流感病毒的潜在威胁

1. H5 型禽流感病毒

2014 年 5 月成都报道了全球首例人感染 H5N6 禽流感病毒病例,患者表现为发热、重症肺炎并出现 ARDS 和脓毒症,在发病后 10 天死亡。对该病毒基因进行分析后发现,该病毒是 H5N1 禽流感病毒在获得 H6N6 流感病毒的 N6 基因后重组形成,对禽类有强致病力,可使人出现严重呼吸道疾病[14]。随后云南、哈尔滨亦有出现人感染 H5N6 禽流感病毒的个案,但目前尚无流行趋势。

我国研究人员在对禽类市场进行调研后发现了一种新的重组 H5N9 病毒株,该病毒获得了高致病性的 *H5* 基因、可引起人类患病的 H7N9 禽流感病毒的 *N9* 基因及 H9N2 病毒部分基因,但该病毒对人类的致病性尚未可知。

2. H9N2 禽流感病毒

禽流感病毒通常由野生鸟类-家禽-人类这一途径感染人类,但野生鸟类体内禽流感病毒一般情况下难以在家禽内存活。然而,研究发现 H7N9 和 H10N8(2013年江西曾报道 1 例)禽流感病毒均含有 H9N2 禽流感病毒(在亚洲及中国的家禽中广泛流行)的内部基因,这些基因可使 H7N9 禽流感病毒得以在家禽体内存活、进化并最终感染人类。据报道,1998 年至今我国有 10 余人曾感染 H9N2 禽流感病毒,2013 年湖南地区曾有一名 7 岁儿童感染,最终好转出院[15]。世界卫生组织亦警告 H9N2 禽流感病毒是有潜力造成全球大流行的 6 种病毒之一。

(四) H5 禽流感病毒广泛中和抗体

中国农业大学与英国伦敦弗兰西斯克里克学院米尔希尔实验室研究人员合作,从 H5N1 感染幸存者体内筛选出一种名为 FLD194 的广泛中和抗体,该抗体可特异性识别 H5 的多种亚型,并具有高度的亲和力。在分析病毒 HA 结构与突变时,研究人员发现,该抗体的识别区为 HA 受体结合区域结构相对保守的部分,并可通过抗体 Fc 片段的空间阻碍作用发挥阻止受体识别的过程[16]。

(五) MERS 人源化抗体研究进展

2014 年 4 月 30 日,清华大学医学院张琳琦教授及其团队在美国《科学》杂志子刊《科学转化医学》发表题为"针对 MERS 冠状病毒表面 S 蛋白的人源高效中和抗体"的文章。研究人员从"全人源抗体库"中筛选出 2 株单克隆抗体(MERS-4 和 MERS-27),用于阻断病毒受体结合区(RBD)与细胞表面二肽基肽酶 4(DPP4)的结合。进一步研究发现这 2 种抗体分别识别 RBD 的不同区域,联合使用可显著提高抗病毒的协同性和广谱性[17]。国际著名病毒学家 Albert Osterhaus 和 Bart Haagmans 高度评价这一研究成果,认为"这一具有中和活性的人源单克隆抗体将在 MERS 冠状病毒的预防和治疗中发挥重要的作用"。

复旦大学基础医学院姜世勃团队的研究人员曾于 MERS-CoV 的 S2 亚基 HR2 区中获得一段多肽——MR2P,可阻止病毒诱导的细胞融合。后研究人员发现,该多肽的类似物 MR2P-M2 可更高效地抑制这一反应,将其以鼻饲给药的方式予小鼠接种,可有效保护小鼠免受致死量 MERS-CoV 的攻击[18]。另外该团队与美国国立卫生研究院研究人员合作,针对 MERS-CoV 棘突糖蛋白的受体结合区域筛选出三种人源化单克隆抗体(m336、m337、m338)。其中型 m366 与 MERS-CoV 病毒具有极强的亲和力(4.2nM),且对活病毒的中和活性达到 $0.07\mu g/ml$,IgG1 型 m336 亲和能力更可达 99pM,有望用以预防或紧急救治 MERS 病毒感染患者。上述成果已分别发表于《传染病杂志》和《病毒学杂志》。

四、北京最新研究进展

(一) 呼吸道病毒在社区获得性肺炎病原中的地位上升

北京朝阳医院牵头承担的北京市科委资助课题"北京市肺炎监测网的建立和完善"(BNACAP)研究结果显示,北京地区成人社区获得性肺炎呼吸道病毒占检出病原体的 27.5%,高于以往报道。其中以流感病毒、副流感病毒、鼻病毒和腺病毒最为常见。在分析病原体种类与患者年龄、疾病严重程度相关性后发现,甲型流感病毒在老年人群中更为常见且所占比例随患者病情严重程度增加而升高,腺病毒感染发生率与患者年龄呈负相关,细菌感染比例随患者年龄及病情严重程度升高,支原体感染在年轻及低危患者中更常见。该研究提示了病毒在成人社区获得性肺炎中的地位正逐渐上升,为我国病毒性肺炎的研究提供了数据基础。

(二) 肺炎支原体 MLVA 型别与其大环内酯类抗菌药物耐药性及 CAP 患者病情严重程度相关

基于多位点可变数目串联重复序列(VNTR)的分型方法(MLVA),可通过 5 个 VNTR(Mpn1-13-14-15-16)将肺炎支原体(MP)分为多个基因型。研究人员首次对 MP-MLVA 与大环内酯类抗生素耐药及 CAP 患者病情严重程度的相关性进行了研究。研究中,136 名 CAP 患者肺炎支原体培养阳性,全部菌株被分为 18 个 MLVA 型别。分析结果显示,88.3% 肺炎支原体对大环内酯类药物耐药;Mpn13-14-15-16 谱为 3-5-6-2 的肺炎支原体的药物敏感性远高于其他基因型菌株;U(5-4-5-7-2)型和 J(3-4-5-7-2)型感染患者的 PSI 评分明显升高,咳嗽时间显著延长,病情更重。

此外,基于 BNACAP 数据,研究人员对肺炎支原体实验室诊断方法进行了对比分析,证实联合 PCR 和急性期血清 IgM 抗体检测是最优的肺炎支原体实验室诊断方案。

(三) 提出腺病毒 55 型是成人社区获得性肺炎的新病因

BNACAP 研究结果发现,腺病毒 55 型是成人社区获得性肺炎的新病因。该病毒是近年来确定的一种新型腺病毒,由 HAdV-11 和 HAdV-14 病毒重组形成。近几年,国内不断有 HAdV-55 型引起的成人散发重症肺炎发生。进一步分析对比 HAdV-55 型成人肺炎患者与其他型别腺病毒患者在流行病学和临床特征后发现:成人腺病毒肺炎流行有明显季节性,多在每年 2~3 月份流感流行后期发生;患者较其他型别 HAdV 肺炎患者年龄大(约大 10 岁),男性更多见,多合并基础病并且 PSI 评分较高;影像学实变影较其他型别的腺病毒肺炎更常见。这是我国第一次对成人腺病毒肺炎进行前瞻、多中心临床流行病学研究,并确定腺病毒 55 型是成人 CAP 的重要病原体。

（四）肺炎支原体和呼吸道病毒性肺炎的实验室诊断和临床鉴别技术推广

1. 实验室诊断和临床技术鉴别技术包

BNACAP 研究结果显示,肺炎支原体是社区获得性肺炎最常见的病原体,其次是流感病毒、腺病毒及肺炎链球菌。研究人员根据不同类型肺炎临床特征,结合肺炎支原体、流感病毒和腺病毒的实验室分子诊断方法,整合获得三个技术包用以进行鉴别诊断,主要包括实验室分子检测和临床鉴别诊断技术两个部分。其中,肺炎支原体技术包获得国家发明专利 1 项。

2. 技术包成果推广

2013 年和 2015 年北京市疾病预防控制中心传染病地方病控制所印发"关于召开北京市肺炎支原体和呼吸道病毒实验室诊断与临床鉴别技术培训会"通知,并以此为依托推广技术包成果。目前已在北京市 9 个区县的 18 家三级和 4 家二级综合卫生医疗机构进行推广共计 62 家次,培训临床医生和实验室工作人员 104 名,明显提高了北京地区广大综合医院医生对肺炎的鉴别诊断和救治能力。数据显示:2014～2015 年度较 2013 年度,被推广的 4 家医院对呼吸道病毒和肺炎支原体肺炎的转诊率下降了 0.53%,床位周转率提高 1.51%,门诊量增长 2%,相关病例平均住院天数降低 2.15 天。

（五）"北京地区肺炎病原学动态监测和防控关键技术研究"项目启动

2015 年北京市科委重大项目"北京地区肺炎病原学动态监测和防控关键技术研究"于 7 月 19 日在京召开该课题的启动预备会。会上王辰院士要求通过该项目提高各参加单位的病原检测和防控能力,提升我国急性呼吸道感染和新发呼吸道传染病应对能力。目前首都医科大学附属北京朝阳医院感染和临床微生物科作为试点已开始入组病例。

（六）特异性中和抗体或可成为重症病毒性肺炎的辅助治疗手段

北京微生物学与流行病学研究所研究人员利用感染 H7N9 禽流感病毒的非洲绿猴作为动物模型,对抗人 C5a 特异性中和抗体的治疗作用进行了探讨。结果显示抗人 C5a 抗体可减少 C5a 诱导粒细胞表达 CD11b,但并不影响 C5b 促进形成膜攻击复合物过程,可以显著降低 H7N9 病毒感染造成的急性肺损伤及系统性炎症反应,并有助于降低肺部病毒滴度,有望成为重症病毒性肺炎的有效辅助治疗手段[19]。

(七) 发现重症甲型流感易感基因

北京佑安医院和英国牛津大学分子医学研究所研究人员合作,发现人类 11 号染色体上干扰素诱导的跨膜蛋白-3 基因型与重症甲型流感的发生密切相关。研究显示,该基因位点三种基因型(CC、CT、TT)中,CC 型在重症甲流患者中的携带率高达 69%,而轻症患者携带率仅 25%。此基因在中国汉族人群中携带率较高,而欧美白种人携带率较低。目前佑安医院研究人员已开发出检测该基因的试剂盒并获得专利,相关研究结果已刊登在《自然通讯》杂志。

(八) 流感病毒疫苗的研发

针对某一亚型流感病毒的疫苗往往难以对其他亚型病毒产生有效的预防作用,H7N9 禽流感疫情再次凸显出了目前流感病毒疫苗的局限性,而通用型的流感疫苗将在未来流感疫情的应对中发挥巨大作用。中国人民解放军第 302 医院和北京微生物与流行病学研究所研究人员利用基因技术使大肠埃希菌表达重组 NP-M1-HSP60 蛋白,该蛋白由热休克蛋白(HSP60)和 A/PR/8/34(H1N1)病毒株的核蛋白(NP)、基质蛋白(M1)组成,研究人员以 NP-M1-HSP60 作为疫苗主要成分对小鼠进行免疫,显著提高了接种致死剂量 H7N9 病毒小鼠的生存率,有效阻止了病毒在小鼠肺组织中的复制[20]。这一研究成果不仅为可以作为 H7N9 疫苗的研制基础,也为其他流感病毒疫苗的研发开拓了新方式。

(王 辰 曹 彬 周 飞 王一民 曲久鑫)

参 考 文 献

1 Maltezou HC, Fotiou A, Antonakopoulos N, et al. Impact of postpartum influenza vaccination of mothers and household contacts in preventing febrile episodes, influenza-like illness, healthcare seeking, and administration of antibiotics in young infants during the 2012-2013 influenza season. Clin Infect Dis, 2013, 57(11):1520-1526.

2 Yassine HM, Boyington JC, Mctamney PM, et al. Hemagglutinin-stem nanoparticles generate heterosubtypic influenza protection. Nat Med, 2015, 21(9):1065-1070.

3 Haffizulla J, Hartman A, Hoppers M, et al. Effect of nitazoxanide in adults and adolescents with acute uncomplicated influenza:a double-blind, randomised, placebo-controlled, phase 2b/3 trial. Lancet Infect Dis, 2014, 14(7):609-618.

4 Chowell G, Blumberg S, Simonsen L, et al. Synthesizing data and models for the spread of MERS-CoV, 2013:key role of index cases and hospital transmission. Epidemics, 2014, 9:40-51.

5 Millet JK, Whittaker GR. Host cell entry of Middle East respiratory syndrome coronavirus after two-step, furin-mediated activation of the spike protein. Proc Natl Acad Sci USA, 2014, 111(42):15214-15219.

6 Zumla A, Hui DS, Perlman S. Middle East respiratory syndrome. Lancet, 2015, 386(9997):995-1007.

7 Muthumani K, Falzarano D, Reuschel E L, et al. A synthetic consensus anti-spike protein DNA vaccine induces protective immunity against Middle East respiratory syndrome coronavirus in nonhuman primates. Sci Transl Med,

2015, 7(301):301-132.

8　Tong YG, Shi WF, Liu D, et al. Genetic diversity and evolutionary dynamics of Ebola virus in Sierra Leone. Nature, 2015, 524(7563):93-96.

9　Henao-Restrepo AM, Longini IM, Egger M, et al. Efficacy and effectiveness of an rVSV-vectored vaccine expressing Ebola surface glycoprotein: interim results from the Guinea ring vaccination cluster-randomised trial. Lancet, 2015, 386(9996):857-866.

10　Choi WY, Hong KJ. Progress of vaccine and drug development for Ebola preparedness. Clin Exp Vaccine Res, 2015, 4(1):11-16.

11　Yang Y, Zhang Y, Fang L, et al. Household transmissibility of avian influenza A (H7N9) virus, China, February to May 2013 and October 2013 to March 2014. Euro Surveill, 2015, 20(10):21056.

12　Wang C, Yu H, Horby PW, et al. Comparison of patients hospitalized with influenza A subtypes H7N9, H5N1, and 2009 pandemic H1N1. Clin Infect Dis, 2014, 58(8):1095-1103.

13　Wang Z, Wan Y, Qiu C, et al. Recovery from severe H7N9 disease is associated with diverse response mechanisms dominated by CD8(+) T cells. Nat Commun, 2015, 6:6833.

14　Pan M, Gao R, Lv Q, et al. Human infection with a novel highly pathogenic avian influenza A (H5N6) virus: Virological and clinical findings. J Infect, 2015, doi:10. 1016/j. jinf. 2015. 06. 009.

15　Huang Y, Li X, Zhang H, et al. Human infection with an avian influenza A (H9N2) virus in the middle region of China. J Med Virol, 2015, 87(10):1641-1648.

16　Xiong X, Corti D, Liu J, et al. Structures of complexes formed by H5 influenza hemagglutinin with a potent broadly neutralizing human monoclonal antibody. Proc Natl Acad Sci USA, 2015, 112(30):9430-9435.

17　Jiang L, Wang N, Zuo T, et al. Potent neutralization of MERS-CoV by human neutralizing monoclonal antibodies to the viral spike glycoprotein. Sci Transl Med, 2014, 6(234):234-259.

18　Channappanavar R, Lu L, Xia S, et al. Protective Effect of Intranasal Regimens Containing Peptidic Middle East Respiratory Syndrome Coronavirus Fusion Inhibitor Against MERS-CoV Infection. J Infect Dis, 2015, jiv325v2-jiv325.

19　Sun S, Zhao G, Liu C, et al. Treatment with anti-C5a antibody improves the outcome of H7N9 virus infection in African green monkeys. Clin Infect Dis, 2015, 60(4):586-595.

20　Yang P, Wang W, Gu H, et al. Protection against influenza H7N9 virus challenge with a recombinant NP-M1-HSP60 protein vaccine construct in BALB/c mice. Antiviral Res, 2014, 111:1-7.

第 5 章　慢性肾脏病领域国内外研究进展

一、最新流行概况

研究人员[1]分析了 123 个国家和地区的流行病学资料,并采用 Poisson 回归模型发现 2010 年全世界 2.618 百万例需要肾脏替代治疗的慢性肾脏病(chronic kidney disease,CKD)患者中仅有 78% 接受到治疗。采用 Poisson 回归模型估计 2030 年全世界将有 5.439 百万[95% CI,(3.899 ~ 7.640)百万]例患者需要肾脏替代治疗,特别是在亚洲和非洲的低收入国家,治疗缺口巨大。该结果表明了对 CKD 危险因素人群实施有效预防策略的必要性和研发低成本治疗 CKD 的迫切性。

二、国际最新研究进展

(一) 肾脏病相关重要诊疗指南与专家共识的公布与更新

国际腹膜透析协会发布了腹膜透析成人患者心血管和新陈代谢指南[2],该指南包括:①腹膜透析成人患者各种心血管危险因素的评估和管理;②腹膜透析成人患者各种心血管并发症的管理,内容涉及腹膜透析成人患者生活方式、心血管危险因素的评估和管理、冠心病、心力衰竭、心律失常、脑血管病、周围血管病、猝死等心血管并发症的处理,为防治腹膜透析患者心血管并发症提供了可借鉴的蓝本。

英国哥伦比亚临床实践指南中心在线发布了成人 CKD 识别、评估和管理指南[3],除了传统指标肾小球滤过率(estimated glomerular filtration rate,eGFR)和白蛋白尿,强调病因治疗是慢性肾脏病管理中应该重视的重要因素,并强调定期随访、恰当的个体化治疗的重要性,并建议废弃微量白蛋白尿这一名词,而统一用尿白蛋白/肌酐比值。

英国运动和体育科学协会发布了慢性肾脏疾病患者的运动疗法专家共识[4],对不同 CKD 分期患者的运动目标、运动量、运动时间和运动频次都做了详细介绍,可用来参考指导 CKD 患者合理运动。

美国心脏学会在线发布了慢性肾脏病患者急性冠脉综合征药物治疗的科学声明[5],详细介绍了常用抗栓药如依诺肝素、磺达肝葵钠等如何根据患者急性冠脉综合征的病情(ST 段抬高急性心肌梗死或不稳定性心绞痛/非 ST 抬高急性心肌梗死)和肾功能情况调整剂量,并在现有证据基础上,总结了合并 CKD 的急性冠脉综合征患者的治疗用药,是否可以应用于国内还有待于进一步实践。

欧洲肾脏最佳临床实践发布了糖尿病和慢性肾病 3b 期或更高阶段(eGFR <

45ml/min)患者的管理指南[6],内容涉及患者肾脏替代治疗、血糖控制目标与药物、血压控制目标与药物、他汀类药物和抗血小板药物的使用,鉴于大多临床试验都不涉及这一群体,该指南为临床医生提供了可参考的依据。

(二) 原发性肾小球疾病

膜性肾病的发病机制研究:Tomas 等[7]发现 154 例特发性膜性肾病患者中 15 例患者的血清中存在针对 1 型血小板反应蛋白 7A 域(THSD7A)而非抗磷脂酶 A2 受体 1 的循环抗体,并证实 THSD7A 是成人特发性膜性肾病的第二个抗原,其抗体的主要亚型是 IgG4,且抗 THSD7A 抗体水平与疾病活动度之间有一定关系。THSD7A 分子结构见图 5。

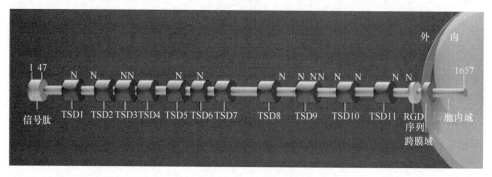

图 5 THSD7A 分子结构[7]

局灶节段硬化性肾小球肾炎的发病机制研究:Erwin Bottinge 等[8]发现足细胞释放的内皮素 1 可通过内皮素 A 型受体激活内皮细胞线粒体的氧化应激反应(图 6),并损伤内皮细胞间连接,引起内皮细胞功能障碍,后者可促进足细胞凋亡,

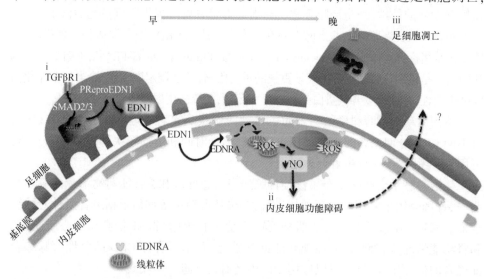

图 6 足细胞与内皮细胞间相互作用模式图[8]

证实局灶节段硬化性肾小球肾炎病情进展与足细胞参与的内皮素1/内皮素受体介导的内皮细胞线粒体功能障碍相关,为开发靶向疗法提供了方向。

(三) 继发性肾小球疾病

抗磷脂综合征病情进展机制:Canaud 等[9]发现抗磷脂抗体可激活肾血管内皮细胞中西罗莫司靶蛋白(mTORC)通路,而西罗莫司可提高接受肾移植治疗的抗磷脂综合征患者的生存率,从而证实 mTORC 通路参与抗磷脂综合征的血管病变,西罗莫司等 mTORC 通路抑制剂有可能成为抗磷脂综合征血管病变的预防和治疗药物。

寻找反映糖尿病肾病进展的生物标志物:印第安纳大学医学院和 Richard L. Roudebush 退伍军人管理局医疗中心的学者[10]研究了可能与糖尿病肾病进展相关的感染、纤维化、血管生成、肾小管损伤、足突细胞损伤等方面 24 种潜在血、尿蛋白标志物,发现只有成纤维生长因子 FGF-23 与糖尿病肾脏疾病进展显著相关,而血浆血管内皮生长因子 A 水平与终末期肾病(end-stage renal disease,ESRD)风险独立相关。

(四) 慢性肾脏病及并发症相关研究进展

慢性肾脏病进展的替代终点:由 CKD 预后协会完成的荟萃分析[11],纳入了 35 个队列研究的 170 万例慢性肾脏病患者,其中 12 344 例 ESRD 事件及 223 944 例死亡事件。研究表明 2 年内 eGFR 下降>30% 与患者发生死亡或 ESRD 的风险强相关。考虑到 eGFR 下降比血清肌酐浓度翻倍更常见,提示 eGFR 小幅下降(如 2 年内下降>30%)可以作为 CKD 进展的替代终点,该研究成果为今后临床研究确定替代终点提供了依据,但还需进一步验证。

慢性肾脏病的进展机制:来自美国的学者[12]发现巨噬细胞特异性血管紧张素 1(Angiotensin,AT1)受体缺乏可以加重单侧输尿管结扎模型的肾纤维化程度,且分离出的缺乏 AT1 受体的巨噬细胞可分泌更多包括白介素 1(IL-1)在内的 M1 型促炎细胞因子,作用于 IL-1 受体,损伤肾小管上皮细胞。通过将基因敲除鼠的肾脏移植给野生鼠证实巨噬细胞特异性 AT1 受体缺乏可以作用于 IL-1 受体加重肾纤维化,提示巨噬细胞 AT1 受体在改善 IL-1 受体激活的肾脏纤维化中起关键作用。

慢性肾脏病的血压控制:Schrier 等发表了关于早期常染色体显性遗传多囊肾(ADPKD)患者[eGFR>60ml/(min·1.73m²)]的血压控制研究[13]和晚期 ADPKD 患者[eGFR:25～60ml/(min·1.73m²)]的血压控制研究[14],证实对 eGFR>60ml/(min·1.73m²)的患者,严格的血压控制(95/60～110/75mmHg)较标准的血压控制(120/70～130/80 mmHg),可减慢肾脏体积增加速度、减少尿白蛋白排泄率和左室质量指数,但却没能延缓 eGFR 下降($P = 0.05$);无论 eGFR 水平如何,双重肾素血管紧张素醛固酮系统(renin angiotensin aldosterone system,RAS)阻滞并不能使患者更加受益。另一项比较糖尿病合并肾脏疾病时降压药物对全因死亡、进展至 ESRD、心血管并发症的影响和药物安全性的网络 Meta 分析[15],发现与安慰剂相比,降压药物虽不能减少全因死亡风险,但双重 RAS 阻滞(odds ratio 0.62,95% CI 0.43 ~ 0.90)及单用血管紧张素受体阻滞制(angiotensin receptor blockers,ARB)(0.77,0.65 ~ 0.92)均可延缓患者进展至 ESRD,是最有效的延缓患者进展至 ESRD 的药物,而且双重 RAS 阻滞时高钾血症和急性肾损伤的发生率的增加无统计学意义,目前双重 RAS 阻滞对慢性肾脏病患者的作用究竟如何还需进一步研究。

(五) 慢性肾脏病的肾脏替代治疗研究进展

为明确与标准的血液透析相比,透析的对流模式(血液透析滤过和血液滤过)能否改善心血管事件的预后和死亡率,来自澳大利亚的学者[16]进行了 Meta 分析,纳入 16 项临床试验的 3220 名患者。发现与血液透析相比,对流模式不能降低心血管事件或全因死亡的风险,对小分子的清除率没有影响,但可减少低血压症状的发生,并改善血清 β2 微球蛋白水平。考虑到纳入试验的质量,还需高质量临床研究来明确对流治疗模式的潜在益处。

三、国内最新研究进展

(一) 发布及更新多项肾脏病学专家共识,提高诊治规范化

中国中西医结合学会肾脏疾病专业委员会发布慢性肾衰竭中西医结合诊疗指南[17],该指南从临床诊疗的实际出发,坚持科学、实用的原则,提出中医、西医和中西医结合医师易懂、适用的慢性肾衰竭中西医相关概念、西医诊断与治疗、中医基本辨证分型及治法方案,突出中西医结合诊疗慢性肾衰竭的特色,为广大西医、中医和中西医结合肾病工作者的临床工作和临床科研提供了可参考的依据。

中国肾脏病相关专家小组在国际肾小球肾炎临床实践指南的基础上,结合中国肾科医生临床研究成果和治疗经验制订了中国成人肾病综合征免疫抑制治疗专家共识[18],该共识更符合中国实际情况,可供中国肾科医生临床实践参考,并为将来进一步改进临床指南提供基础。

为规范糖尿病肾病的诊断和治疗,中华医学会糖尿病学分会微血管并发症学组组织国内的内分泌和肾内科领域专家共同制订了糖尿病肾病防治专家共识[19],包括糖尿病肾病的定义与诊断、糖尿病肾病的防治两方面。糖尿病肾病的治疗以

控制血糖、控制血压、减少尿蛋白为主,还包括生活方式干预、纠正脂质代谢紊乱、治疗肾功能不全的并发症、透析治疗等。

中国医师协会肾脏内科医师分会修订了《肾性贫血诊断与治疗中国专家共识》[20],更新国内 CKD 贫血流行病学数据,补充了肾性贫血对患者影响;更新血红蛋白检测频率;修订了铁剂治疗的指征和铁剂的用法用量;增加了目前国内外应用较多的促红细胞生成素 10 000IU 的用法用量及剂量调整方案。

中国医院协会血液净化中心管理分会加强跨学科交流,率先在国内成立了由从事血管通路工作的肾脏内科、血管外科和介入科医生数十人共同组成的血管通路学组制订了中国血液透析用血管通路专家共识[21],从血管通路的选择和临床目标,到血管通路持续质量改进的建议,并分别介绍了动静脉内瘘和中心静脉留置导管。

(二) 原发性肾小球疾病

由中国人民解放军总医院肾脏病科陈香美院士牵头进行的前瞻性、多中心、随机对照临床研究——黄葵治疗原发性肾小球疾病有效性及安全性研究,证实黄葵对于伴有中度蛋白尿的原发性肾脏病(CKD1-2 期)患者是一种很有前景的治疗药物[22]。

(三) 继发性肾小球疾病

糖尿病肾病相关研究:集中在足细胞损伤和保护,主要研究成果包括组蛋白去乙酰化酶 4 选择性地导致糖尿病肾病中的足细胞损伤[23];增强肾素的乙酰化能够减轻高糖诱导的足细胞功能障碍[24];基质金属蛋白酶 9 缺陷能够通过调节足细胞功能和去分化减轻糖尿病肾病损伤[25]。来自山东大学齐鲁医院的学者在链霉素诱导的糖尿病大鼠模型研究中发现,与 ARB 相比,血管紧张素(1~7)能更有效地减缓链霉素诱导的糖尿病性肾脏损伤[26]。

狼疮性肾炎相关研究:对于狼疮性肾炎的诱导治疗,南京军区总医院组织多中心随机对照研究提示,与静脉环磷酰胺治疗相比,多靶点联合治疗效果更好[27]。

其他:来自台湾嘉义市大林慈济医院的调查显示慢性丙型病毒感染会增加患者罹患 ESRD 的风险[28]。

(四) 慢性肾脏病的肾脏替代治疗研究进展

来自台湾的学者通过流行病学调查发现,CKD3~5 期未透析的患者中容量负荷过度广泛存在,且与男性、糖尿病、已存在的心血管疾病、收缩压、血清白蛋白、肿瘤坏死因子 α 以及蛋白尿等因素独立相关[29]。

四、北京最新研究进展

(一) 优化肾功能评价方法

由北京大学第一医院牵头正在进行的多中心研究,将通过 400 例 CKD 患者开发并验证肾小球滤过率评估的新公式,建立与国际接轨的肾小球滤过率"金标准"的检测流程,并利用新的肾小球滤过率估算公式及尿白蛋白肌酐比,建立在不同CKD 危险因素人群中的 CKD 早期合理筛查流程及诊断路径,该研究成果将为CKD 的早期诊断提供科学依据。

(二) 验证儿童 GFR 评价指标

中国医学科学院北京协和医院在前期工作基础上,继续以儿童为研究对象,正在验证前期建立的儿童 GFR 评估公式,并拟与成人肾小球滤过率评估的新公式进行比较,从而明确成人肾小球滤过率评估的新公式是否适用于儿童。

(三) 建立 IgA 肾病分子病理分型

由中国人民解放军总医院牵头,北京大学第一医院、中日友好医院等共 11 家单位合作,正在进行前瞻性多中心注册登记研究,拟通过 500 例 IgA 肾病患者的前瞻随访队列,建立 IgA 肾病分子病理分型,将近年来分子生物学的研究进展转化为可供临床使用的诊断依据,为今后 IgA 肾病的病因治疗奠定基础。

(四) 建立可指导 IgA 肾病治疗分子病理分型

由中国人民解放军总医院牵头,中日友好医院、首都医科大学附属友谊医院等共 17 家单位合作,通过 300 例随机双盲双模拟对照研究入组的 IgA 肾病患者,建立可指导 IgA 肾病治疗的分子病理分型,为提出针对 IgA 肾病病因的治疗提供依据,该研究成果将推动基础医学进展向临床的转化,带动系统生物学在本专业领域的应用。

(五) 慢性肾脏病特殊病理类型的探索

北京大学第一医院分析了 CKD 的一种特殊病理类型:抗肾小球基底膜病合并膜性肾病患者的临床和免疫学特征[30],发现与经典抗肾小球基底膜肾病患者相比,合并膜性肾病的抗肾小球基底膜肾病患者的血肌酐水平明显降低,伴少尿/无尿的比例显著降低,肾脏预后较好,抗肾小球基底膜Ⅳ型胶原 α3 链的非胶原结构域 1 的 IgG 抗体水平明显降低,且抗体亚型均为 IgG1 和 IgG3;另外这群患者中均未能检测到血清抗 M 型磷脂酶 A2 受体抗体。因此，认为从临床和免疫学角度，抗肾小球基底膜病合并膜性肾病既与抗肾小球基底膜病不同，也与膜性肾病不同。

（六）优化慢性肾脏病矿物质及骨代谢异常和营养不良治疗方案

首都医科大学附属友谊医院牵头开展 CKD 常见并发症相关多中心临床研究，针对降低矿物质及骨代谢紊乱、纠正蛋白能量消耗两项内容，该研究将明确 CKD3～5 期非透析患者最佳 25-（OH）维生素 D 水平；明确维生素 D_2 与骨化三醇在 CKD3～5 期非透析患者矿物质及骨代谢紊乱防治中的有效性、安全性和可行性；明确 CKD3～5 期非透析患者饮食蛋白质的最佳摄入量；明确 α-酮酸在 CKD3～5 期非透析患者的治疗价值，为提高北京地区 CKD 并发症治疗的规范化程度和影响 CKD 预后关键指标的有效控制提供循证医学证据。

（七）建立糖尿病肾病中医辨证模型

由北京中医药大学附属东直门医院牵头，北京中医药大学东方医院、北京中医药大学第三附属医院、中国中医科学院西苑医院、中国中医科学院广安门医院、中国中医科学院望京医院、北京市怀柔区中医院、北京大学第一医院等多家单位参与，通过采集代谢异常综合征、糖耐量异常、糖尿病、糖尿病肾病患者的中西医临床信息，进行数据挖掘和数理统计，旨在建立糖尿病主要证型中西医结合量化诊断模型，为在糖尿病肾病的诊治中发挥我国特色与优势提供新思路。

（八）提出糖尿病肾病中医治疗方案

由北京中医药大学附属东直门医院牵头，北京中医药大学东方医院、中国中医科学院望京医院、北京市中西医结合医院等多家单位参与，拟通过多中心、随机、双盲、双模拟对照临床研究，证实中医药在治疗属于 CKD3～5 期的糖尿病肾病中降低蛋白尿、保护肾功能方面的的作用，该研究成果可提供具有自主知识产权的治疗糖尿病肾病的新方案，并为制订糖尿病肾病的治疗共识或指南，提供有力的循证医学证据，带动本专业领域疾病治疗的规范化。

（九）建立 CKD 患者管理模式

由中日友好医院和首都医科大学附属同仁医院分别牵头，多家二级医院及社区卫生服务机构参与，探索建立三级医院、二级医院以及社区卫生服务机构 CKD 分级管理模式及联动运行体系，旨在明确了分级管理所需医疗团队的人员成员构成需求和各岗位职责，制订互相转诊制度，为建立适合我国的分级分层慢性病管理提供了技术支持与有益的探索。

总之，我国慢性肾脏病人群日趋扩大，但是健康教育不足，人群对慢性肾脏病的知识还很薄弱,慢性肾脏病的专业人才队伍也有待培养。国际上慢性肾脏病诊疗技术发展迅速,我们要及时跟进国际最新进展,建立慢性肾脏病管理团队,在慢性肾脏病的诊治方面走向规范化,重视疾病的管理与预防,减少慢性肾脏病的危害和负担,从而减轻社会和家庭的医疗负担,提高人们的生活质量。

(陈香美 蔡广研 吴 杰 段姝伟)

参 考 文 献

1 Liyanage T, Ninomiya T, Jha V, et al. Worldwide access to treatment for end-stage kidney disease: a systematic review. Lancet 2015;385(9981):1975-1982.

2 Wang AY, Brimble KS, Brunier G, et al. ISPD Cardiovascular and Metabolic Guidelines in Adult Peritoneal Dialysis Patients. Perit Dial Int,2015,35(4):379-396.

3 Clinical Practice Guidelines and Protocols in British Columbia. Chronic Kidney Disease - Identification, Evaluation and Management of Adult Patients. [2014-10-29]. http://www2. gov. bc. ca/gov/content/health/practitioner-professional-resources/bc-guidelines/chronic-kidney-disease .

4 Koufaki P, Greenwood S, Painter P, et al. The BASES expert statement on exercise therapy for people with chronic kidney disease. J Sports Sci,2015,33(18):1902-1907.

5 Washam JB, Herzog CA, Beitelshees AL, et al. Pharmacotherapy in chronic kidney disease patients presenting with acute coronary syndrome: a scientific statement from the American Heart Association. Circulation 2015,131(12): 1123-1149.

6 Guideline development group. Clinical Practice Guideline on management of patients with diabetes and chronic kidney disease stage 3b or higher(eGFR <45 ml/min). Nephrol Dial Transplant,2015,30 (Suppl 2):ii1-142.

7 Tomas NM, Beck LH, Jr. Meyer-Schwesinger C, et al. Thrombospondin type-1 domain-containing 7A in idiopathic membranous nephropathy. N Engl J Med,2014,371(24):2277-2287.

8 Daehn I, Casalena G, Zhang T, et al. Endothelial mitochondrial oxidative stress determines podocyte depletion in segmental glomerulosclerosis. J Clin Invest,2014,124(4):1608-16021.

9 Canaud G, Bienaime F, Tabarin F, et al. Inhibition of the mTORC pathway in the antiphospholipid syndrome. N Engl J Med,2014,371(4):303-312.

10 Agarwal R, Duffin KL, Laska DA, et al. A prospective study of multiple protein biomarkers to predict progression in diabetic chronic kidney disease. Nephrol Dial Transplant,2014,29(12):2293-2302.

11 Coresh J, Turin TC, Matsushita K, et al. Decline in estimated glomerular filtration rate and subsequent risk of end-stage renal disease and mortality. JAMA,2014,311(24):2518-2531.

12 Zhang JD, Patel MB, Griffiths R, et al. Type 1 angiotensin receptors on macrophages ameliorate IL-1 receptor-mediated kidney fibrosis. J Clin Invest,2014,124(5):2198-2203.

13 Schrier RW, Abebe KZ, Perrone RD, et al. Blood pressure in early autosomal dominant polycystic kidney disease. N Engl J Med,2014,371(24):2255-2266.

14 Torres VE, Abebe KZ, Chapman AB, et al. Angiotensin blockade in late autosomal dominant polycystic kidney disease. N Engl J Med,2014,371(24):2267-2276.

15 Palmer SC, Mavridis D, Navarese E, et al. Comparative efficacy and safety of blood pressure-lowering agents in adults with diabetes and kidney disease: a network meta-analysis. Lancet,2015,385(9982):2047-2056.

16　Wang AY,Ninomiya T,Al-Kahwa A,et al. Effect of hemodiafiltration or hemofiltration compared with hemodialysis on mortality and cardiovascular disease in chronic kidney failure:a systematic review and meta-analysis of randomized trials. Am J Kidney Dis,2014,63(6):968-978.

17　中国中西医结合学会肾脏疾病专业委员会. 慢性肾衰竭中西医结合诊疗指南. 中国中西医结合杂志,2015;35(9),1029-1033.

18　中国肾脏病相关专家小组. 中国成人肾病综合征免疫抑制治疗专家共识. 中华肾脏病杂志,2014,30(6):467-474.

19　中华医学会糖尿病学分会微血管并发症学组. 糖尿病肾病防治专家共识. 中华糖尿病杂志,2014,6(11):792-801.

20　中国医师协会肾脏内科医师分会. 肾性贫血诊断与治疗中国专家共识. 中华肾脏病杂志,2014,30(9):712-715.

21　王玉柱,叶朝阳,金其庄. 中国血液透析用血管通路专家共识(第1版). 中国血液净化,2014,13(8):549-558.

22　Zhang L,Li P,Xing CY,et al. Efficacy and safety of Abelmoschus manihot for primary glomerular disease:a prospective,multicenter randomized controlled clinical trial. Am J Kidney Dis,2014,64(1):57-65.

23　Wang X,Liu J,Zhen J,et al. Histone deacetylase 4 selectively contributes to podocyte injury in diabetic nephropathy. Kidney Int,2014,86(4):712-725.

24　Lin CL,Lee PH,Hsu YC,et al. MicroRNA-29a promotion of nephrin acetylation ameliorates hyperglycemia-induced podocyte dysfunction. J Am Soc Nephrol,2014,25(8):1698-1709.

25　Li SY,Huang PH,Yang AH,et al. Matrix metalloproteinase-9 deficiency attenuates diabetic nephropathy by modulation of podocyte functions and dedifferentiation. Kidney Int,2014,86(2):358-369.

26　Zhang K,Meng X,Li D,et al. Angiotensin(1-7)attenuates the progression of streptozotocin-induced diabetic renal injury better than angiotensin receptor blockade. Kidney Int,2015. 87(2):359-369.

27　Liu Z,Zhang H,Liu Z,et al. Multitarget therapy for induction treatment of lupus nephritis:a randomized trial. Ann Intern Med,2015,162(1):18-26.

28　Chen YC,Su YC,Li CY,et al. A nationwide cohort study suggests chronic hepatitis B virus infection increases the risk of end-stage renal disease among patients in Taiwan. Kidney Int,2015,87(5):1030-1038.

29　Hung SC,Kuo KL,Peng CH,et al. Volume overload correlates with cardiovascular risk factors in patients with chronic kidney disease. Kidney Int,2014,85(3):703-709.

30　Jia XY,Hu SY,Chen JL,et al. The clinical and immunological features of patients with combined anti-glomerular basement membrane disease and membranous nephropathy. Kidney Int,2014,85(4):945-952.

第6章 心血管病领域国内外研究进展

一、最新流行概况

在全世界范围内,心血管疾病仍然是死亡的主要原因,每年死于心血管疾病的人数高达 1730 万人,其中 80% 发生在低、中收入国家。预计到 2030 年,每年将有超过 2360 万人死于心血管疾病。2010 年全球心血管疾病花费约为 8630 亿美元,预计到 2030 年将增至 10 440 亿美元[1]。然而近十年来,美国心血管病住院率及死亡率均有所下降。2011 年美国心血管病总死亡率为 229.6/10 万,较 2001 年下降 30.8%,这 10 年期间,死于心血管疾病的实际人数平均每年下降 15.5%[2]。这些改善得益于改变生活方式、全面干预危险因素及循证治疗等措施。

根据《中国心血管病报告 2014》,中国心血管病患病率仍处于持续上升阶段,但从 2009 年起中国心血管病死亡率的上升趋势明显趋缓。估计目前全国有心血管病患者 2.9 亿,其中高血压 2.7 亿,脑卒中至少 700 万,心肌梗死 250 万,心力衰竭 450 万,肺心病 500 万,风湿性心脏病 250 万,先天性心脏病 200 万。2013 年中国居民全因死亡构成中,心血管病在城市居民占 41.9%,农村占 44.8%,居各种疾病之首。心血管病住院总费用和次均费用逐年上升,2013 年急性心肌梗死的住院总费用为 114.70 亿元,自 2004 年以来,年均增长速度为 33.46%。我国心血管病负担日渐加重,已成为重大的公共卫生问题,完善有效的防控措施、加大干预力度以扭转我国心血管病流行的局面,是目前心血管疾病防控战略亟待解决的问题。

北京市 2014 年度卫生与人群健康状况报告显示,2014 年北京市户籍居民心脏病死亡率为 158.28/10 万,占总死亡的 25.4%,位列全市居民死亡原因的第 2 位。心脏病死亡率比 2013 年上升 1.1%。北京市居民人口老龄化特征愈发明显,心血管病与人口老龄化等因素叠加将会进一步加重社会经济负担,防治心血管病刻不容缓。

二、国际最新研究进展

(一) 建设健康的生活环境

1. 保护环境,关爱心血管健康

2015 年的欧洲心脏病学会年会的主题为"环境与心脏"。通过数个专场讨论,解释环境与传统心血管危险因素的交互作用,及其对心血管疾病产生的影响。

来自加拿大的一项回顾性分析[3]纳入 1817 名 ST 段抬高型心肌梗死(STEMI)的患者,旨在探究气候变化与 STEMI 的关系,结果表明日间最高温度是 STEMI 的最强预测因子。最高温度每降低 1℃,STEMI 风险增加 0.7%。来自意大利的 Bruno 分享了一项关于"环境污染与高血压相关性"的研究[4]。结果显示,住在化工区附近的居民,有机氯污染物 β-六氯环己烷与其收缩压升高独立相关(P = 0.004)。比利时的一项研究[5]对空气污染与心血管健康的关系进行分析,纳入了 2009 ~ 2013 年所有进行前瞻性注册的 STEMI 患者共 11 428 名,空气中 PM2.5 和 NO_2 每增加 $10\mu g/m^3$,STEMI 风险就分别增加 2.8% 和 5.1%。在噪声污染方面,美国的一项分析[6]指出噪声污染每减低 5dB,高血压患病率就能减低 1.4%,冠心病患病率减低 1.8%,从而每年减少医疗开支达 39 亿美元。德国的一项队列研究[7]表明,PM2.5 每增加 $2.4\mu g/m^3$,胸主动脉钙化程度(反应亚临床动脉粥样硬化)就增加 18.1%,而夜间交通噪声污染每增加 5dB,胸主动脉钙化程度增加 3.9%。

未来的研究方向在于探索环境因素对心率变异性、血管功能影响的基本机制以及导致心血管疾病的病理生理过程。同时鉴别不同 PM 直径的颗粒污染物对心血管的毒性。此外,由于相关证据较少,还要注重研究噪声污染对心血管疾病的影响,对大型车站、机场等的选址以及人群的整体预防意义重大。

2. 人造反式脂肪酸的穷途末路

2015 年 6 月 16 日,FDA 对人造反式脂肪酸(TFA)发出禁令,美国将在 3 年时间内逐步停止向加工食品中添加部分氢化油(PHO)。

FDA 之所以做出这一决定,是因为已有大量证据显示 TFA 对健康有害,尤其是对心血管健康有害。研究发现,摄入 TFA 可升高低密度脂蛋白胆固醇水平,降低高密度脂蛋白胆固醇水平,从而增加人群罹患心脏病的风险。也有研究证实,摄入 TFA 与罹患卒中、2 型糖尿病之间具有相关性,TFA 摄入较多与男性记忆力较差密切相关,TFA 有可能损害脑功能。故研究报告称,TFA 非必需营养素,不存在所谓的安全摄入水平,建议人们尽量少吃含 TFA 的食品[8]。

3. 碳酸饮料与心脏猝死相关

2015 年的欧洲心脏病学会年会上,日本的一项注册研究[9]表明碳酸饮料与院外心搏骤停相关,引起广泛关注。该注册研究纳入了 2005 ~ 2011 年日本 47 个县接受的心肺复苏的心搏骤停患者,其中 55.4% 为心源性,另外 44.6% 为非心源性。研究结果表明碳酸饮料的消费量与心源性心脏猝死显著相关。而其他饮品如茶叶、咖啡、果汁、牛奶等的消费量与心搏骤停无明显相关性。

此项研究提示,过量饮用碳酸饮料可能会引起致命性心血管事件。碳酸饮料中含有的糖和酸性物质可能是这些不良作用的罪魁祸首。

（二）新理念、新模式

1. 互联网时代心血管疾病的预防和管理

"远程医疗逐步替代常规门诊"是福克斯新闻网2014年发布的健康服务七项预测之一。互联网医疗正带来医学服务模式前所未有的变革。在未来的数十年中,心血管疾病社区管理仍面临着专业人才紧缺的问题,因此社区卫生服务者需要与心血管专家建立密切的联系。加拿大的安大略省由政府资助建立远程医疗网络,不直接提供医疗服务,而是应用视频等远程传输技术提供远程指导和教育培训,为医疗机构和医务工作者提供支持。目前欧盟也正在逐步推动心力衰竭、糖尿病等疾病社区管理的互联网医疗解决方案,以降低住院率,减少医疗花费,提高患者生活质量。

《美国医学会杂志》上一项研究从8家诊所入选了450例高血压患者随机分入常规诊疗和远程干预组。远程干预组通过远程电子血压监测系统进行血压管理,监测数据通过专用网络传输记录,药师调整用药。随访18个月,患者血压改善水平显著优于对照组。最近发表的一项荟萃分析[10]纳入了发展中国家和低收入地区包括心血管疾病在内的4604例慢性病患者,结果显示移动医疗用于慢性病管理可改善临床预后,提高患者参与率,提高健康相关的生活质量,且具有较好的花费-效益比。

不管是应用手机App/智能穿戴设备,还是远程医疗/心血管医院,整个医疗体系正在逐步"虚拟化",但这个虚拟化并非代表着不安全或者不确切,而是使医疗服务不再受时空的限制。让先进的互联网技术与我们心血管医疗服务相结合,产生1+1>2的功效,这是优化生产力的需要,也是互联网时代赋予我们的新要求。

2. 大数据时代临床实效研究

大数据(big data)指经过新的处理模式后,具有更强决策力、洞察力和流程优化能力的海量、高增长率和多样化信息资产。大数据具有volume(大量)、velocity(高速)、variety(多样)、value(价值)四个特点。在大数据的众多应用领域中,医疗服务是大数据非常重要的一个方面,也是迅速发展的领域之一。

基于医疗大数据可产生多方面的研究成果。分析2004～2010年英国和瑞典的入院记录,从中筛选出391 077和119 786名急性冠状动脉综合征的患者,比较两个医疗服务系统中患者的治疗和预后情况,结果表明英国的30天死亡率显著高于瑞典(10.5% vs. 7.6%)。进一步分析发现急诊PCI比例高(59% vs. 22%),出院时β受体阻滞剂应用率高(89% vs. 78%)可能是瑞典心肌梗死患者死亡率低于英国的原因。该研究[11]提出了一种新的研究思路,为改进临床治疗方式及优化医疗资源使用提供了依据。

(三) 新药物、新技术

1. LCZ696：心力衰竭治疗的突破

2014 年心衰药物治疗领域最具突破性的进展为 LCZ696。LCZ696 是血管紧张素受体抑制剂(ARB)缬沙坦和脑啡肽酶抑制剂 sacubitril(AHU-377)的复方组合，前者可阻断肾素-血管紧张素系统(RAS)，后者通过抑制内啡肽酶使脑钠肽、缓激肽等血管活性肽水平升高以拮抗神经内分泌的过度激活。PARADIGM-HF 是一项比较 LCZ696 与传统的血管紧张素转化酶抑制剂(ACEI)依那普利的大规模随机双盲对照研究[12]，入选 8442 名纽约心功能分级(NYHA) Ⅱ、Ⅲ 或 Ⅳ 级和射血分数 ≤ 40% 的心衰患者。结果显示，与依那普利相比，这种血管紧张素受体和脑啡肽酶双重抑制剂 LCZ696 显著降低慢性心衰患者的心血管死亡率和心衰住院率。该研究证实应用 LCZ696 安全有效，未来有望成为心力衰竭的标准治疗药物，该药已进入 FDA 审批流程。

2. 肾动脉交感神经消融术(RDN)加标准化阶梯治疗能有效缓解顽固性高血压

2014 年 Symplicity HTN-3 研究宣布该项 RDN 研究未达到主要有效性终点，结果虽然再次验证了 RDN 手术的安全性，但是 RDN 组术后 6 个月的诊室和动态血压相对于假手术组无显著降低，否定了 RDN 在顽固性高血压患者中的降压疗效。虽然 Symplicity HTN-3 的结果为阴性，但研究存在一定缺陷。2015 年 1 月《柳叶刀》杂志发表了 DENERHTN 研究，得出了有利于 RDN 的结果，该研究相对 Symplicity HTN-3 设计更为合理。研究对 101 例难治性高血压患者随访 6 个月发现，与标准化阶梯药物治疗组相比，RDN 联合阶梯药物治疗组的动态血压显著降低。SYMPLICITY HTN-3 研究和 DENERHTN 研究结果差异，主要源于试验设计和适应证的不同，但这两项研究共同说明，RDN 是安全性的。对于 RDN，未来仍需要更进一步的研究。

3. 冠脉 CTA 检查不能带来更多好处

冠脉 CTA 因其具有创伤小、周期短和三维立体成像易于诊断等优点，在临床上广泛用于冠心病的筛查诊断，但《新英格兰医学杂志》发表的 PROMISE 研究显示，对于有胸痛等症状疑似冠心病(CAD)的患者进行解剖学检查冠脉 CTA 与功能性检查相比，未带来长期获益。该研究共纳入 10 003 例新发症状的疑似 CAD 患者，随机分为解剖学检查组(CTA)或功能性检查组(运动心电图、负荷核素心肌灌注显像、负荷超声心动图)。平均随访 25 个月，结果显示解剖学检查组在随后 90 天内进行冠脉造影的比例更高，但是两组主要心血管事件发生率没有明显差异。

说明对于有胸痛等症状的疑似冠心病的患者初始进行冠脉 CTA 检查,较功能性检查没有带来更多的获益,而冠脉 CTA 放射性损伤更大、经济成本更高,提示未来有必要对冠脉 CTA 检查的使用标准制定相关规范,从而筛选冠脉 CTA 的适用人群。

4. 全皮下 ICD(S-ICD) 安全有效

目前大多数 ICD 采用经静脉途径(TV-ICD),即除颤电极导线在静脉及心腔内,而脉冲发生器在皮下,其围术期和长期并发症的发生率较高。S-ICD 是近年 ICD 技术进步与更新的重要标志,其导线及脉冲发生器均位于皮下,除颤导线不直接接触心脏及相关静脉,避免了围术期和心腔内导线的长期并发症。S-ICD 鉴别诊断方案与静脉 ICD 完全不同,无心房诊断功能,不能提供 ATP 治疗即无痛性治疗措施,因此在识别和治疗室性心律失常方面具有挑战性。最新公布的一项研究[13]将两项大型的前瞻性研究数据进行了合并分析,以评价 S-ICD 在大规模、不同人群中的安全性和有效性。这两项研究为 IDE 研究和欧洲 EFFORTLESS 研究,合并后的分析显示,共 882 例患者随访 651 ± 345 天,S-ICD 治疗室性心动过速(VT)或室颤(VF)的成功率高,1 次电击可终止 90.1% 的 VT/VF 事件,5 次有效电击后可终止 98.2% 的事件。随着程控和操作者经验的积累,并发症和不恰当放电会减少。该研究进一步证实 S-ICD 的有限性和安全性。

5. 心血管领域的 3D 打印

3D 打印,也叫做"叠层制造"或"快速成型",是一种使用 3D 打印机器以一次一层制造三维模型的技术。美国心脏学会(AHA)2014 年会上发表的一项研究指出,3D 打印心脏模型可帮助外科医生治疗复杂的先天性心脏病。目前大多数心脏外科医生利用 X 线、超声及磁共振成像得到的 2D 影像制订外科手术计划,但是这些图像有时并不能揭示出复杂的心腔内结构异常。以标准 2D 影像为指导,现在医生可以用诸如石膏或陶瓷等各种材料构建一个详细的 3D 心脏模型,从而发现即使是最复杂的心脏结构异常,以制订最佳手术方案。该研究共 3 例复杂先天性心脏病患者:9 个月女孩、3 岁男孩和 20 岁女性,以石膏复合材料构建了心脏模型,在研究心脏模型和传统影像学资料后,医生成功修复了 3 例患者的严重心脏异常。另有研究报道了利用 3D 打印模型完成经导管二尖瓣成形术、经导管主动脉瓣置换术及经皮冠状动脉介入术。未来将研发打印可植入设备,如打印患者自定义尺寸的心脏瓣膜、血管甚至是跳动的心脏。

6. 全人工心脏技术的进展

在药物、外科治疗和心脏移植无效时,机械辅助循环(MCS)治疗(如心室辅助装置或全人工心脏)是终末期心力衰竭患者唯一可供选择的治疗手段。Syn-Cardia 全人工心脏(total artificial heart,TAH)已成功用于临床终末期双心室衰竭患者。早先植入 TAH 的患者在接受心脏移植前必须留在医院,因为驱动 TAH 的驱动系统是一个庞大的控制台。2014 年 7 月 FDA 批准 Freedom® 便携式驱动器用于为 SynCardia 全人工心脏提供动力。这款 TAH 的驱动器(freedom driver)重量仅约 6kg,可放置在一个背包或肩袋中随身携带,为人工心脏功能。这项技术使植入人工心脏的患者在有适合移植的心脏之前,能够在医院外生活,成为"没有心脏也能回家的人",从而使患者在家里等待供体,以最好的状态迎接心脏移植手术。未来人工心脏的应用人群将进一步扩大,有望成为无资格接受心脏移植患者的目标治疗。

三、国内最新研究进展

(一) 我国心血管健康问题引起关注

1. 我国理想心血管健康成人比例低

中国非传染性疾病监测组数据显示,2010 年中国理想心血管健康成人仅占 0.2%。研究发表于 2015 年《美国心脏病学会杂志》(JACC)上。中国成人心血管健康数据来自一个包括 96 121 名年龄在 20 岁以上成人的全国代表性样本。研究评估了受试者是否符合理想心血管健康标准。该标准包括 4 种理想健康行为(不吸烟、理想的体重指数、体育锻炼达标和健康饮食习惯)和 4 种理想健康因素(不吸烟、未治疗状态下总胆固醇 < 200mg/dl、血压 <120/80mmHg 及空腹血糖 < 100mg/dl),同时无心血管疾病史。研究结果显示,中国理想心血管健康者约占成人的 0.2%,仅有 0.7% 的成人具备所有 4 种理想健康行为、13.5% 的成人具有所有 4 种理想健康因素。所有衡量心血管健康的因素中,理想饮食比例最低,只占中国成人的 1.6%。数据显示中国成人理想心血管健康的比例极低,我们应全力实施针对广泛人群和高危患者的干预策略,以促进中国人群的心血管健康状态。

2. 我国农村高血压正迅猛流行

中南大学湘雅二医院李乐之等发表的一项最新 Meta 分析显示,我国农村成年人(≥18 岁)中,高血压患病率达 22.81%,农村高血压患病人数迅猛增加。目前缺少中国农村地区高血压患病率的全国性调查数据,该研究首次通过 Meta 分析估计出中国农村高血压的患病率。这项最新的研究囊括了 2004 ~ 2013 年发表的 124 项调查中国农村地区高血压患病率的相关研究,共涉及 3 735 534 例受试者。分析表明,2004 ~ 2013 年,我国农村成人高血压患病率呈明显的上升趋势:2004 ~ 2006 年为 18.94%,2007 ~ 2009 年为 21.24%,2010 ~ 2013 年为 26.68%。此外,我国北方地区农村成人高血压患病率高于南方地区,分别为 25.76% 和 19.30%。李乐之等的结果高于最近一次即 2002 年的全国性调查得出的全国高血压患病率(18%),

甚至高于城市居民高血压患病率(21.5%)。现阶段我国农村高血压的发病已达流行程度,并仍在持续增长,迫切需要制订农村地区高血压的筛查和治疗指南。

3. 小学生限盐宣教,可降低成人高血压水平

大量研究证实减少食盐摄入能够降低血压和降低心血管疾病风险,限盐是效价比最高的心血管疾病预防手段之一,然而多数限盐教育计划都未取得良好效果,改变人群饮食习惯难度很大。

School-EduSalt 研究[14]采取了全新的限盐宣教方式,探索了对在校学生进行限盐宣教对减少家庭食盐摄入的作用。研究采取群组随机设计,选取了中国北部山西省长治市的 28 所初级中学的 279 名五年级学生(平均年龄 10.1 岁),干预组的学生在校期间接受限盐相关宣教,再由学生向家庭成员进行限盐宣教,干预时间为一学期(约 3.5 个月)。研究结果发现,干预组的食盐摄入量较对照组明显下降(1.9g/d,下降 27%),成人收缩压明显下降。充分说明对在校儿童进行减盐、限盐教育这一创新性限盐宣教方式的可行性和有效性,同时该研究结果为在更广范围内推广限盐宣教提供了创新性途径,值得推广。

4. 降压治疗同时补充叶酸可显著降低首次卒中风险

北京大学霍勇教授等发布于《美国医学会杂志》(JAMA)的 CSPPT 研究,对 2 万余例中国高血压患者平均 4.5 年的随访显示,降压治疗同时补充叶酸可以显著降低首次卒中的风险。该研究为中国脑卒中一级预防研究(The China Stroke Primary Prevention Trial,CSPPT),是世界上首次针对高血压患者补充叶酸预防卒中的大规模、随机、对照研究。研究团队 2008 ~ 2013 年,从江苏省和安徽省的 32 个社区入选 20 702 例高血压患者。对患者进行基因型检测,并随机进入单纯依那普利治疗组和依那普利 10mg+叶酸 0.8mg 合剂组。经过 4.5 年的随访,研究显示,尽管两组血压控制相当,依那普利+叶酸合剂组的首发脑卒中发生率显著低于单纯使用依那普利组,叶酸合剂组心血管复合事件的发生率也更低。CSPPT 研究首次证实,中国高血压患者降压治疗同时补充叶酸具有更理想的卒中预防效果。

(二) 新理念、新模式

1. 我国建立心血管疾病大数据平台

心血管领域可以通过建立心血管疾病预测、预警与预后判断模型,利用大数据平台将数据预处理后,通过数据挖掘算法对大数据进行挖掘应用,从而实现包括临床实效研究、卫生经济学研究、医疗政策研究及临床流行病学研究等多种目的。为此,首都医科大学附属北京安贞医院牵头开展一项"心血管疾病大数据平台构建和

应用研究"的 863 项目,计划在 2015~2017 年通过北京安贞医院、国家中心网络单位及陕西、辽宁、吉林、河北、广东等省合作单位作为主数据源,建立心血管疾病医疗质量控制、提高、管理体系;开展比较效果研究,优化临床诊疗技术与流程;建立心血管疾病的预测、预警与预后判断模型;建立心血管疾病诊治基本决策支持系统(CDSS)。

2. 移动医疗助力心血管疾病预防

近年来移动技术迅猛发展,移动电话成本降低功能却越来越强,因而获得普及走进了千家万户,移动医疗借助移动电话普及之势,获得了难得的发展空间,尤其在边远地区的心血管疾病预防领域。乔治全球健康研究院在中国西藏和印度 Haryana 地区开展了一项名为 SimCard 的研究[15],旨在开发和评估简化心血管治疗项目,这一项目由社区卫生工作人员在智能手机支持的电子决策支持系统指导下实施,在 47 个村(27 个位于中国,20 个位于印度)进行群组随机,纳入了 2086 名心血管疾病高危受试者,干预组村医指导受试者接受 2 种药物(降压药物和阿司匹林)和 2 种生活方式干预(戒烟和限盐),干预组的村医通过智能手机的应用程序获取药物和生活方式干预措施指导。研究结果发现,干预组中干预前后的高血压药物使用增长率比对照组高 25%,阿司匹林应用率和收缩压下降程度也更好。该研究表明在中国和印度边远地区简化心血管治疗项目能够有效地改善医疗质量和患者的临床预后。移动医疗在心血管疾病防治领域的作用和发展潜力可见一斑,值得进一步研究和推广。

3. 我国 STEMI 诊治 10 年变化趋势

为缓解日益加重的心血管疾病负担,我国于 2012 年开始组织实施"冠心病医疗结果评价和临床转化研究"(China Patient-centered Evaluative Assessment of Cardiac Events,ChinaPEACE)。旨在全面反映我国城乡和地域间冠心病救治的实际状况,提供可靠、客观的数据帮助制订适合国情的疾病防治政策方针、行业诊疗指南和临床路径。2014 年 6 月《柳叶刀》杂志在线发表了 ChinaPEACE 的第一阶段研究成果。研究回顾性选取了来自全国 31 个地区 162 家城市和农村医院的 12 264 名 ST 段抬高型心肌梗死(STEMI)患者,对其治疗方式、手术及预后进行分析。该研究的核心结果显示,2001~2011 年全国 STEMI 住院率仍在不断上升,患者危险因素、治疗和检查强度均有所提升,但仍存在诸多环节需要改善,尤其是再灌注治疗总体情况令人担忧,虽然急诊 PCI 使用率由 2001 年的 10.2% 升至 2011 年的 27.6%,但溶栓治疗却从 45.0% 降到了 27.4%,因而再灌注治疗率 10 年间并无明显变化。各相关部门和机构应共同紧密合作,采取多种综合措施,改善我国 STEMI 患者的管理和预后。

4. 临床路径在 ACS 中应用的相关研究

临床路径管理是公立医院改革的核心内容,我国自 2009 年 12 个月在全国范围内展开临床路径管理试点工作。但是关于临床路径有效性的研究多为观察性研究,随机对照研究较少。北京阜外医院高润霖教授领导的 CPACS-2 研究[16]是一项随机对照试验,研究了以临床路径为主要干预措施的医疗质量提高行动对提高急性冠状动脉综合征的有效性。该研究纳入了 15 141 名来自 70 个二级或三级医院的 ACS 患者,随机对照分为两组(A 组和 B 组)。A 组给予早期临床路径治疗,B 组于 12 个月后给予临床路径治疗,最终进行关键绩效指标对比。研究结果提示:在中国的医院中,对 ACS 的治疗应用临床路径与应用传统路径相比,临床路径的使用可以增加 ACS 二级预防治疗的作用,但效果是有限的。提示提高我国急性冠脉综合征的治疗质量的措施还需更多探索性的尝试。

5. 急性心肌梗死直接 PCI 治疗予以比伐卢定可降低术后不良事件发生率

急性心肌梗死患者接受直接 PCI 抗凝治疗最优方案一直存在争议。沈阳军区总医院韩雅玲院士等发布于《美国医学会杂志》的大型随机对照 BRIGHT 研究纳入了中国 82 个中心的 2914 名接受直接 PCI 的急性心肌梗死患者,随机分为 PCI 术后 3 小时给予比伐卢定组、仅给予肝素组、PCI 术后给予肝素+替罗非班组。研究结果发现,与单用肝素组、术后给予肝素+替罗非班组相比,PCI 术后 3 小时给予比伐卢定能够减少术后 30 天的净不良事件发生率,主要由于比伐卢定组出血事件更少,而三组之间的心脑血管不良事件、支架内血栓事件发生率相当。BRIGHT 研究结果不仅提供了中国急性心肌梗死人群应用比伐卢定的有效性和安全性数据,而且为解决急性心肌梗死治疗中的抗凝难题提供了新的证据。

(三) 新技术、新指标

1. 中国成功自主研发全球首款药物"靶向"洗脱支架

2014 年 3 月 21 日,上海微创医疗器械(集团)有限公司透露,经过 8 年的自主创新和研发,其自主研发的第三代药物支架 Firehawk 冠脉西罗莫司靶向洗脱支架系统(火鹰)已获得国家食品药品监督管理总局的上市批准,成为全球唯一的药物"靶向"洗脱支架系统,实现了我国本土企业在国际心血管疾病治疗领域的重大技术突破。此次研发上市的靶向洗脱是一种创新性极强的新概念药物支架,在保证等效的前提下,采用尽可能降低用药量的全新设计理念,利用靶向技术大幅提高了药物利用率,使药物支架的安全性和有效性在更高水平上得到兼顾。临床验证表明其有效性及安全性达到国际先进水平。

2. 泛素连接酶 E3：诊断急性心肌梗死的新指标

我国的一项多中心研究[23]显示，循环中心脏特异性 E3 连接酶 Rnf207 或可成为一种早期诊断急性心肌梗死（AMI）的新型预测因子。该研究由首都医科大学附属安贞医院、大连医科大学第一附属医院等多家医院合作完成。研究者首先在小鼠心脏组织中利用微阵列和实时聚合酶链反应筛选和验证 E3 连接酶的表达，选出 6 种 E3 连接酶进行深入研究结果证实，与健康人或无 AMI 者比较，AMI 患者中血浆 Rnf207 水平显著增高，浓度变化的时间窗与 AMI 鼠相似。同时测定心肌肌钙蛋白 I 水平并绘制 ROC 曲线显示，与传统的生物标志物心肌肌钙蛋白 I 相比，Rnf207 诊断 AMI 有着相似的敏感性和特异性。该研究结果提示，E3 连接酶 Rnf207 可能成为一种敏感的诊断急性心肌梗死的新型生物标志物。

3. 心力衰竭治疗新技术，"降落伞"手术安全有效

经导管心室隔离成形术（TVPR）是近年来兴起的心力衰竭治疗新策略，是一种微创的经导管指引，于左心室植入心室隔离装置——"降落伞"（parachute），使心室减容和心尖部成形的新技术。CIT2015 上，高润霖院士报告了 PARACHUTE China 研究，初步展示了国人应用 TVPR 的安全性和有效性。PARACHUTE China 研究，共纳入 10 家医疗中心的 29 例大面积前壁心肌梗死后伴有室壁瘤形成的患者，并行 TVPR。其 3 个月随访结果显示，受试者左心室舒张末容积指数显著降低，左心室射血分数和生活质量明显改善。初步证实 TVPR 手术的有效性和安全性，但研究规模较小且随访期偏短，尚需大规模长期随访研究证实。

四、北京最新研究进展

（一）北京市史上最严禁烟令开始实施

目前，烟草危害是当今世界最严重的公共卫生问题之一。吸烟是导致肿瘤、心血管等慢性疾病高发的重要因素。北京市实际吸烟人数从 1996 年的 267 万人，上升到 2014 年的 419 万人，烟草使用对我市居民的健康产生了严重的影响，2014 年 11 月 28 日，北京市第十四届人大常委会第十五次会议表决通过了《北京市控制吸烟条例》，自 2015 年 6 月 1 日开始实施。条例规定强调所有室内公共场所、工作场所和公共交通工具内全面禁止吸烟；幼儿园、中小学校、少年宫、儿童福利机构、妇幼保健机构、儿童医院等重点场所的室外区域禁止吸烟。该条例被称为史上"最严控烟令"，希望能够控制北京市烟草的流行，减少烟草的使用，降低吸烟率。

(二) 北京市心血管大数据平台建立

目前,北京地区已经形成大量的心血管健康数据,所有北京市医院住院患者信息均上报至北京公共卫生中心,所有死亡患者均有死因监测记录,部分医院已经实现临床病例电子化、医疗保险数据也经随机抽样进行上报,但这些数据源目前均为孤立的,在此背景下,北京安贞医院计划开展"北京市心血管疾病防控大数据平台建设与应用示范"研究,并获得北京市科委重大项目资助。该项目将利用已有的心血管数据资源,建设包括数据源管理平台、数据融合平台和大数据应用平台的北京市心血管疾病防控大数据平台。并探讨该平台的长期运营和持续改进机制,实现临床资料、死因监测、医疗保险、环境与社会数据等数据资源间的互访和交流。北京地区心血管疾病防控大数据平台的建立将为北京市心血管疾病防控和心血管病临床研究提供可持续性支撑,为开展高质量的心血管疾病临床研究提供重要的数据来源,为开展有效的心血管疾病预防和治疗工作提供数据支撑,具有极为重要的现实意义。

(三) 房颤术式,惊艳国际

持续性心房颤动(房颤)是射频消融的难点,具有窦律维持率低和房颤复发率高的特点。目前世界上多数中心倾向于多种消融策略联合的逐步消融。但是,该术式由于操作复杂,手术和透视时间较长,有增加并发症的风险,而且该术式对术者要求较高,难以推广普及。我国北京市安贞医院房颤中心团队经过多年的探索和潜心的研究,建立了"2C3L"消融方法,并进行了一项随机对照研究[24],已在线发表在 2015 年 *Europace* 杂志上。该研究结果显示"2C3L"组患者在未服用任何抗心律失常药物的情况下,与分步消融组相比,长期疗效与逐步消融并无差异,同时该研究显示"2C3L"组患者手术、透视和消融时间显著缩短,提示手术效率更高。2015 年 1 月 9 日北京安贞医院"2C3L"导管消融术受邀在美国波士顿国际房颤年会进行现场转播,代表着学术水平已经达到国际先进水平,得到学术界的充分认可。

(四) 冠状动脉搭桥术后长期应用 β 受体阻滞剂可带来生存获益

由国家心血管病中心阜外医院郑哲研究团队开展的一项关于冠状动脉旁路移植术(简称搭桥手术)后长期服用 β 受体阻滞剂治疗效果的大规模观察性研究,在线发表于国际心血管领域的顶级杂志《循环》[25]。研究发现,搭桥手术后坚持服用 β 受体阻滞剂能够有效降低远期死亡率和不良心脑血管事件的发生率,肯定了 β 受体阻滞剂冠心病再血管化治疗后作为二级预防药物的有效性。该项研究的发表为国际上 β 受体阻滞剂的临床应用提供了第一手的客观证据和参考。研究由国家

"十二五"科技支撑计划资助,首次系统性评价了搭桥手术后不同 β 受体阻滞剂治疗方式对临床预后的影响,开创性地将医生医嘱表现和患者依从性进行了综合衡量。得到的结论是术后长期 β 受体阻滞剂治疗能为搭桥患者带来生存获益。

(五) HDL 颗粒胆固醇过载与动脉粥样硬化风险独立相关

首都医科大学附属北京安贞医院赵冬教授等发表于《美国心脏病学会杂志》的一项队列研究,首次报道了高密度脂蛋白颗粒(HDL-P)胆固醇过载与颈动脉粥样硬化的关系。该研究共纳入 930 例 45~75 岁受试者,按照单个高密度脂蛋白颗粒中胆固醇分子数(HDL-C/P)由低至高分为 6 组。随访 5 年后发现,基线 HDL-C/P 与颈动脉粥样硬化进展显著相关。其中,HDL-C/P 最高组受试者的颈动脉粥样硬化进展人数是 HDL-C/P 最低组的 1.56 倍。此外,在入组时没有颈动脉斑块的受试者中,HDL-C/P 水平属于最高组的受试者的总斑块面积(TPA)比最低组大 $9.4mm^2$。研究结果提示 HDL 颗粒胆固醇过载与动脉粥样硬化风险独立正相关,HDL-P 数量及胆固醇含量联合决定了 HDL 的抗动脉粥样硬化功能,为部分临床研究中血浆 HDL-C 水平升高后受试者未能获益的问题提供了全新的解答。这一发现同时为进一步降低动脉粥样硬化性心脏病发病率上指明了方向,不再单独关注增加 HDL 含量,升高 HDL-C 水平,应同时降低胆固醇过载的高密度脂蛋白颗粒水平。

(马长生　杜　昕　李　超　李彦明　李　杰　夏时俊

常三帅　白　涛　范祥明　甘辉立　李　晖　林　运

杜　杰　左惠娟　王锦纹　郭　俊　刘旭霞　苏江莲)

参 考 文 献

1　American Heart Association Statistics Committee, Stroke Statistics Subcommittee. Heart disease and stroke statistics—2015 update:a report from the American Heart Association. Circulation,2015,131(4):e29-322.

2　Krumholz HM,Normand SL,Wang Y. Trends in hospitalizations and outcomes for acute cardiovascular disease and stroke,1999-2011. Circulation,2014,130(12):966-975.

3　Liu S. ,Ducas RA,Hiebert B,et al. How cold is too cold:the effect of seasonal temperature variation on risk of STEMI. European Heart Journal,2015,36(Abstract Supplement):709-710

4　Bruno RM,Di Lascio N,Faita F,et al. Environmental exposure to beta-hexachlorocyclohexane is associated with higher systolic blood. Environ Int. 2013,59:282-289.

5　Argacha JF,Collart P,Kayaert P,et al. Particulate matter and NO_2 air pollution trigger ST-elevation myocardial infarction:a case cross over study of the Belgian STEMI registry. European Heart Journal,2015,36(Abstract Supplement):710.

6　Swinburn TK,Hammer MS,Neitzel RL. Valuing Quiet:An economic assessment of U. S. environmental noise as a cardiovascular health hazard. Am J Prev Med,2015,49(3):345-353.

7 Kälsch H, Hennig F, Moebus S, et al. Are air pollution and traffic noise independently associated with atherosclerosis: the Heinz Nixdorf Recall Study. Eur Heart J, 2014, 35(13): 853-860

8 FDA. http://www. fda. gov/NewsEvents/Newsroom/PressAnnouncements/ucm451237. htm

9 Saku K, Suematsu Y, Zhang B, et al. Carbonated beverages are associated with out-of-hospital cardiac arrests of cardiac origin: from the All-Japan Utstein Registry. European Heart Journal, 2015, 36(Abstract Supplement)

10 Beratarrechea A1, Lee AG, Willner JM, et al. The impact of mobile health interventions on chronic disease outcomes in developing countries: a systematic review. Telemed J E Health. 2014 20(1): 75-82.

11 Chung SC, Gedeborg R, Nicholas O, et al. Acute myocardial infarction: a comparison of short-term survival in national outcome registries in Sweden and the UK. Lancet, 2014, 383(9925): 1305-1312.

12 McMurray JJ, Packer M, Desai AS, et al. Angiotensin-Neprilysin Inhibition versus Enalapril in Heart Failure. N Engl J Med, 2014, 371(11): 993-1004.

12 Azizi M, Sapoval M, Gosse P, et al. Optimum and stepped care standardised antihypertensive treatment with or without renal denervation for resistant hypertension(DENERHTN): a multicentre, open-label, randomised controlled trial. Lancet, 2015, pii: S0140-6736(14)61942-5.

13 Burke MC, Gold MR, Knight BP, et al. Safety and Efficacy of the Totally Subcutaneous Implantable Defibrillator: 2-Year Results From a Pooled Analysis of the IDE Study and EFFORTLESS Registry. J Am Coll Cardiol, 2015, 65(16): 1605-1615.

14 He FJ, Wu Y, Feng XX, et al. School based education programme to reduce salt intake in children and their families(School-EduSalt): cluster randomised controlled trial. BMJ, 2015, 350: h770.

15 Tian M, Ajay VS, Dunzhu D, et al. A Cluster-Randomized, Controlled Trial of a Simplified Multifaceted Management Program for Individuals at High Cardiovascular Risk(SimCard Trial) in Rural Tibet, China, and Haryana, India. Circulation, 2015, 132(9): 815-824

16 Li S, Wu Y, Du X, et al. Rational and design of a stepped-wedge cluster randomized trial evaluating quality improvement initiative for reducing cardiovascular events among patients with acute coronary syndromes in resource-constrained hospitals in China. Am Heart J, 2015, 169(3): 349-355.

17 Han QY, Wang HX, Liu XH, et al. Circulating E3 ligases are novel and sensitive biomarkers for diagnosis of acute myocardial infarction. Clin Sci, 2015, 128(11): 751-760.

18 Dong JZ, Sang CH, Yu RH, et al. Prospective randomized comparison between a fixed '2C3L' approach vs. stepwise approach for catheter ablation of persistent atrial fibrillation. Europace, 2015, pii: euv067.

19 Heng Z, Xin Y, Haibo Z, et al. Efficacy of chronic β-blocker therapy for secondary prevention on long-term outcomes after coronary artery bypass grafting surgery. Circulation, 2015, 131(25): 2194-2201.

20 Qi Y, Fan J, Liu J, et al. Cholesterol-overloaded HDL particles are independently associated with progression of carotid atherosclerosis in a cardiovascular disease-free population: a community-based cohort study. J Am Coll Cardiol, 2015, 65(4): 355-363.

第7章 脑血管病领域国内外研究进展

一、最新流行概况

脑血管病作为我国居民死亡和成人致残的首要病因,其发病率、致残率、死亡率、复发率居高不下,给我国社会经济造成沉重负担。2013 年 *The Lancet* 杂志公布的中国数据显示,我国每年约有 170 万人死于脑血管病,年龄标化死亡率为每 10 万人中126.7 人[1]。脑梗死仍是最常见的脑血管病类型,约占全部脑血管病的 66.3%[2]。

我国研究者新近公布了中国居民短暂性脑缺血发作(TIA)、蛛网膜下隙出血、症状性颅内动脉狭窄等脑血管病流行病学数据,更新了我国脑血管病最新流行概况。2015年 *Neurology* 杂志公布的一项全国性、大样本量、横断面研究,共纳入了 98 658 例中国成人居民,年龄标准化 TIA 患病率是 2.27%,其中只有 16% 得到了诊断,根据调查,仅有3.08% 的中国成人具备 TIA 相关知识。在 TIA 患者中,仅有 5.02% 得到了治疗,而仅有4.07% 得到了指南推荐的治疗[3]。提示我国成人居民中 TIA 的患病率远高于估计,大多数 TIA 患者均未得到规范治疗。2013 年一项来自内蒙古的前瞻性研究显示,蛛网膜下隙出血粗年发病率为 6.2/10 万人(95% CI,5.4~7.0),男性为 4.3/10 万人(95% CI,3.3~5.2),女性为 8.2/10 万人(95% CI,6.9~9.6)。研究结果提示中国蛛网膜下隙出血的发病率较西方国家稍低,主要与吸烟、高血压及较差经济收入相关[4]。中国人群脑血管病病因的流行病学研究有重要发现,一项全国多中心大样本的前瞻性研究调查了中国症状性颅内动脉粥样硬化狭窄和闭塞的患病率和结局,在中国 22 家医院中共连续纳入 2864 例发生脑缺血 7d 以内的患者,所有患者进行 MRA 检查并测量颅内主要动脉的直径,发现颅内动脉粥样硬化的患病率高达 46.6%。分析显示随狭窄程度和危险因素数量增加,卒中复发率升高,颅内动脉完全闭塞并有 3 个或以上的其他危险因素的患者其卒中复发风险最高(图7)。本研究表明,与西方人不同,颅内动脉粥样硬化狭窄是中国脑血管病患者最常见的病因[5]。性别差异对卒中发病率的长期趋势的影响鲜有报道,一项研究探讨了 1992~2012 年中国天津农村地区卒中发病率和死亡率的性别差异,首发卒中每 100 000 人年:男性为 166(1992~1998 年),227(1999~2005 年),376(2006~2012 年);女性为 86(1992~1998 年),148(1999~2005 年),264(2006~2012 年)。1992~2012 年,年增长率为男性 5.8%,女性为 8.0%。男性/女性发病率值明显下降:1.9(1992~1998 年),1.5(1999~2005 年),1.4(2006~2012 年)。研究显示在过去的 21 年中,中国农村地区女性年卒中首次发病率明显增加,男性/女发病率值呈下降趋势,提示在中国未来几十年中卒中将成为影响女性的重大疾病[6]。

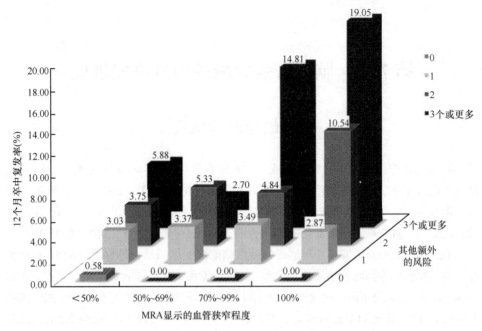

图7 随狭窄程度和危险因素数量增加,卒中复发率的趋势

二、国际最新研究进展

2014～2015 年,国际脑血管病研究领域在急性缺血性卒中血管内治疗、隐源性卒中的病因识别、蛛网膜下隙出血治疗、脑出血治疗等方面均有重要研究进展。

(一) 缺血性卒中急性期血管内再通治疗

2015 年国际卒中大会(ISC 2015)于 2 月 11～13 日在美国纳什维尔举行,缺血性卒中急性期血管内再通治疗毫无悬念地成为 ISC 2015 最大热点。突出报道的 ESCAPE、EXTEND-IA、SWIFTPRIME 三项研究以及 2014 年世界卒中学会大会(WSO 2014)上公布结果的 MR CLEAN 研究取得重大进展。这 4 项随机对照多中心研究无一例外的阳性结果均显示对于急性前循环梗死伴有近段大血管闭塞的患者,血管内治疗可显著改善预后,每治疗 3～4 人就有 1 人可获得独立生活能力,并降低死亡率。因此,对于急性前循环梗死伴有近段大血管闭塞的患者,在静脉溶栓的基础上应用支架取栓装置进行血管内治疗将成为主流治疗方式。

(1) ESCAPE 研究:共纳入加拿大(11 家)、美国(6 家)、韩国(3 家)、英国(1 家)和爱尔兰(1 家)的 22 家中心。受试者被随机分为标准内科治疗组和标准内科治疗+血管内治疗组。入组患者若符合静脉 t-PA 溶栓,则首先行 t-PA 溶栓直接入组,避免之前研究中出现的时间延误问题。该研究对影像评估的要求是小梗死灶、近端颅内动脉闭塞经 CT 及血管造影(CTA)评估有较好的侧支循环。该研究的关键在于 2 个时间点的控制,即从行 CT 检查到股动脉穿刺 60min、到第 1 次再通 90min。结果显示,快速血管内治疗可明显改善急性缺血性卒中功能预后并使死亡率减半[7]。

(2) EXTEND-IA 研究:研究目的是观察使用先进的影像学选择病例技术、新取栓装置和尽早干预是否会改善患者预后。2012 年 8 月~2014 年 8 月,共有 10 家(澳大利亚 9 家,新西兰 1 家)研究中心入组了 70 例患者(每组 35 例),随机分为标准内科组和血管内支架取栓组。该研究强调术前影像学评估,基于 CT 灌注成像,所有入组患者颈内动脉或大脑中动脉都有闭塞、且核心梗死体积小于 70ml。研究结果显示,支架取栓组 100% 接受了治疗,而阿替普酶单一治疗组中有 37% 的患者在 24h 内接受了再灌注治疗;支架取栓组 24h 内再灌注 90% 及以上的患者比例为 89% ,阿替普酶单一治疗为 34% ;支架取栓组 71% 的患者 90 天随访得到良好预后,而阿替普酶单一治疗组这一比例只有 40% 。两组间死亡或症状性颅内出血发生率无显著差异。该结果提示,血管内支架取栓能够显著改善急性缺血性卒中患者预后[8]。

(3) SWIFTPRIME 研究:从 2012 年 11 月 27 日~2015 年 1 月 27 日共入组 196 例患者。试验表明,在急性缺血性卒中患者中,对大血管前循环闭塞者给予溶栓治疗和 Solitaire 支架取栓术治疗可减少 3 个月时卒中致残率并增加患者存活率和功能独立性。与 ESCAPE 和 EXTEND-IA 研究结果相似,SWIFT PRIME 研究从成像到腹股沟穿刺仅用时 58min,从影像学评估完成到第一次取栓平均时间为 87min,从症状发作至第一次取栓平均用时 252min,完成了快速灌注[9]。

(4) MR CLEAN 研究:是一项多中心、前瞻性、随机、开放性血管内治疗缺血性卒中的研究,入组标准是发病 6h 内的急性缺血性前循环卒中患者、NIHSS≥2 分、年龄≥18 岁。结果显示,急性缺血性卒中患者在发病 6h 内(大多数经过静脉 t-PA 溶栓治疗)血管内治疗安全有效。该研究提示人们,对急性缺血性卒中患者,仍优先考虑进行静脉 t-PA 溶栓治疗;若溶栓效果不好,在 6h 时间窗内的前循环梗死患者还可进行血管内再通治疗[10,11]。

(二) 缺血性卒中院前溶栓治疗取得新进展

一项全新技术被称为移动卒中单元(stroke emergency mobile unit,STEMO),STEMO 把静脉溶栓所需的全部检查和治疗设备(包括 CT)装在救护车上,一旦患者呼救,这辆被称为 STEMO 的救护车直接开到现场,如果移动 CT 没有发现脑出血,就可以在救护车上直接开展溶栓治疗,以避免传统治疗模式的延误。2014 年 *JAMA* 杂志上发表了在德国柏林进行的卒中院前急性治疗和医疗护理优化研究

（the prehospital acute neurologicaltreatment and optimization of medicalcare in stroke study，PHANTOM-S）。PHANTOM-S 是随机、开放标签的临床试验，在 STEMO 组，共收治 3213 例急性卒中患者，其中 1804 例患者接受了 STEMO 治疗；在对照组共收治 2969 例急性卒中患者。STEMO 组溶栓率是 29%，接受 STEMO 治疗的患者溶栓率是 33%，对照组溶栓率是 21%，分别相差 8% 和 12%（$P < 0.001$）。使用 STEMO 不增加脑出血和 7d 死亡的比例。PHANTOM-S 提示与常规治疗相比，救护车上溶栓治疗可以减少治疗时间，且不增加不良事件。同年发表了 PHANTOM-S "黄金小时"的亚组分析[12]，显示 STEMO 的应用增加了患者在"黄金小时"内接受溶栓治疗的比例。"黄金小时"内溶栓治疗不增加患者安全性方面的风险，且短期预后更为理想。德国 PHANTOM-S 之后，全球对 STEMO 给予极高的期望，各国都投入研究推动这一治疗模式的推广和普及。相信不久的将来，这一更为快速的救治模式很快会得到普及。

（三）隐源性卒中的病因识别取得进展

2014 年发表了两项大规模临床研究。一项来自加拿大的长时程动态心电监测，可改进隐源性卒中患者心房颤动的诊断和治疗研究——脑梗死后心房颤动监测（event monitor belt for recording atrial fibrillation after a cerebral ischemic event，EMBRACE）研究[13]，目的是以常规动态心电监测未发现心房颤动的近期隐源性缺血性卒中或 TIA 患者为研究人群，比较 30d 心电监测和重复 24h 动态心电监测对阵发性心房颤动的检出率。研究最终纳入 572 例患者，EMBRACE 结果发现，每 6 个年龄≥55 岁的隐源性卒中或 TIA 患者中就有 1 个合并阵发性心房颤动，年龄超过 75 岁该比例是 1/5。卒中/TIA 后 1 个或 2 个动态心电检测不足以筛查阵发性心房颤动，长时间连续监测 30d 心电是可行的，可提高 30d 心房颤动检出率，使抗凝药物应用比例提高。

另一项研究是来自意大利 Catholic 大学心脏病研究所的 Tommaso Sanna 教授牵头的隐源性卒中与潜在心房颤动研究（CRY ptogenic stroke and underlying atriaL fibrillation，CRYSTAL-AF）[14]，其主要目的是判断使用植入式心脏监测长期监测心脏策略在隐源性卒中患者发现心房颤动是否优于常规监测。选择 40 岁以上隐源性卒中和 TIA 患者 441 例，其中 221 例使用植入式心电记录（REVEAL XT），另外 220 例患者使用常规心电记录。研究 6 个月时，植入心电记录组发现心房颤动率 8.9%，常规对照组为 1.4%，两组具有显著差别［危险比（harzard ratio，HR）6.4，95% CI，1.9~21.7，$P<0.001$］。心房颤动的识别随着时间而增加，到 36 个月植入心电记录组发现心房颤动率为 30%，而对照组只有 3%。对于发现心房颤动的患者，89% 被医生给予了口服抗凝剂治疗。该研究提示对于隐源性卒中应该进行长时间心电监测。

(四)老年重型缺血性卒中的大骨瓣减压术治疗新进展

2014 年发表了针对伴重度大脑中动脉闭塞的老年患者行大骨瓣减压术的研究——DESTINY II[15]。DESTINY II共纳入 112 例发病在48h 内、年龄超过 60 岁(平均 70 岁)的恶性大脑中动脉闭塞的患者,随机分为大骨瓣减压术组和对照组,主要终点是随访 0 ~ 6 个月无严重残疾(mRS 0 ~ 4 分)生存。结果显示,大骨瓣减压术组无严重残疾生存的患者为 38%,对照组为 18%(OR = 2.91,95% CI 1.06 ~ 7.49,P = 0.04)。手术治疗组患者死亡率(33%)显著低于对照组(70%)。DESTINY II试验提示,对于 61 岁以上的重度大脑中动脉闭塞的患者,大骨瓣减压术能增加患者无严重残疾的生存率,但是大多数生存的患者术后将需要很大程度上的身体照料。

(五)血管内弹簧圈与外科夹闭治疗破裂动脉瘤的结局比较

血管内弹簧圈与外科夹闭治疗破裂动脉瘤的结局比较_ENREF_16 研究 1 年随访发现,动脉瘤弹簧圈比夹闭能够降低死亡和依赖的比例,但是中期随访发现弹簧圈组患者目标动脉瘤需要再次治疗的人数增加。2015 年 2 月 *The Lancet* 上发表了国际蛛网膜下隙动脉瘤试验(ISAT)长期(18 年)随访结果,血管内弹簧圈比外科夹闭治疗破裂动脉瘤的远期死亡风险显著下降[16]。

(六)脑出血患者应用他汀类药物治疗的研究进展

临床实践中一直担心有脑出血病史的患者使用他汀类药物的安全性。2014 年报告了根据北加州恺撒(Kaiser)保险数据库的回顾性队列研究[17],这个数据库共包括 3481 例急性脑出血的患者,其中使用他汀类药物患者 1194 例,未使用他汀类药物患者 2287 例。结果发现,使用他汀类药物的脑出血患者生存机会远远高于未用他汀类药物的患者(OR = 4.25,95% CI 3.46 ~ 5.23,P<0.001),使用他汀类药物的患者出院回家或者转到急性康复机构的机会也高于未用他汀类药物的患者(OR = 2.57,95% CI 2.16 ~ 3.0 6,P<0.0 01)。中止他汀类药物治疗患者 30d 生存机会低于使用他汀类药物的患者(OR = 0.16,95% CI 0.12 ~ 0.21,P<0.001),出院回家或转入急性康复机构的机会也少于不用他汀类药物的患者(OR = 0.26,95% CI 0.20 ~ 0.35,P<0.001)。该研究提示,脑出血后住院患者使用他汀类药物可以改善预后,停用他汀类药物恶化预后。

三、国内最新研究进展

2014 ~ 2015 年,我国在脑血管病危险因素、病因探索、治疗、预防等领域不断进行研究探索,取得了一系列重要研究进展。

（一）高血压正常高值增加卒中风险

2014 年 *Neurology* 杂志发表了一项来自中国的研究,合并了 19 个前瞻性队列研究的 762 393 名参与者数据信息,与理想血压相比(<120/80mmHg),高血压正常高值增加卒中风险(RR=1.66;95% CI 1.51~1.81)。低区间的高血压正常高值(120~129/80~84mmHg)也可使卒中风险增高(RR=1.44;95% CI 1.27~1.63),而高区间的高血压正常高值(130~139/85~89mmHg)则使卒中风险更高(RR=1.95;95% CI 1.73~2.21)。高区间的高血压正常高值比低区间 RR 更高($p<0.001$)。调整多重血管危险因素后,高血压正常高值与卒中发病率相关[18]。

（二）我国学者发现 β-分泌酶（BACE1）在脑淀粉样血管病发病机制中起作用

研究者从死后快速尸检的病理标本中,对 9 例病理明确诊断的脑淀粉样血管病(CAA)和 10 例年龄匹配的对照的软脑膜和皮层血管进行了分子、细胞生物和免疫组化学的研究。研究发现软脑膜和皮层血管均可表达 β-分泌酶(BACE1),并且 CAA 患者软脑膜血管壁上 BACE1 的蛋白表达和活性明显增高,而内皮细胞紧密连接蛋白表达明显下降,提示存在血脑屏障破坏。体外实验显示内皮细胞过表达 BACE1 可引起内皮细胞的紧密连接表达下降,提示 BACE1 在 CAA 及其相关性脑出血的发病机制中发挥重要作用[19]。

（三）早期强化降压对急性缺血性脑卒中预后无益——CATIS 研究

中国急性缺血性脑卒中降压试验(CATIS)是一项单盲、终点双盲的随机临床试验,从 2009 年 8 月至 2013 年 5 月在中国 26 所医院招募 4071 位发生急性缺血性脑卒中时 48h 未溶栓且收缩压升高的患者。患者($n=2038$)被随机分配接受抗高血压治疗(在随机分配后 24h 内,降压目标为降低 10%~25% 的收缩压,7d 内降压目标为低于 140/90mm Hg,并在住院期间维持这一水平)。而对照组患者($n=2033$)在住院期间不接受任何抗高血压治疗。研究结果显示缺血性脑卒中急性期,早期强化抗高血压治疗与未经抗高血压治疗对于患者预后并无差异,并不能减少患者在 14d 内或出院时的死亡率和重大残疾率[20]。结果发表于 *Jama* 杂志。

（四）中国脑梗死患者标准剂量及低剂量 rt-PA 静脉溶栓有效性和安全性分析

TIMS-CHINA 的数据显示,对于中国人群来说,0.9mg/kg 应该是急性缺血性卒中 rt-PA 溶栓治疗的最佳剂量。在 TIMS-CHINA 登记的 919 例 4.5h 内溶栓的脑梗死患者中,低剂量 0.5~0.7mg/kg 组与 0.85~0.95mg/kg 组相比,在 90d 获得良好预后的比例明显下降(41.89% vs. 53.83% ;OR=0.58;P=0.031)。研究提示:与低剂量相比,采用标准剂量的静脉溶栓治疗并不增加症状性颅内出血和死亡的风险,相反可以提高患者获得良好预后的比例。0.9mg/kg 应该是中国人群急性缺血性卒中 rt-PA 溶栓治疗的最佳剂量[21]。

(五) 小卒中/TIA 急性期中低剂量阿司匹林联合氯吡格雷治疗(CHANCE)研究

CHANCE 研究在 2015 年 *Circulation* 杂志上公布了发病后 1 年结局数据,结果显示对于急性小卒中和高危短暂性脑缺血 24h 入院患者,氯吡格雷联合阿司匹林治疗 21d,之后单用氯吡格雷 90d 的治疗策略具有长期获益。在随访 1 年时,氯吡格雷+阿司匹林组的卒中发生率为 10.6%,低于单用阿司匹林组的 14%,而且两者中重度出血发生率相似(0.3% vs. 0.4%),无显著差异[22]。

(六) 在中国开展的基于指南的规范缺血性卒中二级预防项目取得进展

由北京协和医院牵头的一项旨在改进缺血性卒中二级预防质量的全国多中心、区组随机对照研究,共 47 家医院参加,其中 23 家为规范治疗组,24 家为常规治疗组,规范治疗措施包括基于指南推荐的药物治疗方案和生活方式改进,采用书面材料和网络教育形式进行缺血性卒中二级预防健康宣教。研究结果显示出院 12 个月时,规范治疗组(SMART 组)患者对他汀类药物的依从性显著高于常规治疗组(56% vs. 33% ;P=0.006),但两组在抗血小板药物(81% vs. 75% ;P=0.088)、降压药物(67% vs. 69% ;P=0.661)和降糖药物(73% vs. 67% ;P=0.297)间没有显著差异。复合终点事件(新发缺血性卒中、出血性卒中、急性冠脉综合征和全因死亡)在两组间也没有显著性差异(3.56% vs. 3.59% ;P=0.921)。该研究结果提示在我国推行旨在改善缺血性卒中二级预防卒中依从性的干预是可行的,可在临床实践中进一步完善相关干预措施,也为在更大范围尤其是在基层医院推进卒中二级预防提供重要参考[23]。该研究结果发表在 2014 年 *Stroke* 杂志上。

(七) 设计并评价了颅内出血医院获得性肺炎的风险预测新量表

我国学者基于中国国家卒中登记数据库,设计了自发性颅内出血相关肺炎评分(ICH-APS)来预测自发性颅内出血(ICH)后的 SAP 风险。将患者随机分为推导组(60%)和确证组(40%),用推导组来得到肺炎的独立预测因素,确证组来验证评分系统。根据 SAP 的独立预测因素,建立了两个评分系统:ICH-APS-A(未纳入血肿体积测量,总分 23 分)和 ICH-APS-B(纳入血肿体积测量,总分 26 分)。推导组 16.4% ($n=2998$) 和确证组 17.7% ($n=2000$) 患者发生 SAP。ICH-APS-A 评分对推导组 (AUROC 0.75,95% CI 0.72 ~ 0.77) 和确证组 (AUROC 0.76,95% CI 0.71 ~ 0.79) SAP 有较好的辨识力。ICH-APS-A 对住院时间>48h 患者的敏感性 (AUROC 0.78,95% CI 0.75 ~ 0.81) 高于 <48h 的患者 (AUROC 0.64,95% CI 0.55 ~ 0.73)。ICH-APS-A 和 ICH-APS-B 对 ICH 后 SAP 的辨识和再分类没有显著差异。由此得到了自发性颅内出血医院获得性肺炎的风险预测新评分量表——ICH-APS 评分,该评分对自发性颅内出血后的卒中相关性肺炎有较好地预测价值,特别是对于住院时间>48h 的患者[24]。

(八) 验证了可以预测心源性和非心源性卒中患者临床结局的 THRIVE 评分

血管事件整体风险 (THRIVE) 评分是包括年龄、NIHSS 评分及慢性疾病等因素在内的评价系统,最初在 MERCI 试验中被用于预测接受血管内治疗的卒中患者的临床结局。此外,VISTA 试验证明了 THRIVE 评分也可用于接受 rt-PA 治疗的卒中患者的预后及出血转化风险。然而,THRIVE 是否可用于特定亚型缺血性卒中临床结局及出血转化的预测仍是未知的。我国学者验证了未接受溶栓治疗的心源性卒中患者和非心源性卒中患者的 THRIVE 评分与临床结局之间的关系。研究一共纳入了 505 位心源性卒中患者和 3374 位非心源性卒中患者,临床预后良好定义为 mRS 评分 0 ~ 2 分。根据 THRIVE 评分将患者分为 3 组:0 ~ 2 分组、3 ~ 5 分组和 6 ~ 9 分组,比较 3 组患者入院 3 个月后临床结局和出血转化发生的差异。THRIVE 评分越高,患者获得良好临床结局的概率越低,而死亡率和出血转化风险越高。THRIVE 评分增高与不良临床预后(心源性卒中:比值比 0.59;95% 置信区间,0.51 ~ 0.67;非心源性卒中:比值比 0.53;95% 置信区间,0.49 ~ 0.57)、死亡率升高(心源性卒中:比值比 1.48;95% 置信区间,1.28 ~ 1.70;非心源性卒中:比值比 1.95;95% 置信区间,1.71 ~ 2.16)有独立相关性。对于心源性卒中和非心源性卒中患者来说,THRIVE 评分高能独立预测不良临床结局和死亡风险。然而较之非心源性卒中,THRIVE 评分对心源性卒中患者临床结局、预后及出血转化的预测敏感度较低[25]。总体来说,THRIVE 作为一个简单地评分工具,可以快速有效地预测不同亚型的入院卒中患者的临床结局。

(九) 中国农村地区基于社区的卒中治疗系统的建立和探索

该研究于 2009 年 11 月 ~ 2010 年 11 月在中国 3 个农村社区建立了卒中管理系统作为干预组,另外 3 个匹配的农村社区作为对照组。首先在 6 个社区进行卒中管理基线水平调查,随后对干预组进行卒中系统管理与健康教育,评价实施卒中管理系统的成效。在 6 个农村社区的 344 345 例受试者中新发卒中 1036 例,卒中发病率为 301/10 万,病死率为 55/10 万。与对照社区相比,干预社区的发病后 3h

就诊(13.6% vs. 8.7% ;P = 0.017)、入院后 24h 内 CT 扫描(65.3% vs. 58.5% ;P = 0.034)、溶栓治疗(3.9% vs. 1.7% ;P = 0.038)的比率明显增高。在 1 年的随访期内,干预组 32 例卒中患者(6.5%)及对照组 48 例卒中患者(10.1%)死亡。卒中系统管理干预后农村社区缺血性卒中的致残率显著降低[26]。该研究提示卒中系统管理模式在中国农村地区是可行并且有效的。

(十) 海绵窦海绵状血管瘤新分型和伽马刀治疗

上海华山医院伽马刀中心提出基于伽马刀治疗(GKS)影像学的海绵窦海绵状血管瘤新分型,该回顾性研究分析于 2007 年 4 月 ~2012 年 11 月期间应用 GKS 治疗的 53 例海绵窦海绵状血管瘤的随访资料,将海绵窦海绵状血管瘤分为三型:鞍内型、鞍旁型和混合型。鞍内型肿瘤局限于颈内动脉垂直线内侧,鞍旁型位于颈内动脉垂直线外侧,混合型同时累及颈内动脉垂直线两侧。三种类型肿瘤接受的伽马刀周边剂量无显著差异,但治疗后混合型肿瘤的体积缩小比率高于其余两型。伽马刀治疗海绵窦海绵状血管瘤安全有效,并有可能替代传统的外科手术,成为中小型海绵窦血管瘤的首选治疗方法。

(十一) 烟雾病与 Graves 病

烟雾病是一类以颈内动脉虹吸段、大脑前动脉和中动脉起始部狭窄或闭塞,脑底出现异常小血管网为特征的脑血管病。Graves 病是一种自身免疫性疾病,由自身刺激性抗体直接作用于甲状腺细胞的促甲状腺激素受体,激活 cAMP 途径,促使甲状腺细胞增生,激活甲状腺细胞代谢,增加甲状腺激素的合成。目前,有关烟雾病伴发 Graves 病的报道逐年增加,但是对两种疾病共同发生的机制尚不明确。四川大学华西医院神经外科通过对 170 例烟雾病患者研究发现伴发 Graves 病的烟雾病患者具有更高的疾病进展率及卒中发生率。推测 Graves 病可能促使烟雾病的进展。

四、北京最新研究进展

(一) 缺血性卒中患者的中西医结合治疗的成本效果分析

中国缺血性卒中患者的治疗除了西药治疗,还常常联合中成药和中草药治疗,需要科学评估缺血性卒中患者中西医结合治疗的成本效果。研究者从北京市公共卫生信息中心的出院病历首页信息数据库中遴选北京市八家医院,回顾性分析2006 ~2010 年的住院患者的住院时间、住院费用及出院时临床结局。该研究共纳入四家床位数 1200 ~ 1800 的综合性医院、一家中西医结合医院、三家床位数500 ~800 的中医院,回顾性分析了 12 009 名因首次缺血性卒中住院的患者(其中女性 36.44%，平均年龄 69.98 ± 13.06 岁）。住院期间 38.9% 患者采用西药+中成药+中草药的治疗方案，32.55% 西药+中成药治疗、24.26% 仅使用西药、4.15% 西药+中草药治疗。调整混杂变量后分析发现，西药+中成药+中草药治疗组的住院时间比西药治疗组延长 10 天，比西药+中成药治疗或西药+中草药治疗组住院时间延长 6 天（$P<0.01$）。西药+中成药+中草药治疗组比西药治疗组的住院费用高 1288 美元，比西药+中成药治疗或西药+中草药治疗组的费用高 600 美元（$P<0.01$）。西药+中成药+中草药治疗组的治愈和良好预后结局优于西药治疗组（$OR = 12.76$，95% CI 9.23 ～ 17.64，$P < 0.01$），死亡结局低于西药治疗组（$OR = 0.08$，95% CI 0.05 ～ 0.12，$P<0.01$）。西药+中成药组和西药+中草药组的住院时间、住院费用及出院时临床结局都没有显著性差别。西药+中成药+中草药治疗组的成本/效果和增量成本效果比例均高于单纯西药治疗组[27]。该研究表明在西药治疗的基础上联合中成药和中草药有利于改善出院时临床结局，降低死亡率，但同时也会延长住院时间、增加住院费用。该研究是对出院病历首页信息进行的回顾性分析，缺乏卒中病因分型、使用中药治疗的目的等关键信息，也未对患者出院后用药进行随访，后续可开展随机对照研究。

（二）缺血性脑血管病患者二级预防、康复技术的综合疾病管理模式对于患者预后的影响

研究发现缺血性卒中患者他汀类药物和抗栓药物依从性差与不良预后密切相关，良好的药物依从性可以改善心血管疾病患者的临床预后[28]。因此，缺血性脑血管病患者二级预防、康复技术的综合疾病管理模式的推广项目在 2012 ～ 2015 年对北京市 30 家医院（其中三级医院 13 家，二级及社区医院 17 家）的神经内科医师通过专业培训、指导手册、分层管理软件等形式开展规范化的缺血性脑血管病二级预防内科治疗技术的培训；对 3024 名住院缺血性卒中患者在住院期间通过举办科室健康教育会，在出院后通过发送健康教育短信及电话随访的方式宣传二级预防的知识；通过脑血管病康复 DVD 和康复手册的形式，对医师和患者家属进行适用于脑血管病患者不同时期的康复技术的培训。通过上述多种方式的综合干预，各医院缺血性卒中患者住院期间及出院后使用二级预防药物的比例较前显著提高。出院时给予抗栓药物的比例由 89.5% 提高至 97.9%，给予他汀类药物的比例由 52.9% 提高至 93.3%，给予降压药物的比例由 52.1% 提高至 66.5%，给予降糖药物的比例由 23.4% 提高至 81.7%，住院期间给予规范的康复治疗的比例由 43.9% 提高至 45.3%。患者发病 3 个月时依嘱服用抗栓药物的比例由 59.8% 提高至 90.2%，发病 3 个月时依嘱服用他汀类药物的比例由 22.7% 提高至 78.0%，发病 3 个月时依嘱服用降压药物的比例由 31.9% 提高至 85.6%，发病 3 个月时依嘱服用降糖药物的比例由 17.7% 提高至 85.7%；发病 3 个月内缺血性卒中患者死亡的比例由 8.8% 降低至 0.6%，发病 3 个月时服用抗栓药物是降低缺血性卒中患者发病

1 年内死亡率的重要因素。

（三）基于卫生行政数据库的北京市脑血管病监测

在北京市科学技术委员和北京市卫生和计划生育委员会的支持下,北京天坛医院/北京市脑血管病防治指导办公室基于北京市出院病历首页系统和北京市死亡原因监测系统,将两大系统进行整合、链接和整理,建立了北京市急性脑血管事件监测平台,实现和开展对北京市急性脑血管事件进行长期、持续的发病、病死和死亡水平的监测,为政府提供北京市急性脑血管事件的发病率、死亡率和病死率及其发展趋势预测。通过对 2007～2013 年度北京市脑卒中出院病历和死因监测的相关信息的整合和分析,发现:①北京市 18 岁及以上户籍人口急性脑卒中事件发生率在 2007～2013 年间总体呈上升趋势,年均增长 15.5%;②年龄组的发生率均呈现上升的趋势;③男性脑卒中事件发生率为 824.9/10 万,约为女性的 1.5 倍;④住院病死率在 2007～2013 年间下降趋势明显,平均每年下降 16.0%;⑤脑卒中死亡率亦呈明显的下降趋势,平均每年下降 11.4%,其中缺血性卒中下降的幅度更大;⑥脑卒中死亡发生在家中、医院病房、急诊室和赴医院途中的比例分别为 40.7%、29.8% 和 11.6%,院外仍是主要的死亡地点。应加强对院外死亡的关注,加强急救能力建设。

（四）脑动静脉畸形和烟雾病在妇女孕期和围生期破裂风险未增加

近期一项对北京天坛医院 1960～2010 年 979 例因脑动静脉畸形（AVM）入院的女性患者资料进行回顾分析,其中 393 名 AVM 破裂出血者年龄在 18～40 岁,对其进行病例交叉分析,结果 979 例女性患者的年出血率为 3.11%,18～40 岁患者的年 AVM 出血率为 2.78%,较其他年龄组低。期间共 452 次怀孕,在这当中出血的有 12 名患者,分析显示年出血率为 2.65%（每次怀孕）或 3.32%（每年）,在对其他 381 例患者分析显示,年出血率为 4.14%。因此,脑 AVM 患者怀孕及围生期并没有增加出血风险。该课题组又以同样的方法对 1985～2012 年的 96 例 18～40 岁的女性烟雾病患者进行分析。同样未发现怀孕和围生期可增加 AVM 出血的风险,从而不能得出女性 AVM 患者和烟雾病患者不能怀孕的建议。

（王拥军　张亚卓　贾　茜　王春娟　杨晓萌）

参 考 文 献

1　Yang G, Wang Y, Zeng Y, et al. Rapid health transition in china, 1990-2010: findings from the global burden of disease study 2010. Lancet, 2013, 381(9882): 1987-2015.

2　Wang Y, Cui L, Ji X, et al. The china national stroke registry for patients with acute cerebrovascular events: design, rationale, and baseline patient characteristics. Int J Stroke, 2011, 6(4): 355-361.

3　Wang Y, Zhao X, Jiang Y, et al. Prevalence, knowledge, and treatment of transient ischemic attacks in China. Neurology, 2015: 84.

4　Zhang J, Liu G, Arima H, et al. Incidence and risks of subarachnoid hemorrhage in china. Stroke, 2013, 44(10): 2891-2893

5　Wang Y, Zhao X, Liu L, et al. Prevalence and outcomes of symptomatic intracranial large artery stenoses and occlusions in china: The chinese intracranial atherosclerosis(CICAS) study. Stroke, 2014, 45(3): 663-669.

6　Wang J, Ning X, Yang L, et al. Sex differences in trends of incidence and mortality of first-ever stroke in rural tianjin, china, from 1992 to 2012. Stroke, 2014, 45(6): 1626-1631.

7　Goyal M, Demchuk AM, Menon BK, et al. Randomized assessment of rapid endovascular treatment of ischemic stroke. The New England journal of medicine, 2015, 372: 1019-1030.

8　Campbell BCV, Mitchell PJ. Endovascular therapy for ischemic stroke with perfusion imaging selection. The New England journal of medicine, 2015, 372: 2365-2366.

9　Saver JL, Goyal M, Bonafe A, et al. Stent-retriever thrombectomy after intravenous tpa vs tpa alone in stroke. The New England journal of medicine, 2015, 372: 2285-2295.

10　Berkhemer OA, Fransen PS, Beumer D, et al. A randomized trial of intraarterial treatment for acute ischemic stroke. The New England journal of medicine, 2015, 372(1): 11-20.

11　Ebinger M, Winter B, Wendt M, et al. Effect of the use of ambulance-based thrombolysis on time to thrombolysis in acute ischemic stroke: a randomized clinical trial. Jama, 2014, 31(16): 1622-1631.

12　Ebinger M, Kunz M, Wendt M, et al. Effects of golden hour thrombolysis: a prehospital acute neurological treatment and optimization of medical care in stroke(phantoms) substudy. JAMA neurology, 2014, 72(1): 3188.

13　Gladstone DJ, Melanie S, Dorian P, et al. Atrial fibrillation in patients with cryptogenic stroke. New England journal of medicine. 2014; 370(26): 2467-2477.

14　Sanna T, Hans-Christoph D, Passman RS, et al. Cryptogenic stroke and underlyingatrial fibrillation. New England journal of medicine, 2014, 370(1): 2478-2486.

15　Eric J, Andreas U, Johannes W, et al. Hemicraniectomy in older patients with extensive middle-cerebral-artery stroke. New England journal of medicine, 2014, 370(12): 1091-1100.

16　Molyneux AJ, Birks J, Clarke A, et al. The durability of endovascular coiling versus neurosurgical clipping of ruptured cerebral aneurysms: 18 year follow-up of the uk cohort of the international subarachnoid aneurysm trial (isat). Lancet, 2015, 385(9969): 691-697.

17　Flint AC, Conell C, Rao VA, et al. Effect of statin use during hospitalization for intracerebral hemorrhage on mortality and discharge disposition. JAMA neurology, 2014, 71(1): 1364-1371.

18　Huang Y, Cai X, Li Y, et al. Prehypertension and the risk of stroke: a meta-analysis. Neurology, 2014, 82(13): 1153-1161.

19　Cheng X, He P, Yao H, et al. Occludin deficiency with bace1 elevation in cerebral amyloid angiopathy. Neurology, 2014, 82(19): 1707-1715.

20　He J, Zhang Y, Xu T, et al. Effects of immediate blood pressure reduction on death and major disability in patients with acute ischemic stroke: the catis randomized clinical trial. Jama, 2014, 311(15): 479-489.

21　Liao X, Wang Y, Pan Y, et al. Standard-dose intravenous tissue-type plasminogen activator for stroke is better than low doses. Stroke, 2014, 45(8): 2354-2358.

22　Wang Y, Pan Y, Zhao X, et al. Clopidogrel with aspirin in acute minor stroke or transient ischemic attack (chance): one-year outcomes. Circulation, 2015, 132(1): 40-46.

23 Peng B, Ni J, Anderson CS, et al. Implementation of a structured guideline-based program for the secondary pre-vention of ischemic stroke in China. Stroke, 2014, 45(2):515-519.

24 Ji R, Shen H, Pan Y, et al. Risk score to predict hospital-acquired pneumonia after spontaneous intracerebral hemorrhage. Stroke, 2014, 45(9):2620-2628.

25 Lei C, Wu B, Liu M, et al. Totaled health risks in vascular events score predicts clinical outcomes in patients with cardioembolic and other subtypes of ischemic stroke. Stroke, 2014, 45(6):1689-1694.

26 He M, Wang J, Gong L, et al. Community-based stroke system of care for chinese rural areas. Stroke, 2014, 45(8):2385-2390.

27 Li Y, Xi HX, Zhu S, et al. Cost-effectiveness analysis of combined chinese medicine and western medicine for is-chemic stroke patients. Chinese journal of integrative medicine, 2014, 8(8):570-584.

28 Colivicchi F, Bassi A, Santini M, et al. Discontinuation of statin therapy and clinical outcome after ischemic stroke. Stroke, 2007, 38(10):2652-2657.

第8章 糖尿病领域国内外研究进展

一、最新流行概况

全世界范围的 2 型糖尿病患者数量正在迅速增长。这种增长与人口老龄化、经济发展、生活方式改变相关。IDF 的 2013 年世界糖尿病地图显示,8.3% 的成年人,即 3.82 亿人患有糖尿病,且预计在 25 年内患病人数将超过 5.92 亿,或每 10 名成年人中的 1 人,将患有糖尿病。这相当于约每 10s 就会出现 3 个新发病例,或每年约新发 1000 万个病例,最大的病例增长速度将发生在经济发展中地区。同时,由于目前有 1.75 亿未诊断病例,大量糖尿病患者在毫无察觉的情况下出现并发症[1]。

新公布的针对 1 型糖尿病的研究显示[2],即使将血糖很好地控制在糖化血红蛋白 ≤6.9% 的水平,1 型糖尿病的全因死亡风险较正常人群相比,仍然升高了 1.36 倍(95% CI,1.97~2.83)。在 2013 年,约 510 万年龄在 20~79 岁的患者死于糖尿病,占全球该年龄组人群中全因死亡率的 8.4%。因糖尿病死亡的人数,估计与造成首要公共健康问题的几种传染性疾病所导致的死亡总人数相近,相当于每 6s 就有 1 例死亡。糖尿病导致的死亡人数近一半(48%)为 60 岁以下的人群。因糖尿病而导致死亡人数最多的病例出现在患有糖尿病人数最多的国家中,如中国,印度,美国和俄罗斯[1]。

糖尿病的经济负担非常庞大,在 2013 年造成 510 万人死亡及 5480 亿美元的医疗支出(占全球总支出的 11%)。至 2035 年,该数目预计会超过 6270 亿美元。

随着经济高速发展和工业化进程的加速,生活方式的改变和老龄化进程的加速,使我国糖尿病的患病率正呈快速上升的趋势,成为继心脑血管疾病、肿瘤之后另一个严重危害人民健康的重要慢性非传染性疾病。2007~2008 年 CDS 在我国部分地区开展的糖尿病流行病学调查显示,在 20 岁以上的人群中,糖尿病患病率为 9.7%,糖尿病前期的比例为 15.5%,糖尿病患者中仅有 40% 获得诊断[3]。2010 年中国疾病预防控制中心和中华医学会内分泌病学分会调查了中国 18 岁以上人群糖尿病的患病情况,应用 WHO 1999 年的诊断标准显示糖尿病患病率为 9.7%,再次证实我国可能已成为世界上糖尿病患病人数最多的国家,若同时以糖化血红蛋白(HbA1c)≥6.5% 作为糖尿病诊断标准.则其患病率为 11.6%[4]。

根据《2014 年中国统计年鉴》结果显示[5]:2013 年城市居民糖尿病死亡率为 17.12/10 万,其中男性为 15.93/10 万,女性为 18.35/10 万;农村居民糖尿病死亡率为 11.16/10 万,其中男性为 10.51/10 万,女性为 13.07/10 万。

糖尿病不仅给患病个体带来了肉体和精神上的损害并导致寿命的缩短,还给个人、国家带来了沉重的经济负担。据世界卫生组织估计,2005～2015年间中国由于糖尿病及相关心血管疾病导致的经济损失达5577亿美元。CDS在2007～2008年开展的糖尿病经济负担调查发现,与正常血糖人群相比,糖尿病患者住院的天数增加1倍,就诊次数增加2.5倍,医疗花费增加了2.4倍。病程超过10年的糖尿病患者与病程在5年之内者相比,医疗费用增加了近3倍[6]。

根据《2014年北京市卫生与人群健康状况报告》中的数据[7],2014年北京市18～79岁常住居民主要慢性病与2011年相比,糖尿病患病率增加1.1%,肥胖率增加3.8%;2013～2014学年度北京市中小学生肥胖检出率为15.6%,与上学年度相比上升2.6%,肥胖学生高血糖检出率为66.6%,部分肥胖学生已经表现出严重的慢性病体征,慢性病呈现出低龄化趋势。

二、国际最新研究进展

(一)长期随访显示强化降糖并未降低死亡率

2015年公布的美国退伍军人研究(VADT study)9.8年随访数据显示[8],与标准治疗组相比,强化治疗组心血管事件的发生率降低了8.6/1000人年,但是心血管事件致死风险及全因死亡风险并未下降(OR=0.88;95% CI,0.64 ～1.20;P=0.42及OR=1.05;95% CI,0.89～1.25;P=0.54)。ADVANCE研究近期公布的其随访6年的数据同样显示[9],强化降糖组患者的心血管相关死亡风险及全因死亡风险较标准治疗组均未降低,OR=1.00(95% CI,0.92～1.08)及OR=1.00(95% CI,0.92～1.08)。

(二)MicroRNA有望成为2型糖尿病生物标志物

MicroRNA是一种有望成为糖尿病相关血清学标志物的物质,目前已经有研究证实MicroRNA-21、MicroRNA-210、MicroRNA-29a、MicroRNA-223、MicroRNA-146a和MicroRNA-130b与糖尿病的发生相关,且部分可能成为在血糖水平升高之前早期诊断糖尿病的生物标志物[10]。

(三)新的降糖药物的心血管安全性得到验证

为期3年,入组14 671例受试者的西格列汀心血管安全及有效性RCT研究公布了其结果,结果显示与安慰剂相比,西格列汀降低糖化血红蛋白0.29%(95% CI,-0.32～-0.27)。西格列汀的心血管风险OR值为0.98(95% CI,0.88～1.09,P<0.001)。两组之间因心力衰竭住院的风险无明显差异,西格列汀组OR值为1.00(95% CI,0.83～1.20,P=0.98)。两组之间胰腺炎与胰腺癌的风险亦无统计学差异,P值分别为0.07及0.32[11]。

（四）GLP-1 类似物降低体重的作用得到大规模数据证实

降糖药物在降糖同时是否能够降低体重一直是糖尿病药物治疗领域关注的问题,今年一项为期 56 周,入组 3731 名非糖尿病肥胖患者的随机对照试验(RCT)研究公布了每日一次 3.0 mg 利拉鲁肽对于体重控制的情况[12],实验结束时,利拉鲁肽组体重降低了 8.4±7.3kg,而安慰剂组降低了 2.8±6.5kg,差值为 -5.6kg(95% CI,-6.0 ~ -5.1,$P<0.001$)。利拉鲁肽组 63.2% 的患者体重下降至少 5% 而安慰剂组为 27.1% ($P<0.001$),同时利拉鲁肽组 33.1% 的患者体重至少下降 10% 而安慰剂组为 10.6% ($P<0.001$),提示了利拉鲁肽在体重控制方面的作用。

（五）SGLT2 抑制剂的心血管保护作用

SGLT2 抑制剂恩格列净是一种新型降糖药,可通过抑制肾小管尿糖重吸收从而增加尿糖排出并降低血糖,此前有短期临床研究显示恩格列净有降低血糖、降压、改善体重和利尿作用。近期《新英格兰医学杂志》公布的大规模、多中心、随机对照 EMPA-REG OUTCOME 研究中,共入组 7020 名受试者,平均随访时间 3.1 年,恩格列净组 4687 人中发生主要心血管事件人数 490 人(10.5%),安慰剂组 2333 人中 282 人发生主要心血管事件(12.1%),(HR = 0.86;95.02% CI 0.74 ~ 0.99;$P=0.04$)。同时,恩格列净组因心脏疾病死亡的相对风险较安慰剂组降低 39%,因心力衰竭住院的相对风险降低 35%,全因死亡风险降低 32% [13]。

（六）吡格列酮与肿瘤风险的新数据

关于吡格列酮与肿瘤风险之间的关系又有了新的数据,一项美国进行的入组 193 099 名受试者的队列及巢式病例对照研究显示,34 181(18%)名曾经服用吡格列酮的受试者中 1261 人发生了膀胱癌。使用罗格列酮及未使用罗格列酮组的膀胱癌粗发病率每年分别为 89.8/100 000 人及 75.9/100 000 人。使用过吡格列酮并未增加膀胱癌的发生风险(调整后 HR = 1.06;95% CI,0.89 ~ 1.26),病例对照研究得出了类似的结论,病例组 19.6% 使用过罗格列酮而对照组 17.5% 使用过,调整后 OR = 1.18(95% CI,0.78 ~ 1.80)。但在调整分析中,涉及的 10 种肿瘤中 8 种两组间无关,但前列腺癌的 HR 为 1.13(95% CI,1.02 ~ 1.26),而胰腺癌的 HR 为 1.41(95% CI,1.16 ~ 1.71)[14]。

三、国内最新研究进展

（一）ORBIT 研究初步结果公布

为了评价基础胰岛素在中国患者中血糖代谢指标控制情况等,由北京大学人民医院内分泌科纪立农教授牵头完成的全国多中心随访研究 ORBIT 研究已经完成了所有 19 894 名受试者的入组,在这组人群中,起始胰岛素治疗前的平均糖化血红蛋白水平已经达到了 9.6±2.0%,空腹血糖水平达到 11.7±4.0mmol/L,且有 35.5% 的受试者已经出现糖尿病相关并发症。二甲双胍、磺脲类及 α-糖苷酶抑制剂是最常与基础胰岛素合用的三种口服降糖药物,在起始基础胰岛素治疗前应用一种、两种、三种口服降糖药物的比例分别为 48.4%,42.7% 和 8.9%[15]。

(二) 对新型血清标志物的探索

上海宁光教授的团队发现了 MicroRNA-122 与肥胖之间的关系,肥胖组血清 MicroRNA-122 水平是对照组的 3.07 倍($P<0.001$),同时血清 MicroRNA-122 水平与 BMI、三酰甘油、高密度脂蛋白胆固醇水平相关,是胰岛素抵抗的独立危险因素 ($OR=3.379$,95% CI 1.141～10.007, $P=0.028$)[16]。

(三) 中国糖尿病患者磺脲类药物疗效的遗传学研究

北京纪立农教授的团队在一项针对磺脲类药物遗传学研究中筛选了 27 个基因,合计 44 个 SNP 位点,寻找可能影响磺脲类药物疗效的基因。是目前磺脲类遗传学研究中纳入基因和筛选位点数目最多的文章。该研究共入选 747 例 2 型糖尿病患者,均来源于一项双盲的、随机对照的消渴丸临床试验。该研究涉及的基因包括磺脲类药物代谢相关基因、胰岛功能相关基因、胰岛素抵抗相关基因及 beta 细胞生长发育相关基因。通过 Logisitc 回归分析,评价基因型和随访 48 周格列本脲治疗失败率之间的关系。在这项药物遗传学研究中,笔者发现在格列本脲治疗的最初 4 周,携带 CDKN2A/2B 基因 rs10811661 位点次要等位基因 C 的患者 FPG 下降幅度最为明显[TT vs. TC vs. CC:9.3% (0～20.0%) vs. 9.2% (0.9%～20.5%) vs. 12.7% (5.2%～24.4%), $p=0.008$],不同基因型患者血糖降幅存在统计学差异,并且和年龄、性别、BMI 无关。笔者的研究提示 CDKN2A/2B 基因可能和格列本脲的疗效相关[17]。

(四) 中国糖尿病患者血脂异常相关遗传学研究

北京杨文英教授[18]等在 4908 名 2 型糖尿病患者中进行的血脂异常相关遗传学研究显示, ABCA1(rs3890182)、GCKR(rs780094)、BAZ1B(rs2240466)的多态性与血清三酰甘油水平相关 ($P=8.85\times10^{-3}$, 7.88×10^{-7} , 2.03×10^{-6}) BAZ1B (rs2240466)同时与总胆固醇水平相关($P=4.75\times10^{-2}$),TOMM40(rs157580)与低密度脂蛋白胆固醇水平相关($P=6.94\times10^{-3}$)。该研究证实了上述在其他人群中证实的与血脂相关的基因多态性与中国 2 型糖尿病人群血脂谱的异常相关。

（五）大庆研究部分随访结果公布

大庆研究完成了其 23 年随访,随访数据显示[19],较血糖正常组,糖尿病前期组受试者死亡风险升高将近 2 倍,男性每年 36.9/1000 人(95% CI,31.5～42.3)比 13.3/1000 人(95% CI,10.2～16.5,P<0.0001),女性每年 27.1/1000 人(95% CI,22.9～31.4)比 9.2/1000 人(95% CI,7.8～10.6,P<0.0001)。且死因中将近一半为脑卒中,男性 52.3% 及女性 42.3%。

四、北京最新研究进展

（一）"糖尿病标准化防治适宜技术转化研究"开展

2010 年至今,北京市科委在糖尿病领域搭建了北京糖尿病科技支撑体系,建立了北京市糖尿病临床数据和样本资源库,实现了病例资料的数字化管理,制订了一系列的标准操作规范,为北京市糖尿病临床研究、新药开发等提供了研究平台。为了优化、整合现有的糖尿病前期生活方式干预方法和适宜技术,开发对糖尿病前期人群进行生活方式指导的简单、科学、有效的干预指导工具,北京大学人民医院内分泌科于 2012 年 6 月～2015 年 12 月承担了北京市科委重大项目"糖尿病标准化防治适宜技术转化研究",旨在建立一个包括目前在我国与糖尿病防治相关的主体医疗机构和人群(三级医疗机构,查体机构,功能社区,生活社区)在内的糖尿病防治示范区,在示范区内构建无缝化链接的基于各种医疗机构的糖尿病前期发现、糖尿病前期干预和规范化糖尿病管理的糖尿病防治体系,将糖尿病指南推荐的糖尿病标准诊疗措施转化为糖尿病防治的常规医疗行为。

该研究包括了四项子课题:糖尿病前期人群筛查方法研究,在现有医疗体系中充分利用糖尿病前期的发现途径建立科学、简便、经济的糖尿病前期人群筛查方法,提高糖尿病前期人群的诊断率和糖尿病的早期诊断率,以期形成至少一种适合北京地区糖尿病前期人群的筛查方案;糖尿病前期生活方式干预方案研究,开发出至少两种针对糖尿病前期人群的生活方式干预方案和指导工具;糖尿病规范化管理模式研究,通过调查分析影响糖尿病患者规范化管理的原因,研究相应的技术规范、标准,建立北京地区糖尿病规范化管理模式,确定影响糖尿病患者规范化管理的原因,建立北京地区糖尿病规范化管理模式,提高对糖尿病标准化诊疗的落实水平;糖尿病防治的卫生经济学研究,收集该项目相关课题在落实糖尿病和糖尿病前期早期筛查、早期干预、规范管理措施时对医疗资源的消耗数据并建立与糖尿病防治相关的卫生经济学数学模型,测算规范化的糖尿病防治体系对北京市糖尿病相关花费的影响,为政府制定相应的卫生策略提供指导依据。

(二) 基于决策树模型糖尿病前期人群筛查方法的初步建立

在糖尿病前期人群筛查方法研究中,以社区自然人群为基础的有关糖尿病及糖尿病前期的大型流行病学及易感基因研究——北京社区糖尿病前期研究(Beijing community pre-diabetes study,BCPD)进一步深入研究。研究对象为北京市顺义区南法信镇当地常住居民(人口 11 000 人)。南法信镇人口相对稳定,当地居民已建立了较完整的健康档案,内容包括:人口学资料,如姓名、性别、出生日期等;病史资料,如 2 型糖尿病家族史、2 型糖尿病病史及有关干预治疗措施、其他疾病史及吸烟、饮酒史等;体检资料,身高、体重、腰围、臀围、血压等。测试对象为年龄 35 岁以上既往没有糖尿病病史的居民,初次测试时间为 2006 年 5~7 月,每年进行随访,初步建立了糖尿病前期风险预警模型。进一步结合社区健康档案的具体情况,建立了更为简便的风险预警模型。此模型只需要"年龄、BMI 及是否有高血压"三个因素即可预测个体患糖尿病或糖尿病前期的危险性,且具有较好的预测准确性(AUC:0.679~0.708)。此决策树模型可用于在社区中筛选高危人群,帮助全科医生和居民快速而准确地评估糖尿病的风险,可提高人群中未诊断的糖尿病的检出率。

按照"非创伤性风险评分与决策树筛查"的内容,通过已经建立的健康档案、基线调查资料进行风险评分与"决策树"过筛,发现高危人群;通过健康教育使普通人群利用风险评分与"决策树"进行主动性过筛,空腹血糖测定。高危人群采用确诊技术 OGTT,确诊是否为糖尿病或糖尿病前期。在通州区进行的"觅子店糖尿病及其他慢病流调"共调查 3307 人(28 个村),其中无糖尿病病史者共 2972 人,进一步进行筛查。按照糖尿病和糖尿病前期预测"决策树"模型图,找出高危人群。高危人群包括三部分:①空腹血糖 5.6mmol/l 以上;②有高血压,BMI 大于 24kg/m²;③没有高血压,年龄 55 岁以上,BMI 大于 20kg/m²。将人群按地域随机分成两部分,将其中一部分人群进行 OGTT 和 HbA1c 检测,干预组共 13 个村,共有 1874 人,其中高危人群 1010 人,该次筛查目前已查的总有效人数为 685 人。通过 OGTT 确诊糖尿病 106 人,糖尿病前期 162 人。新发现的糖尿病及糖尿病前期患者较前有显著增加。糖尿病前期生活方式干预方案研究中,已经在清华长庚医院附近社区建立示范区,已完成研究地点的确定、研究中心的分组、具体研究方案的设计、相关操作文件的撰写、课题数据库及相关软件的开发、糖尿病前期患者系列教材的编写等,建立了评价糖尿病前期人群生活方式干预依从性的统计模型,并已经于 2015 年年初顺利开始患者随访工作。

(三) 肥胖相关基因多态性与 2 型糖尿病的关系

杨文英教授等[20]在 5338 名 2 型糖尿病患者和 4663 名健康对照中进行了 18 个肥胖相关单核苷酸多态性的基因分型,结果显示,MC4R 中 rs12970134 及

GNPDA2 中 rs10938397 与 2 型糖尿病相关, OR(95% CI) 分别为 1.14(1.06 ~ 1.22)和 1.10(1.03 ~ 1.17), $P = 4.75 \times 10^{-4}$ 和 4.54×10^{-3}。同时, BAT2、SEC16B、BDNF、MAF 及 PRL 基因的单核苷酸多态性亦与 2 型糖尿病相关。

(四) 糖尿病与睡眠呼吸暂停综合征

纪立农教授等[21]在 880 名住院的 2 型糖尿病患者中进行了睡眠呼吸暂停综合征的筛查,其中 60.0% 合并睡眠呼吸暂停综合征,95% CI(56.8% ~ 63.2%),而且其中仅有 1.5% 既往曾得到诊断。在这些患者中,轻度者(apnea-hypopnea index ≥ 15)和重度者(apnea-hypopnea index ≥ 30)分别占 25.6%(22.7% ~ 28.5%)和 10.3%(8.3% ~ 12.4%)。提示在我国住院 2 型糖尿病患者中,可能存在很高的睡眠呼吸暂停综合征患病率,可能需要在住院患者中常规进行睡眠呼吸暂停综合征的筛查。

(纪立农　韩学尧　周翔海　高蕾莉　朱　宇

蔡晓凌　罗樱樱　张秀英　陈　静　周灵丽

任　倩　刘　蔚　张　瑞　张思敏　张　放)

参 考 文 献

1　Aguiree F, Brown A, Cho NH, et al. IDF Diabetes Atlas, sixth edition. Basel: International Diabetes Federation, 2013.

2　Lind M, Svensson AM, Kosiborod M, et al. Glycemic control and excess mortality in type 1 diabetes. N Engl J Med, 2014, 371(21): 1972-1982.

3　Yang W, Lu J, Weng J, et al. Prevalence of diabetes among men and women in China. N Engl J Med, 2010, 362(12): 1090-1101.

4　Xu Y, Wang L, He J, et al. Prevalence and control of diabetes in chinese adults. JAMA, 2013, 310(9): 948-959.

5　2014 年中国统计年鉴. http://www. stats. gov. cn/tjsj/ndsj/2014/indexch. htm.

6　Yang W, Zhao W, Xiao J, et al. Medical care and payment for diabetes in China: enormous threat and great opportunity. PLoS One, 2012, 7(9): e39513.

7　北京市医院管理局. 2014 年北京市卫生与人群健康状况报告. http://www. bjah. gov. cn/ztlm/135ghzt/tszs/201507/t20150717_118734. html.

8　Hayward RA, Reaven PD, Wiitala WL, et al. Follow-up of glycemic control and cardiovascular outcomes in type 2 diabetes. N Engl J Med, 2015, 372(23): 2197-2206.

9　Zoungas S, Chalmers J, Neal B, et al. Follow-up of blood-pressure lowering and glucose control in type 2 diabetes. N Engl J Med, 2014, 371(15): 1392-1406.

10　Faruq O, Vecchione A. microRNA: diagnostic perspective. Front in Med(Lausanne), 2015, 2: 51.

11　Green JB, Bethel MA, Armstrong PW, et al. Effect of sitagliptin on cardiovascular outcomes in type 2 diabetes. N Engl J Med, 2015, 373(3): 232-242.

12　Pi-Sunyer X, Astrup A, Fujioka K, et al. A randomized, controlled trial of 3. 0 mg of liraglutide in weight management. N Engl J Med, 2015, 373(1): 11-22.

13　Zinman B, Wanner C, Lachin JM, et al. Empagliflozin, cardiovascular outcomes, and mortality in type 2 diabetes. N Engl J Med, 2015.

14　Lewis JD, Habel LA, Quesenberry CP, et al. Pioglitazone use and risk of bladder cancer and other common cancers in persons with diabetes. JAMA, 2015, 314(3):265-277.

15　Ji L, Zhang P, Weng J, et al. Observational registry of basal insulin treatment(ORBIT) in patients with type 2 diabetes uncontrolled by oral hypoglycemic agents in China-Study design and baseline characteristics. Diabetes Technol Ther, 2015, 17(10):735-744.

16　Wang R, Hong J, Cao Y, et al. Elevated circulating microRNA-122 is associated with obesity and insulin resistance in young adults. Eur J Endocrinol, 2015, 172(3):291-300.

17　Ren Q, Han X, Tang Y, et al, Li H, Ji L. Search for genetic determinants of sulfonylurea efficacy in type 2 diabetic patients fromChina. Diabetologia, 2014, 57(14):746-753.

18　Kong X, Zhao Q, Xing X, et al. Genetic variants associated with lipid profiles in chinese patients with type 2 diabetes. PLoS One, 2015, 10(8):e0135145.

19　An Y, Zhang P, Wang J, et al. Cardiovascular and all-cause mortality over a 23-year period among chinese with newly diagnosed diabetes in the da qing IGT and diabetes study. Diabetes Care, 2015, 38(7):1365-1371.

20　Kong X, Zhang X, Zhao Q, et al. Obesity-related genomic loci are associated with type 2 diabetes in a Han Chinese population. PLoS One, 2014, 9(8):e104486.

21　Zhang P, Zhang R, Zhao F, et al. The prevalence and characteristics of obstructive sleep apnea in hospitalized patients with type 2 diabetes in China. J Sleep Res, 2015. doi:10. 1111/jsr. 12334.

第9章 精神疾病领域国内外研究进展

一、最新流行概况

精神疾病是指在体内外各种生物、心理、社会环境因素的影响下,大脑功能活动发生紊乱,导致认识、情感、意志和行为等精神活动不同程度障碍的疾病,包括一系列轻重不一的精神症状与行为异常[1]。精神疾病不仅给患病个体带来痛苦,使其社会功能受损,如生活自理能力、人际沟通与交往能力、工作、学习等,而且给家庭和社会带来沉重的经济负担和精神负担。精神疾病的发生是生物、心理、社会因素共同作用的结果,但迄今为止,精神疾病的发生和病理机制尚未完全明了。精神疾病有先天或自幼便持续存在的,如精神发育迟滞;但大多数是后天出现的,即在原来心理状态正常的群体中,在有或无诱因作用的情况下出现重性精神病性发作或症状较轻的神经症性发作。目前精神疾病的种类主要包括精神分裂症及妄想性障碍;抑郁症和双相情感障碍;神经症;应激障碍;躯体形式障碍;心身疾病;人格与行为障碍;精神发育迟滞;儿童及少年期的行为及精神障碍;躯体疾病伴发的精神障碍;使用精神活性物质所致的精神及行为障碍,如酒药依赖等。

(一) 国际精神疾病患病情况

2013 年《柳叶刀》杂志在线发表的多国学者共同完成的一项系统性回顾显示,精神疾病与成瘾物质滥用导致的过早死亡所致生命损失年(YLLs)看似较小,但它是导致 2010 年全球非致命性疾病的首要原因。精神疾病与成瘾物质滥用在 2010 年导致 23.2 万人死亡,是导致死亡和疾病的全球第 5 大原因,是导致非致命性疾病的首要原因,占所有疾病负担的 22.8% ,在 1990 ~ 2010 年负担增加了 37.6% 。精神疾病与成瘾物质滥用所导致的全球死亡和疾病要高于 HIV/AIDS、结核病、糖尿病及交通伤害所引发的死亡和疾病。2010 年,精神疾病与成瘾物质滥用障碍占 1.839 亿,其所致伤残调整生命年(DALYs)占全球全部 DALYs 的 7.4% ;过早死亡所致生命损失年(YLLs)为 860 万,占 0.5% ;失能所致生命损失年(YLDs)占 1.753 亿,占 22.9% 。精神疾病与成瘾物质滥用 YLDs 是全球 YLDs 的首要原因。在精神疾病与成瘾物质滥用障碍导致的 DALYs 中,排列前三位的是抑郁(40.5%)、焦虑(14.6%)、违禁药物使用导致的精神障碍(10.9%),其后依次是乙醇导致的精神障碍(9.6%)、精神分裂症(7.4%)、双相情感障碍(7.0%)、弥漫性发育障碍(4.2%)、儿童行为障碍(3.4%)和进食障碍(1.2%),见图 8。

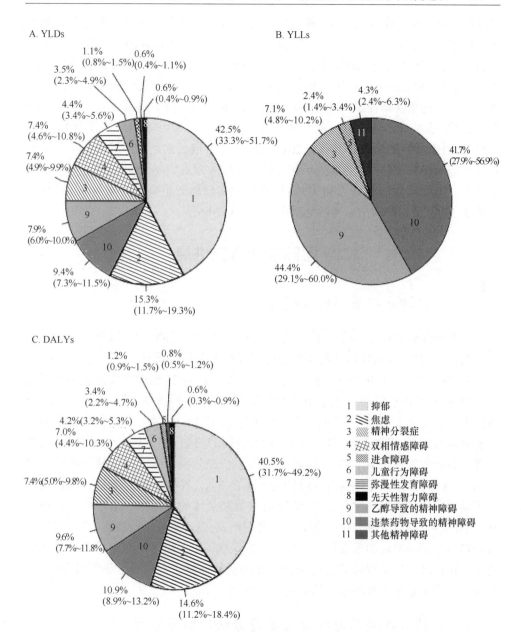

图8　精神疾病与成瘾物质滥用

引自:Harvey A ,Louisa D,Jürgen R,et al. Global burden of disease attributable to mental and substance use disorders:findings from the Global Burden of Disease Study 2010. Lancet,2013

(二)国内精神疾病情况

北京地区最新流行病学调查数据[3]显示,各类精神疾病的终生患病率为

12.91%,时点患病率为 8.08%;各类精神疾病的终生患病率和时点患病率有随着年龄的增长而增加的趋势。目前,精神疾病所造成的负担在我国疾病总负担中排名首位,约占 20%,推算 2020 年将上升至疾病总负担的四分之一。在各类精神障碍中,三种最常见的重性精神疾病依次为抑郁症、精神分裂症、双相障碍。抑郁症作为第一位的重性精神疾病,终生患病率为 3.56%,时点患病率 1.10%[4];精神分裂症,终生患病率 0.72%,时点患病率为 0.66%;双相障碍的终生患病率为 0.27%,时点患病率为 0.17%[3]。2012~2014 年开展的北京市怀柔区中小学生调查结果显示:6~16 岁的儿童青少年中,精神障碍的总患病率为 11.08%,男性患病率 12.37%,女性患病率为 9.91%;注意缺陷多动障碍患病率为 4.40%,情绪障碍为 3.30%,抽动障碍为 1.40%,心境障碍为 1.20%[5]。

二、国际最新研究进展

(一) 精神疾病基因组学研究

一个国际研究小组新确定了 83 个与精神分裂症相关的基因,以及一种同时可升高精神分裂症、双相障碍及乙醇使用障碍风险的基因变异体。《自然》(Science)所登载的研究纳入了 36 989 名精神分裂症患者及 113 075 名健康成人的全基因组关联研究(GWAS),结果发现了 108 个与精神分裂症相关的基因定位,其中 83 个以前未曾报道过。在《精神病遗传学》的研究中,对 4971 名精神分裂症、双相障碍及乙醇滥用患者,以及 1309 名健康对照的遗传信息进行了分析。结果发现,携带代谢型谷氨酸受体 3(GRM3)变体的个体罹患精神分裂症或乙醇依赖的风险为常人的 2~3 倍,罹患双相障碍的风险约为常人的 3 倍,谷氨酸能传递及钙通道均参与了精神分裂症的发病过程,这表明针对谷氨酸受体的抗精神病治疗对于存在包括 GRM3 在内的谷氨酸受体突变的患者亚组而言,这种治疗手段或许有效,这将成为药物治疗精神障碍的重点研究方向。精神疾病的基因组学研究结果有助于更好地把握精神障碍易感群体的遗传变异和理解精神分裂症发病的生物学机制,为开始从分子及细胞水平理解精神障碍提供了依据。

(二) 精神疾病治疗疗效及治疗方法的荟萃分析

2014 年《美国医学会杂志精神病学分册》(JAMA Psychiatry)上发表的一篇荟萃分析明确了精神疾病药物治疗和心理治疗的有效性和安全性[6]。该文章对 62 个荟萃分析进行荟萃综述,覆盖 20 种精神疾病,包括 639 项试验和 113 833 名参与者。结果发现,精神疾病治疗疗效显著(最大效应量>0.75)者包括:美沙酮治疗阿片类药物依赖,电休克治疗重度抑郁症(MDD),苯二氮䓬治疗睡眠障碍,抗精神病药物预防精神分裂症复发,选择性 5-羟色胺再摄取抑制剂(SSRIs)预防广泛性焦虑障碍和社交恐惧症的复发,安非他明用于成人注意力缺陷/多动障碍,认知行为疗法(CBT)用于强迫症、贪食症和暴食症等。药物治疗在治疗精神分裂症和心境恶劣明显优于心理治疗,心理治疗用于 MDD 复发预防和暴食症上优于药物治疗。在 MDD、社交恐惧症和暴食症治疗中,心理治疗基础上加入药物治疗明显比只有心理治疗更有效。对于恐惧症和暴食症,药物治疗基础上加入心理治疗要优于单用药物治疗。这项大型综述的结果明确了药物治疗和心理治疗在治疗精神疾病中的疗效。

(三) 氯胺酮治疗抑郁症

氯胺酮为谷氨酸受体抑制剂,近年来在抑郁症的治疗中受到很大关注,其作用机制主要为拮抗 NMDA 受体,增加 BDNF、快速激活 mTOR 通路等。一项针对难治性抑郁症患者的随机双盲安慰剂对照交叉研究显示[7],在110min 内接受亚麻醉剂量(0.5mg/kg,40min)氯胺酮治疗的患者,与安慰剂组比较,抑郁症状显著改善($P<0.05$)。在 24h 后氯胺酮与安慰剂疗效差异有统计学意义($d=1.46$,95% CI:$0.91\sim2.01$),在 1 周后 2 组的疗效差距达中度到重度($d=0.68$,95% CI:$0.13\sim1.23$)。在治疗 24h 内,17 例接受氯胺酮治疗的受试者中,12 例(71%)达到有效标准,5 例(29%)达到完全缓解标准。在相当大比例的患者中,其疗效(HRSD21 减分率>50%)相对持久(如大约50%,在72h 保持抗抑郁反应)。6 例受试者(35%)保持疗效至少 1 周;2 例受试者保持无抑郁症状至少 2 周。使用亚麻醉剂量氯胺酮单次静脉滴注在抑郁症患者中,甚至是难治性抑郁症患者中可产生快速及相对持久的疗效。谷氨酸系统代表了抑郁症治疗新的靶标,尤其是着眼于 NMDAR 的药物(如氯胺酮),可以抑制神经递质的释放,或对突触后反应进行调控。氯胺酮为难治性抑郁症提供了一个新的治疗方法,其快速抗抑郁功能使严重的抑郁发作可能得到快速改善而无需等数周或数月,此外,对于其他药物治疗无效,甚至 ECT 治疗无效的患者,氯胺酮仍可能有效。但此药可引起神经精神科的不良反应,氯胺酮治疗抑郁症尚属起步阶段,其长期治疗的安全性尚属未知。

(四) 心理治疗方法在精神疾病治疗中地位的肯定

在美国,心理健康平权法案(由患有双相障碍的前众议员 Patrick Kennedy 推动)和平价医疗法案(奥巴马总统的医疗改革将心理健康平权施行地更彻底)规定保险公司不再允许限制心理疗法的次数。这是精神病学实践一项重大受益,对那些因社会或人际关系而患病的人群(如双相障碍),建议进行长期的心理治疗、短期的药物治疗的策略,同时也是对心理治疗方法在精神疾病治疗中地位的肯定。

（五）遗传学和影像学研究带给治疗的新启示

遗传学与神经影像技术在精神科的应用使寻找治疗反应的标记成为可能，这些药理学预测因子可作为药物治疗的新研究方向，即未来可以只对测试带有相应药物阳性遗传标记的患者给药，提高治疗起作用的概率。

（六）不良反应更少的新药研发

药物研发目前正陷入一个瓶颈，在生物作用机制意义上的新药基本没有，更多是在现有类别的药物基础上的改良以减少药物不良反应。现有的抗精神病药物大多数有心血管不良反应，这些不良反应可能增加患糖尿病、高胆固醇血症、高血压、心血管疾病的发病率及死亡率。目前尝试研制出没有心血管危害的新药，其中三种最新的抗精神病药物——阿塞那平（Saphris®），鲁拉西酮（Latuda®）和伊潘立酮（Fanapt®）——都被证明没有这方面不良反应风险。因此，尽管疗效没有改进，安全性却得到了提高。

（七）神经调控治疗方法的进一步研究

目前应用在精神科临床的神经调控治疗方法主要为电休克/电痉挛治疗（ECT）及经颅磁刺激（TMS）治疗。最新研究显示，高电量单侧电休克（ECT）治疗与更常规的双侧 ECT 疗效旗鼓相当，且认知不良反应更少[8]。该研究是一项非劣性实证研究，共纳入了 140 名重性抑郁发作患者，以 1∶1 的比例随机分入高电量右单侧 ECT（6 倍惊厥阈值强度）或标准双颞侧 ECT，并接受了所需要的多次治疗。ECT 治疗频率为一周 2 次，患者最多接受 12 次 ECT 治疗，平均接受了 8 次。结果显示：两组受试者在治疗应答及缓解方面均无显著差异。总体应答率及缓解率分别为 57% 和 44%。随访 3 个月及 6 个月时，两组患者在复发率方面同样无显著差异。在认知不良反应方面，单侧 ECT 组在即时定向方面优于双侧 ECT 组。因此，针对那些对 2~4 种抗抑郁药应答不佳的患者，ECT 具有一定的优势。特别是对于病情严重、情况欠佳[如持续存在自杀观念、精神运动性迟滞、精神病性症状和（或）液体摄入不足]，需要紧急干预的患者，ECT 可能是起效更快的治疗选择[9]。

通过把磁共振技术与 TMS 治疗相结合对其治疗机制有了新的理解，即靶向磁脉冲可导致横跨脑部的生物化学及连接性的改变[10]。该研究纳入 27 名健康志愿者，给予磁共振（MRI）引导下的间歇性 θ 脉冲经颅磁刺激（iTBS），刺激部位为背外侧前额叶皮质（DLPFC）。结果显示，单次 TMS 治疗即可改变很大范围内的脑区网络的连接功能，尤其是右前脑岛（rAI），而该脑区对于抑郁而言具有关键意义。同时 TMS 可改变脑内神经递质的浓度，例如 GABA，该递质同样与抑郁的发生密切相关。iTBS 所导致的额岛连接功能的绝对变化与 GABA 水平的绝对变化显著相关。

推测 TMS 通过抑制 DLPFC 对 rAI 的影响,iTBS 对于 DLPFC 与 rAI 之间的有效连接产生直接效应,这一功能改变可能由前额叶脑区 GABA 水平的改变所介导。这意味着人们首次了解了 TMS 对大脑的直接效应,人们可以结合每位患者的具体情况更好地开展定制化治疗,换言之,这一疗法有望成为抑郁的个体化治疗手段。

三、国内最新研究进展

(一) 精神疾病指南的修订

《中国精神疾病治疗指南》第一版于 2007 年出版。近年来由中华医学会精神医学分会组织编写修订了精神疾病防治指南,包括《中国精神分裂症防治指南》(第二版)、《中国抑郁症和双相障碍防治指南》(第二版)等,其中《中国精神分裂症防治指南》(第二版)已正式出版,该书从精神分裂症历史概念的演变到 DSM-5 的更新、从生物学病因到发病危险因素、从临床诊断评估到治疗康复策略,系统全面地阐述了精神分裂症的基础理论和专业知识。该书着重对第一版内容进行了更新及修订,增补了国内外新上市的抗精神病药物及最新的临床研究证据、荟萃分析结果和先进治疗理念,同时借鉴了国外精神分裂症治疗指南更新的建议和内容。该治疗指南为临床医师制订合理、有效的治疗方案提供重要参考依据,也能让患者及家属更好地了解疾病相关知识,积极参与到精神分裂症的治疗联盟中来。

(二) 开展精神疾病客观性诊断指标研究,提高精神疾病标准化的诊断率

精神疾病内表型指标研究的探索是近年来精神疾病诊断的重要进展。由北京大学第六医院于欣教授和首都医科大学附属北京安定医院马辛教授牵头,组织了包括北京大学第六医院、首都医科大学附属北京安定医院和北京回龙观医院等在京的主要精神卫生机构及上海市精神卫生中心、四川大学华西医院(成都)和中南大学湘雅二医院(长沙)等其他国内重要精神卫生机构共 6 家单位开展联合攻关,共收集 600 例首发精神分裂症患者和抑郁症患者,全面评估包括精神病理学、神经认知功能、神经系统软体征、神经影像学(MRI)及分子遗传学等多维度的指标,从诊断角度通过系统收集多维度指标,丰富了精神分裂症和抑郁症早期识别的可能途径,为精神疾病的内表型指标的探索研究提供了重要的依据。在中医诊断方面,关于证候群诊断的研究也是精神疾病诊断的重要内容之一。

开展双相障碍患者多维评估技术的研究,评价双相障碍多维评估体系中新型评估工具(临床特征评估部分)识别双相障碍的有效性,神经心理评估工具预测双相障碍功能结局的有效性,并分析相关影响因素;由此评价该评估工具对双相障碍的早期识别和对双相障碍结局的预测价值,以及双相障碍多维评估体系在精神科

临床服务中的意义。

开展抑郁症和首发精神分裂症早期识别技术推广,并在此过程中进一步优化早期诊断指标体系,提高确诊率和治疗率。开发抑郁症的中医证候诊断技术的规范化研究,推广抑郁症中医证候诊断和治疗规范。

引入心理诊断评估系统在抑郁症患者中的应用研究,制订适合我国国情的抑郁症心理动力学诊断评估系统,归纳分析抑郁症的心理动力学特点,为抑郁症早期诊断提供心理动力学指标,纳入指标体系的构建,参与抑郁症早期诊断数理模型的建立。这些心理动力学指标可以帮助医生更加详细和深入的认识抑郁症患者丰富的内心世界,理解抑郁症状的深刻含义,引导医生在关注临床症状的同时,关注抑郁症发生发展的心理过程和心理基础。尤其是在抑郁症状明显临床化之前,做到早期发现、早期诊断和早期干预。为抑郁症制订合理的治疗方案、评估患者的预后提供心理动力学方面的依据,从而提升精神卫生的服务质量,缩短患者的治疗时间,减少治疗费用,促进患者早日回归社会,进而为构建和谐社会做出贡献。

(三) 精神分裂症早期干预的研究

早期干预能够有效减少或延缓精神分裂症的发生,缩短精神分裂症的病程,减轻其社会功能损害程度,改善预后,具有重大的意义,已经引起广泛关注。主要的干预方法包括健康教育、认知行为治疗、监测管理和抗精神病药物治疗等。

(四) 精神分裂症药物维持治疗的研究

精神分裂症是慢性高致残性精神疾病,反复发作或恶化往往是功能残疾的主要因素。通过急性期药物治疗获得病情缓解的患者,如何进行维持治疗达到预防或减少复发目的,是精神分裂症临床实践中亟待解决的循证问题。由于新一代抗精神病药的出现,和现代治疗学的不断进步,相当一部分患者缓解后可以恢复一定的社会功能,甚至能投入到新的生活工作当中。但即使是在应用了抗精神病药治疗 50 余年后的今天,对于如何维持病情平稳预防疾病复发仍存在挑战。精神分裂症患者的药物维持治疗以常用的新一代抗精神病药利培酮为代表,开展了大样本的多中心随机对照试验,验证了新一代药物至少 1 年的足量维持治疗的有效性和安全性,为精神分裂症药物维持治疗的指南提供了循证医学的有力证据,可以促进精神分裂症患者减少复发和回归社会。

精神疾病换药和增效治疗的研究。使用新型不典型药物(如利培酮、奥氮平、阿立哌唑、喹硫平、齐拉西酮等)的过程中,如何实现有循证依据的个体化选药和换药是目前临床治疗领域面临的主要瓶颈。同时对于难治或者伴有其他症状的患者,如何采用增效治疗或者合并用药也需要进一步的规范。

(五) 非药物治疗技术的开发

服用精神药物是目前最广泛采用、研究最深入的预防精神疾病复发的方法,坚持服用精神药物可使复发率减少一半左右。尽管如此,单纯应用药物对预防复发的临床效果仍不令人满意。另外,临床工作中,很多患者也表达出希望获得除药物治疗外的干预治疗的意愿。国外研究表明,单独使用有效的心理治疗能够起到与药物维持治疗相当的预防复发的效果,而心理治疗联合药物治疗能起到更好的预防效果,除此之外,患者教育也能起到不错的效果。为了提高难治性患者的治疗效果,康复技术和各种心理治疗如认知行为治疗、认知矫正治疗、家庭治疗等心理治疗手段不断开发和推广应用。在精神疾病的康复技术研究中,目前的发展趋势是有关精神分裂症的治疗、康复措施正在逐步发展,其中一些治疗如抑郁症康复技术对患者的某些(类)症状具有一定疗效。认知行为治疗作为近年来新出现的心理治疗技术,其在抑郁症治疗中的疗效已得到初步验证,其治疗双相障碍和精神分裂症的疗效正在研究中,已有令人乐观的结果。脑刺激治疗技术包括脑深部刺激(DBS)、无抽搐电痉挛治疗、经颅磁刺激治疗、直流电刺激治疗、磁惊厥治疗、迷走神经刺激等非药物治疗技术成为国内外研究的热点。其中磁痉挛治疗作为一种新型抽搐疗效,兼具电抽搐治疗和重复经颅磁刺激治疗的疗效和治疗优势,已日益成为国际研究热点。

(六) 精神疾病个体化治疗方案的提出和探讨

药物治疗是精神疾病最主要的治疗手段之一。经过60年的发展,已经开发上市的与精神疾病临床治疗有关的药物已经达到130余种。这些药物对于很多精神疾病或其临床症状具有治疗或缓解作用。但是,到目前为止,药物的选择及用药剂量的调整仍然属于传统的"误打误撞性(hit-or-miss)"。由于精神药物的体内代谢和治疗效应存在明显个体差异,采用这种给药方式,医生需经过多次调整,才能找到适合患者个体的有效药物;才能确定疗效较好、较少的用药剂量。如何针对患者的不同情况,合理选择和使用精神药物,实现精神疾病的个性化用药,已经成为临床精神病学领域的研究热点。个体化用药是临床合理用药的核心和未来发展方向,已逐渐在抗肿瘤药、免疫抑制剂、抗血小板药、抗癫痫药等治疗领域得到应用,并取得良好效果。药物基因组学的发展为研究遗传变异对药物体内代谢和治疗效应的影响提供了前提条件,为制订个体化用药方案提供了可行性,尤其在药物选择上意义更大。同时,群体药动学/药效学研究方法日趋成熟,为个体化用药的精确定量分析提供了手段,尤其在个性化药物剂量滴定上意义重大。将药物分析技术、基因分型技术与群体药动学/药效学研究相结合是解决精神疾病个性化药物治疗的发展方向。

对精神疾病个体化治疗方案进行了探讨,其发展趋势可以概括为以下三个方面:一是精神药物的治疗药物检测,即通过定量检测患者服药后的血清/血浆药物浓度,指导临床用药剂量的调整,以便提高疗效,减少不良反应,并避免药物过量中毒。二是药物基因组学研究,即通过对患者药物代谢酶及相关受体、转运体、离子通道等相关基因的基因型分析,用于指导精神药物的选择及剂量的调整。三是群体药动学/药效学理论及技术在精神疾病药物治疗中的应用,即通过对影响精神药物临床效应的相关因素进行综合分析,运用群体药动学/药效学理论,建立计算机模型,求算特定患者的药代动力学参数,指导药物的剂量调整。

(七) 制定抑郁症中医诊疗方案和临床路径,规范抑郁症中医诊疗

针对中医诊疗过程中的关键和难点,即中医证候诊断进行了规范和标准化,制定了《抑郁症中医证候标准化诊断操作量表》和《抑郁症中医证候诊断标准化操作流程》,进而制定了《基于靶证候的抑郁症中医临床诊疗指南》。推广应用的结果初步显示:《抑郁症中医证候标准化诊断操作量表》具有较高的特异度和敏感度,具有规范性和可操作性;在此基础上进行的中医药辨证治疗,对于轻中度抑郁症患者疗效确切,患者具有良好的满意度和接受度。

(八) 心理治疗技术的开发和推广应用

各种心理治疗联合药物治疗对难治性患者的治疗效果研究日益成为热点。各种心理治疗如认知行为治疗、认知矫正治疗、家庭治疗等心理治疗手段不断开发和推广应用。特别是认知行为治疗作为近年来新出现的心理治疗技术,其在抑郁症治疗中的疗效已得到初步验证,其治疗双相障碍和精神分裂症的疗效正在研究中,已有令人乐观的结果。

四、北京最新研究进展

(一) 数据平台的建立

2009年开始,北京市科学技术委员会启动了重大疾病临床数据与样本资源库建设。目前北京安定医院精神疾病资源库经过5年的建设,建立了规范体系,建成了集临床医疗与科学研究于一体的常见精神疾病的临床数据和样本资源库,为开展精神疾病的预防及诊断研究提供了持续发展的平台。收集保存了一定数量的临床资料信息和生物样本,目前所收集的病种包括抑郁症、精神分裂症、双相情感障碍。这些数据平台的建立将为掌握精神疾病的临床资料、开展临床研究和生物学研究奠定基础,为指导精神疾病防控和临床治疗提供依据。

（二）开展感觉门控缺陷及其易感因素的研究

以前脉冲抑制缺陷为切入点,开展了高密度脑电、磁共振成像的神经环路机制研究,寻找精神分裂症或精神病早期识别或治疗转归的生物标志物,开发精神病早期干预的个体化脑调控治疗模式。前脉冲抑制范式是纯粹客观指标,既能考察感觉门控缺陷又能量化注意缺陷,灵敏度的效应尺度也由中度提升到高度,这将是实现精神分裂症研究重大突破的基础之一。

（三）磁共振技术在精神疾病研究中的应用

利用多模态磁共振技术,北京安定医院脑影像实验室在抑郁症不同临床期、抑郁症遗传内表型、双相障碍与单相抑郁的鉴别等方面进行探索性研究,发现岛叶介导神经环路异常参与情感疾病的发病[11]。

（四）疾病自我管理体系研究

慢病的自我管理近年来逐步在心境障碍患者中开展,通常借助移动医疗手段对患者的病情实时监测和评估,这将有助于患者完成全病程治疗和获得综合治疗。对于监测疾病的复发,早期发现,早期干预,降低自杀风险。

（五）量化治疗技术在抑郁症自我管理中的应用

在既往首发基金资助的抑郁症的全程量化治疗的随机对照研究顺利开展的基础上继续开展心境障碍量化治疗的相关研究,大量使用患者自评工具,减轻研究人员的工作负担,增加其向综合医院和社区推广的可行性。

（六）神经调控技术在精神疾病治疗中的开发和应用

与功能神经外科合作,开展 DBS 治疗精神疾病的相关研究,并开展一系列的深入研究。此外,在 TMS 治疗方面,国外研究显示大部分对 TMS 治疗产生应答的难治性抑郁患者在为期 1 年的随访中仍处于较理想的状态,TMS 没有记忆损害,患者每次治疗结束后甚至可以直接驾车回家。由于其治疗特性,急性期治疗需要患者每日接受治疗。而既往 rTMS 仪器体积较大,仅能在医疗机构开展治疗,限制了患者对于该项治疗的可获得性。目前国内出现了便携式 rTMS 仪器,拟开展相关研究。

（七）中西医结合技术在精神疾病诊治中的应用研究

建立了中西医结合常见精神系统疾病的中医理论模型、研制辨证分型量化标准、制定诊疗规范、构建中医疗效评价体系,以解决中医发展的基础问题;增加科研的临床转化,开发了石黄清热口服液等中医制剂,解决中医治疗精神系统疾病的临床疑难问题。

(八) 精神分裂症早期诊断及高危人群早期预警技术工具包的研制

应用经过筛选的早期诊断指标体系,形成了在三级精神卫生机构均有应用价值的早期综合诊断工具包,提高了各级精神卫生服务机构对精神分裂症的早期确诊率;对各级诊断工具包初步实现移动化,进一步完善后有望提供更大范围的移动健康服务。探索了精神分裂症超高危人群的预警指标体系,提高了精神分裂症的早期识别和检出,为下一步的早期干预从而避免精神病发作做好了技术准备。降低精神分裂症维持治疗期的复发率并减少疾病负担,降低精神分裂症超高危人群发病造成的疾病负担。

(九) 形成和推广应用康复适宜技术

围绕精神疾病全病程治疗和康复的目标,建立针对三级医院、二级医院、社区、家庭的康复技术,包括精神分裂症社区康复技术、抑郁症社区康复技术,主要技术包括药物自我管理技术、症状自我主要技术,包括药物自我管理技术、症状自我管理技术、回归社会技能训练、自伤自杀预防技术。课题使用多种培训形式,建立了一支规范应用本项技术的基层精防专业队伍,在三级医院、二级医院、社区卫生服务中心进行推广,每个医院和社区均可独立开展本技术,提高了相关基层单位对抑郁症防治康复技术的掌握,有利于提高北京市社区精神疾病防治康复服务水平,降低了精神分裂症和抑郁症的复发率、再住院率及致残率,提高了患者的服药依从性和生活质量,减轻了家庭和社会负担。

(马 辛 任艳萍 潘伟刚)

参 考 文 献

1 沈渔邨. 精神病学. 第五版. 北京:人民卫生出版社,2009.

2 Harvey AW, Louisa D, Jürgen R, et al. Global burden of disease attributable to mental and substance use disorders:fi ndings from the Global Burden of Disease Study 2010, Lancet, 2013, http://dx. doi. org/10. 1016/S0140-6736(13)61611-6.

3 马辛,闫芳,郭红利,等. 北京市精神疾病流行病学调查报告(内部资料).

4 Jing L, Fang Y, Xin M, et al. Prevalence of major depressive disorder and socio-demographic correlates:results of a representative household epidemiological survey in Beijing, China. Journal of Affective Disorders ,2015, 179(2015):74-81.

5 郑毅,崔永华,等. 北京市怀柔区中小学生精神障碍流行病学调查. 中华医学会精神医学分会第十二次全国学术会议文章. 2014.

6　Huhn M, Tardy M, Spineli LM, et al. Efficacy of pharmacotherapy and psychotherapy for adult psychiatric disorders: a systematic overview of meta-analyses. JAMA Psychiatry, 2014, 71(6): 706-715.

7　马云, 毛佩贤, 任艳萍, 等. 氯胺酮治疗难治性抑郁症的进展及机制. 中华精神科杂志, 2014, 47(3): 183-184.

8　Unilateral Equal to Bitemporal ECT in Depression. European College of Neuropsychopharmacology(ECNP).

9　Cleare A, Pariante CM, Young AH, et al. Evidence-based guidelines for treating depressive disorders with antidepressants: a revision of the 2008 British Association for Psychopharmacology guidelines. J Psychopharmacol, 2015, 29(5): 459-525.

10　Scientists show how magnetic pulses change the brain in treatment for depressed patients: may open door to individualised treatment. Media Release: European College of Neuropsychopharma.

11　Chun-Hong L, Xin M, Xia W, et al. Regional homogeneity of resting-state brain abnormalities in bipolar and unipolar depression. Progress in NeuroPsychopharmacology & Biological Psychiatry, 2013, 41(4): 52-59.

第10章 骨科疾病领域国内外研究进展

一、最新流行概况

随着科技和医学的进步,很多疾病得到了有效的控制,但是创伤患者有增无减。目前,全世界每年创伤患者数量超过千万,2012年因创伤导致的死亡人数有500余万,约占全球总死亡人数的8.8%[1]。在我国,创伤为主要死亡原因,在城市和农村地区一直稳居死亡原因的前5位,每年创伤患者达到百万人,2012年因创伤而导致的死亡人数为60余万[2]。在美国等发达国家,创伤仅次于心血管疾病和肿瘤,位居死亡原因第3位。创伤已成为威胁人类生命与健康的突出问题,且带来沉重的经济负担与社会压力,创伤后人群在随后的1年甚至多年后仍具有较大的医疗服务需求。创伤部位以颅脑最多(32.04%),其次为四肢(32.02%)。在创伤患者中,单发伤约占81.8%,多发伤占18.2%。由于人口老龄化问题的加剧,老年患者的比例增加,以跌倒扭伤所致的腕部和髋部损伤为主,且以绝经后妇女为多。Cooper等提出至2050年,全球将约有626万人遭受髋部骨折,其中50%以上将发生在亚洲。而目前我国老龄人口约为1.2亿人,以髋部骨折发生率为16%~20%计算,每年大约有200万人群发病。约20%的老年髋部骨折患者在骨折后的6个月内死亡,1年内死亡率达到30%,而致残率高达50%。

2011年,全世界有150万例膝关节置换术,100万例全髋关节置换术。在英国,2005~2010年全髋关节置换术增长了16%;美国2005~2030年全髋关节置换术有望增加174%,高达572 000例,每年翻修术增加60%,从100 000例中的9.5例增加至15.2例。一些患者没有达到最佳的效果,并发症可能导致难治性疼痛,对个体健康有显著影响。翻修术比初次手术费用更贵,随着关节置换术的增加,翻修术必然也会随之增加。脊柱和关节病作为一种全球重要疾病,也同样是危害我国人民健康的重大疾病。

骨肉瘤是最常见的骨原发恶性肿瘤,年发病率为(2~3)/100万,发病总数占人类恶性肿瘤的0.2%,占原发骨肿瘤的11.7%。骨肉瘤好发于青少年,大约75%的患者发病年龄在15~25岁,中位发病年龄为20岁,小于6岁或者大于60岁发病相对罕见。该病男性多于女性,比例约为1.4:1。软组织肉瘤的年发病率为(2.4~5)/10万,约占成人恶性肿瘤1%,约占儿童恶性肿瘤15%。软组织肉瘤可以发生于任何年龄,好发年龄在30~50岁,男性略多于女性,约60%发生于肢体部位,19%发生在躯干部,其他部位还有腹膜后、颈部等[3]。

手外伤发生人群在年龄和性别方面存在明显差异。在年龄方面,各个年龄段均有发生,但主要多发生于青壮年人群,18~39 岁青壮年所占比例约为 82.3%[4],此类人群是经济活动和社会生产的主要参加者。在性别方面,男性所占比例高于女性[5]。从以上环境分布来看,应把手外伤的预防重点放在工作场所及室内。手外伤的发生存在很明显的行业分布差异,主要分布在机械制造、建筑及服务行业,其他行业分布相对较少[6]。我国内地手外伤主要分布在机械制造(3.4%)、采矿(9.3%)和建筑(77.5%)等行业[7]。手外伤虽然不会危及到患者的生命,但其手部功能的受限或丧失,会严重影响患者以后的工作,并给社会和家庭造成巨大的经济负担。在荷兰,手外伤是最昂贵的损伤类型,每年花费的治疗费用约为 7.4 亿美元[8],劳动人口中约有 50% 的手受伤发生在工作环境中,每年英国花费在治疗手外伤方面的直接医疗费用高达 1 亿英镑[9]。

二、国际最新研究进展

(一) 2014 年美国骨科医师协会发布老年髋部骨折治疗指南

既往研究显示,髋部骨折尤其是老年人髋部骨折发生率较高,全世界范围内,每年髋部骨折人数高达 170 万。老年人髋部骨折可致其长期卧床、失能、生活质量下降、死亡风险增加等,且需要花费巨大医疗费用。髋部骨折预后与老年人自身身体状况、经济能力、治疗方案、临床医师决策等密切相关,基于此,AAOS 医师志愿者工作组制作了该临床实践指南,针对 65 岁以上老年人群,通过对当前术前准备、手术时机、血栓防治、麻醉方法、镇痛、预防性使用抗生素、骨折内固定方法、营养支持和康复等最佳证据进行系统综述,最大限度地消除偏倚,旨在为骨科医师提供最佳推荐和指导,以改善老年人髋部骨折预后和生活质量[10]。除了推荐的临床实践以外,指南中也提到了文献及所在地区本身的局限性,这有待于将来的进一步研究。

(二) 生物力学研究

在骨创伤生物力学研究领域,逐渐由早期的动物实验和大体研究转变成计算机模拟和数值分析等方法研究,研究模式在不断变革创新。利用影像学数据采集模式获取磁共振(MRI)或 CT 检查的原始数据,通过高仿真度非线性三维有限元分析与先进的生物力学离体标本测试手段,探讨骨与关节的非线性力学特征,可为骨与关节稳定性评估、骨与关节功能重建、骨科内植物的研制、关节假体设计等临床重点难点问题提供重要的理论指导[11,12]。上述基础领域研究有力地支持了临床诊断治疗的需要,为提高创伤骨科临床诊断治疗水平创造了先觉条件。

(三) 数字骨科技术

近年来,数字技术的飞速发展为骨科疾病的临床治疗与基础研究提供了新的手段。目前应用于创伤骨科的数字技术包括医学影像处理与三维建模技术、虚拟手术仿真技术、计算机辅助设计(CAD)与计算机辅助制造技术(CAM)、计算机辅助骨科手术技术等。

1. 医学影像处理与三维建模技术

在传统骨折诊断治疗过程中,手术复位及固定的标准主要依据术前 X 线、CT 扫描及术中透视结果。但对于复杂的骨盆、髋臼骨折而言,由于涉及周围重要的神经、血管等组织,手术风险较大。因此,利用计算机图像处理技术对患者的图像信息(如术前 X 线片、CT、MRI 资料)进行分析、处理,建立骨关节三维重建模型,可以直观地显示骨盆髋臼骨折的实际情况,为复杂骨折的准确诊断和精确治疗提供很好的参考依据。

2. 虚拟手术仿真系统

虚拟手术仿真系统不仅可以进行术前计划及手术模拟,而且也适合作为教学工具用于低年资医师和研究生的培训。在手术开始之前,手术医师可以浏览手术部位的三维重建图像,从而明确认识手术部位及毗邻区域的解剖结构,然后确定手术规划及手术方案,使手术方案构思更加客观、可定量,并可为手术组成员共享。规划完成后,医师可以在三维图像上进行手术模拟操作,验证手术方案的正确性。特别是在创伤骨科最具有挑战性的骨盆及髋臼骨折治疗中,采用虚拟手术仿真系统可以辅助医师熟悉局部解剖和制订术前规划,对最终提高手术效果具有非常重要的作用。

3. 3D 打印技术在骨科的手术辅助、骨科材料及生物活性骨组织替代物等领域的应用

3D 打印技术在骨科的应用主要是以下几种:①1∶1 实物模型的制作:帮助医生与患者及家属交流,为患者和医生提供触觉与视觉上的体验,在疾病的诊断、术前手术方案的设计、术前手术操作的演练、术中辅助手术操作及术后恢复等方面拥有良好的应用前景和极高的应用价值。②骨科手术辅助材料的打印:3D 打印产品最突出的特点是精准、复杂成型、个体化,这正好符合医生的要求。现在 3D 打印的骨科器械及材料工具主要有个性化手术工具中最为典型的手术置钉导板,包括骨盆导板、关节导板、脊柱导板等[13]。③骨科内置物材料的打印:3D 打印骨科内置物替代骨组织包括两种,一种主要起支撑作用,第二种不仅起支撑作用还富有生物活性。利用 3D 打印技术制备的生物支架,丰富的材料保证了支架具备很好的生物相容性,而且支架孔隙的大小、形状更加符合种植细胞的迁移、增殖与分化,能够为组织缺损的修复提供优良的环境,同时现有打印的富有生物活性骨骼替代物主要为支架,尚处于研究及初步应用阶段,打印的支架混有生物活性物质(如细胞或生长因子等)或者直接由细胞打印成的物质[14]。

4. 计算机辅助骨科手术导航系统

计算机辅助骨科手术导航系统最早应用于脊柱外科,在骨折复位的应用研究较晚,但已经体现出许多不可替代的优越性。目前该技术已逐渐应用于骨科各个领域,计算机辅助导航系统在骨肿瘤治疗方面的应用为骨肿瘤的治疗带来了极大的便利[15]。一是切除精确,对于肿瘤的局部治疗效果好,而且能保留更多的正常组织,从而保留更多肢体功能;二是重建精确,根据切除的标本形状、大小就可以重建出相似形状、大小的假体,使得骨肿瘤的切除和重建均较之以前更为准确,保留患者更多组织和功能,而并未增加肿瘤复发风险。个性化、精确化、微创化是未来创伤骨科发展的重要方向,而数字技术在创伤骨科的临床应用与基础研究仍属于持续飞速发展的技术革命进程中创伤与急危重病医学的起步阶段,相信随着不断创新与发展,数字技术将进一步推动创伤骨科走向由外科医生辅助下机器人主导手术的极微创手术时代。

(四) 2014 年骨肿瘤 NCCN 指南发布

新版 NCCN 指南,除了对骨肉瘤、尤文肉瘤、软骨肉瘤有更新外,还增加了骨巨细胞瘤、脊索瘤的诊疗指南。

骨巨细胞瘤是一种良性肿瘤,占原发骨肿瘤的 3% ~ 5% ,而在中国,约占所有原发骨肿瘤的 13.7% 。NCCN 指南指出:对于可切除的病例首选切除;但对于不可切除的中轴骨病变,或者虽然可切除、但切除后会发生不可接受的病残率的病例,对于非手术治疗后能够获得稳定或改善的病例,推荐进行非手术治疗。

对脊索瘤进行充分外科边界的广泛切除是最佳的治疗方案。放疗可以与手术结合来提高局部控制率。NCCN 建议:对于可切除的经典型或软骨样型脊索瘤,肿瘤部位不同,治疗方法也不同,对进展的脊索瘤进行手术治疗,可辅助放疗或药物治疗。对于药物治疗,NCCN 推荐的药物包括伊马替尼、顺铂、西罗莫司、埃罗替尼、西妥昔单抗和舒尼替尼。对于复发的 EGFR 阳性的脊索瘤患者,将拉帕替尼也列为一种可选择的药物。2013 年时曾将西妥昔单抗作为推荐药物,但 2014 年又将其删除。

(五) 新的脊柱和骨关节病规范化治疗指南发布

基于循证医学研究结果形成指南,规范临床诊疗和临床路径已经成为发达国家通用模式,对临床工作的指导和未来的科学研究均具有重要意义。北美脊柱外科学会(NASS)2013 年发布《退变性腰椎管狭窄症诊疗指南》,对退变性腰椎管狭窄症(DLSS)诊疗关键问题提出循证医学研究建议。美国骨科医师协会(AAOS)在 2013 年发布了基于循证医学证据的第二版的膝关节骨关节炎治疗指南;而美国风湿病协会(ACR)也不断更新在骨关节炎防治和药物治疗方面的指南;英国国家卫生与临床优化研究所(NICE)也定期发布骨关节炎的诊疗指南。在指南中对现行的主要诊疗方法明确提出推荐与不推荐意见。

(六) 椎间盘再生技术未来有望应用临床

尽管椎间盘再生治疗主要还停留在基础研究阶段,但可喜的是已经有人在临床上进行了有益的探索。Meisel 等的研究证实了自体椎间盘软骨样细胞移植安全、有效。Putzier 等的研究进一步提供了动力固定能够促进椎间盘再生的证据。Klein 等报道将糖胺多糖和混有高渗葡萄糖和二甲基亚砜的硫酸软骨素溶液注射到患者椎间盘内,12 个月后各种疼痛和功能指数均有大幅改善。Pfeiffer 等使用透明质酸在猴子椎间盘退变模型上取得了良好的再生效果。Miller 等使用高渗葡萄糖溶液注射到疼痛退变的椎间盘内,也取得了良好的效果。目前对椎间盘再生各种策略的初步研究结果及最近的临床试验均显示了良好的临床应用前景。然而,真正将研究应用到临床还有很多理论和实际的问题需要解决。今后的椎间盘再生研究要以解决临床实际问题为研究基础,综合基础研究、组织工程学、生物技术、生物力学、心理学、影像学和外科手术,来全面探索椎间盘退变机制和治疗的介入手段,以期能够系统地建立起椎间盘再生治疗的临床应用体系。

(七) 掌腱膜挛缩

近几年,手外科的一项重要进展就是胶原酶的引入,用来替代手术切除治疗掌腱膜挛缩。美国航空历史学会(AAHS)的一篇文章研究了循环胶原酶治疗。对 643 位患者(被治疗关节数为 1000 多个)进行了术后随访,每年一次,至少连续三年。随访结果显示,49% 的关节出现挛缩复发,角度 20°或者更大,甚至比最初治疗前更为严重。通过回归分析其影响因素,得到的一些重要因素($P<0.05$)包括双侧发病、初始总挛缩(所有受影响的关节总和)>110°、阳性家族史及年龄超过 65 岁。当然,这些因素也会影响其他治疗方法的复发率。但是在未来,通过分析不同治疗方法的复发风险,根据患者特异性,可以通过筛检来选择并发症及复发率最低的一种治疗手段[16]。

(八) 腕管综合征

腕管综合征(carpal tunnel syndrome,CTS)仍然是迄今为止最常见手外科问题和文献报道常见的焦点,每年有近 600 000 例这样的手术[17]。当腕管综合征患者有严重的鱼际肌萎缩并且在电诊断测试中缺少运动传导时,往往问题就出现了,如通过肌腱移植来使拇指复位是否会立即有效用,等待腕管综合征后的运动恢复是否明智。美国手外科学会(ASSH)的一项研究中,共 214 位患者术前肌电图缺少运动单位电位,对其中 109 位患者进行了一年多的跟踪,未发现并发症如糖尿病、血液渗透。在后续的随访中,这 109 位患者有 57 位恢复了运动单位电位。这组患者中有 11/12 的患者年龄在 50 岁以下。在年龄超过 70 岁的患者中,13/29 的患者得到恢复。鉴于这些结果,以下的做法是否是可取的:等待 50 岁以下患者恢复的同时,辅导 70 岁以上患者,这样就有 1/2 自我恢复的可能[18]。

AAOS 的一篇文章提出了电反应诊断研究是否有助于腕管综合征治疗的问题。先前的研究显示,尽管这类方法与更好的临床疗效有关[19],但是电诊法却与更好的诊断不相关[20]。一项新的研究结果,显示电诊法的应用导致了 19% 的患者临床计划重要改变,根本原因是这项测验显示了疾病比最初估计的要更轻;或者是另一种原因,如潜在神经病或神经根病的存在。未做测验的最终 85% 做了手术,做了测验的只有 72% 做了手术。

究竟腕管松解后什么才是最合适的术后管理模式? 这个问题是有争议的,有些外科医生更偏重于固定,另外一些则认为早期活动更好,还有其他观点,如特殊锻炼或治疗、激光治疗或电疗。最近一项系统综述[21],纳入 20 篇 RCT 文献,提示这些干预都没有重要的临床差异性。尽管其中的一些方法有微小的改变,但研究者同时声明研究质量越高,显著性差异的概率就越小。

(九) 小儿骨科疾病治疗的培训和指南

2014 年,多项针对提高小儿骨科疾病治疗效果的研究报告得以发布。其中北美小儿骨科学会着重关注了如何大力改善患者的安全和价值这个问题,并于 2014 年主办了重在关注质量、安全和价值的单日培训课程。此外,该组织现正致力于组织此领域的年度会议。

美国骨科医师协会最近批准了针对小儿骨科领域的临床试验指南,该指南主要是关于小儿肱骨髁上骨折的诊断、早期治疗及其使用标准,从而为改善小儿骨科的治疗和护理做出努力。

(十) 青少年脊柱侧弯

2014 年,青少年特发性脊柱侧弯支撑试验(BrAIST)研究取得了重要研究成果[22]。此试验是随机对照试验,用于确定支柱是否能够防止青少年脊柱特发性脊柱侧弯在成长过程中会恶化至需要手术进行治疗的程度(≥50°)。此研究结果证明了支具在防止脊柱侧弯发展为需要手术治疗程度上的显著优势,研究结果也说明了顺应性的提高与成功率密切相关。另外,目前的支具在临床使用中会导致某些患者的过度治疗问题,因为有的患者永远不会达到需要手术治疗的程度。最近的一些观察研究也得到了类似的结果。希望未来对 BrAIST 试验结果进行进一步的分析，从而将是否能从支具中获益的患者进行分类治疗。

非手术治疗手段的成功提高了对其他非手术治疗脊柱侧弯方式的研究兴趣，如可替代支撑物设计、协议支撑，以及针对脊柱侧弯的特定练习方案等。BrAIST 专门对刚性胸腰骶支具进行了测试。另外一个支具公司 SpineCor 主要通过定位肩带和患者的主动运动来矫正脊柱侧弯。

(十一) 膝关节运动损伤

1. 前交叉韧带重建

大量研究对比单束和双束前交叉韧带(ACL)重建的效果，但到目前为止，没有研究能够展示出令人信服的证据来说明哪项技术更优[23]。ACL 部分断裂(单束断裂)后保留残存 ACL 是否有意义尚存在争议。Hong 对 90 例患者进行了前瞻性研究，随访期两年，结果显示 ACL 残端保留与否并不影响膝关节的稳定性、ACL 移植物表面滑膜再覆盖(血管化)和本体感觉的恢复[24]。ACL 重建术选择自体还是异体移植物仍存争议。Ellis 提倡使用自体移植物，尤其是对于年轻患者，通过比较在骨骺成熟人群中使用自体和异体骨-髌腱-骨行 ACL 重建术后再手术率，结果显示术后一年异体移植物再手术率为 35%，而自体移植物仅 3%[25]。推迟重建手术时间有增加其他关节结构损伤风险，特别是内侧半月板。对 1252 例成人患者断面分析发现推迟重建手术增加内侧半月板及软骨损伤发生率；儿童患者结论也一样，此外自觉关节不稳、BMI 指数高增加儿童患者内侧半月板、软骨损伤发生率。

2. 后交叉韧带重建

部分单纯后交叉韧带(PCL)损伤或者合并其他韧带损伤的 PCL 损伤往往需要手术重建，有文章探讨手术技术和相关解剖标志以达到解剖重建的目的。对于双束重建，他们建议将前外束股骨隧道定位于关节软骨边缘，将后内束股骨隧道定位于关节软骨近端 8.6mm 处，该位置恰恰位于内侧髁间嵴远程。对于单束重建，股骨隧道应定位于前外束和后内束解剖止点的中点[26]。

3. 半月板

一项荟萃分析纳入的 13 项研究均随访 5 年以上，结果显示从外向内技术、从内向外技术和全内缝合技术失败率相似(22.3% ~ 24.3%)。对于第三代全内缝合技术，目前尚无长期结果报道[27]。对于特定人群，半月板移植是合适的治疗选择，目前研究支持该项技术在运动员人群中应用，其短中期疗效良好。Chalmers 等[28]回顾了 13 例高水平运动员行半月板移植的临床疗效，平均随访 3.3 年，术后 77%的患者重返受伤前职业运动，另外 23% 因半月板损伤再次行半月板相关手术。

2012 年亦有关于半月板生物支架的相关报道,2 年随访效果良好,但该技术仍属于新兴技术,中长期效果仍不明朗[29]。

(十二) 肩关节运动损伤

1. 肩袖损伤

肩袖损伤的修复技术目前研究较热门。Lapner 等比较了单排与双排固定技术,发现术后 2 年两者肩袖疾病评分指数(WORC) 评分及美国肩肘评分(ASES)无明显差异[30],而双排技术在小撕裂术后 MRI 愈合证据较佳。多位学者研究发现单排或双排固定术后临床疗效、MRI 无明显差异。有学者发现撕裂>3cm 时,双排固定术后肌力恢复更佳。Chahal 对富血小板血浆能否增加肩袖愈合率进行系统综述,结果显示无论是再撕裂率还是各种肩关节评分,使用富血小板血浆未见明显收益[31]。最近一项前瞻性临床对照研究使用 MRI 进行两年期的随访,结果显示对于巨大肩袖损伤,异体真皮细胞移植物能够增加愈合率[32]。

2. 肩关节不稳定

首次肩关节脱位治疗,Chahal 等系统回顾比较了关节镜 Bankart 修复、悬吊制动和关节镜清理三种方式,发现关节镜 Bankart 修复优于后两者,提示急诊 Bankart 修复治疗首次脱位可能是合理选择[33]。骨性不稳定即使对于经验丰富的肩部医师来说也是挑战,肩关节盂增强术式多样,疗效不一。既往认为 Latarjet 手术无效,近期再度流行,术后无再脱位、再手术者,88% 疗效良好,26% 主观肩评分增加,61.2% 影像学上无骨性关节进展[34]。既往关节镜下治疗关节盂骨缺损失败率较高,但随着新技术的不断出现,该项难点正被逐渐突破[35,36]。而对于肱骨侧骨缺损,目前 Remplissage 技术临床应用明显增多[37]。

(十三) 髋关节运动损伤

髋臼撞击综合征(FAI)是近期髋关节研究热点。目前很多研究强调诊断髋臼股骨撞击综合征(FAI)是病史和体查相结合的重要性[38]。但是 FAI 及髋臼唇损伤的诊断仍是难点。一项系统回顾研究显示物理试验无法准确诊断 FAI 或髋臼盂唇损伤。对无症状志愿者前瞻性研究发现 1.5T MRI 平扫发现有 80% 臼唇损伤,21% 髋臼唇囊肿[39]。

一项系统回顾研究显示,结合临床症状及影像学,关节镜治疗 FAI 手术指征仍不明确。现仍缺乏高质量研究证实关节镜治疗 FAI 的有效性。

(十四) 冲击波在骨科中的应用

再生治疗是现代医学的重要分支。基础研究已经证实冲击波在刺激生物活性方面的有效性,作用方式包括细胞内和细胞-基质之间反应。这些反应是目前冲击波临床上应用的基础,在骨科方面,冲击波应用于多种疾病,包括骨坏死、骨折不愈合、跖筋膜炎等末端病,可以部分替代手术治疗[40]。

三、国内最新研究进展

(一) 中国骨科创伤患者围术期静脉血栓栓塞症预防的专家共识

静脉血栓栓塞症(venous thromboembolism,VTE)是创伤患者常见并发症,也是导致患者围术期死亡的主要原因之一。该共识由中华医学会骨科学分会创伤骨科学组基于《中国骨科大手术静脉血栓栓塞症预防指南》制定。该共识从 VTE 发病机制、基本预防、物理预防和药物预防等方面阐述针对 VTE 的预防措施,对临床起到指导意义[41]。

(二) 骨盆髋臼骨折的治疗

近年来,Stoppa 入路得到国内创伤骨科医生的关注,北京积水潭医院创伤骨科率先开展该术式,取得了满意的临床效果[42]。之后开始大量临床应用。经皮螺钉固定在一些特殊类型的骨盆和髋臼骨折治疗中应用得越来越多,北京积水潭医院开展的二维透视导航下治疗骨盆和髋臼骨折[43]的研究表明,使用透视导航技术手术治疗骨盆和髋臼骨折,可使手术更加精确,安全有效,并且可以减少手术时间和 X 线暴露时间。上海市第六人民医院[44]和山东省立医院等开展的三维 C 臂透视导航治疗骨盆和髋臼骨折表明,使用三维透视导航可更高地提高螺钉置入的精确度,减少切口长度与出血量,降低手术对患者的损害,减少术后并发症的发生,有利于患者功能康复。

(三) 经典型骨肉瘤临床诊疗专家共识发布

中国临床肿瘤学会肉瘤专家委员会和中国抗癌协会肉瘤专业委员会组织了骨肉瘤诊治领域的相关专家,以循证医学证据为基础,综合分析并评价了国内外相关文献资料,进行了 5 次讨论和修订,最终形成了该共识。

经典型骨肉瘤占所有骨肉瘤的 80%,常见发病部位是股骨远端和肱骨近端。推荐治疗原则:①新辅助化疗对局限性病变有效;②不能耐受高强度化疗的骨肉瘤患者,建议即刻手术;③手术外科边界应较广泛;④术后化疗可明显提高患者生存率;⑤广泛切除术术后病理证实术前化疗反应好者,术后应继续术前化疗方案;⑥广泛切除术术后病理证实术前化疗反应不好者,术后应改变化疗方案;⑦术前化疗后仍然不能切除的肿瘤,可行放疗;⑧肺转移者经与胸外科医师分析讨论后认为可以完全切除者,预后接近未转移者。

(四) 肢体软组织肉瘤临床诊疗专家共识发布

中国临床肿瘤学会肉瘤专家委员会和中国抗癌协会肉瘤专业委员会共同组织了软组织肉瘤诊治领域的相关专家,以循证医学证据和推荐指南为基础,综合分析并评价了国内外相关文献资料,结合国内各中心的经验,最终形成了软组织肉瘤临床诊疗专家共识。

当前我国软组织肉瘤治疗迫切需要解决的是规范化问题,而国际上,热点是如何在现有基础上进一步提高生存率,提高患者生活质量。目前,治疗软组织肉瘤的新药层出不穷,尤其是靶向药物治疗方兴未艾。这些研究成果,很多是得益于全球多中心合作及随机对照临床试验的开展。为了进一步提高我国软组织肉瘤的诊治水平,非常有必要在我国开展软组织肉瘤多中心协作、随机对照临床试验。

(五) 脊柱退行性疾病(DDD)的诊疗规范制定

2015年由中华医学会骨科分会脊柱学组发布了《胸椎管狭窄症诊疗指南》,第一次以全国范围的指南形式将胸椎管狭窄症这一脊柱难治性疾病从诊疗和治疗等方面进行规范。2011年国家卫生部医疗服务标准委员会将《腰椎间盘突出症诊断》、《计算机辅助脊柱导航技术》等列入医疗服务标准制(修)订计划项目。此外,由科技部支持,国家卫生计生委组织进行的《腰椎间盘突出症诊疗指南》、《腰椎管狭窄症诊疗指南》、《脊髓型颈椎病诊疗指南》和《神经根型颈椎病诊疗指南》等行业公益性项目已经完成论证,取得了专家初步共识,下一步将提交到学会论证通过。

(六) 国家人工关节登记系统上线

人工关节登记系统是科学评价人工关节置换效果,有效监测人工关节置换过程的重要评测系统,对改进人工关节产品设计、提高质量及规范临床治疗有重要意义。欧美的多数发达国家已经成功建立全国的人工关节登记系统。一项由政府职能部门推动,由行业协会主导的中国国家人工关节登记系统于2013年初已经上线,全国有30余家医疗机构参与初期的测试。

(七) 手移植及手指再植

手移植正在普遍被全世界接受,但是病例数依旧很少,大多数报道只有近期效果。一项研究中报道[45],12例患者15只手移植,远期随访后效果并不佳。第一年,15只手全部存活,但是长期随访了5~15年,只有1/8的手保持了活力,其余的最终都因为慢性排斥反应或者因为患者没有坚持服用免疫抑制药物而截肢。此项研究的作者建议通过进行周密的移植前心理评估、考虑经济压力和术后多专科的支持,来改善手移植的长期生存。

邢丹谋等[46]对节段毁损性断指短缩再植的疗效进行了观察研究。结论为对掌指关节完整、有一个节段以上的指体相对完整,并可能恢复神经感觉的毁损性断指(拇),均有再植指征。江起庭等[47]进行了指侧方静脉动脉化在末节断指再植中的可行性研究。结果表明指侧方静脉动脉化能明显提高再植指成活率,促进指甲生长及感觉恢复,增强 DIP 关节活动度,为正常指动脉多次吻合失败后的末节断指提供了一种更有效的补救方法。王思夏等[48]应用离断的手指移位再植拇指,恢复拇指的功能,结论为应用其他离断指体移位再植拇指是除组织移植再造拇指外恢复拇指及手功能最有效的方法。

(八) 腕管综合征

袁菁菁等[49]探讨了高频超声在腕管综合征诊断中的应用价值。结论是高频超声在腕管综合征的诊断上具有很高的准确性,在辅助临床选择治疗方案上具有很高的应用价值。

神经电生理检测是一项必不可少的检查,它具有诊断、鉴别诊断、定位、定性、定量及预后评估的作用。史广、曹珍兰等[50,51]探讨了神经电生理检测在腕管综合征的应用价值及不同严重程度 CTS 的神经电生理特点。结论认为常规神经电生理检测联合 F 波检测诊断 CTS 具有较高的准确性,特点为正中神经 SNAP 传导速度减慢或 SNAP 波幅降低,运动传导末端潜伏期延长,拇短展肌呈神经源性损害。

(九) 手部软组织缺损

手部皮肤移植在手外科领域中非常重要,手外科手术中有 1/3 的病例需做皮肤移植,随着医学的进步和显微外科的发展,皮瓣移植为发展和提高手外科医疗技术开辟了新的领域。

吴旭东和梁荣伟等[52-55]分别使用各种不同部位、类型的皮瓣进行手部软组织缺损,取得了良好疗效,包括使用足趾复合游离皮瓣、足背复合游离皮瓣、腹部带蒂皮瓣联合同种异体肌腱移植、指固有血管神经束远侧指间关节背侧支顺行岛状皮瓣和指根指动脉逆行岛状皮瓣等,通过临床观察,证明这些特殊皮瓣对于特定的适应证,具有血供好、存活率高、操作方便、恢复快等优势,可有效修复手部软组织缺损。

(十) Ilizarov 技术在足踝外科的应用

秦泗河等[56-58]在肢体畸形的治疗领域做出大量工作,在遵循矫形手术原则的基础上,加用骨外固定和 Ilizarov 技术,能够有效矫正各种类型的下肢、足踝畸形,获得了满意的疗效,避免了严重并发症的发生。

四、北京最新研究进展

（一）基于影像导航和机器人技术的智能骨科手术体系的建立及临床应用

针对骨科手术治疗仍存在的微创理念不完善、复杂术式难普及、智能设备匮乏等不足，北京积水潭医院依托多项国家和北京市的科研项目，联合国内顶尖的大学和中关村医疗器械企业协同攻关，医工企密切合作，历经十余年，成功建立符合我国国情的智能骨科手术体系，取得了一系列研究成果：在十年智能骨科手术临床的基础上，开展影像导航/机器人的临床可行性、精确性和适应证研究，建立骨科智能手术数据库，开创智能骨科新术式，使上颈椎内固定准确率由79%提升至93%；经皮螺钉内固定治疗股骨颈骨折中透视由54.3次降为8.8次；骨盆骨折经皮螺钉内固定准确率由76%提高到100%；牵头制订了国家卫生行业标准《脊柱外科计算机导航技术》，明确了我国脊柱外科导航手术的适应证、操作流程及安全策略，确定了骨科导航手术的临床规范；提出一种骨科双平面定位方法，实现了术中精确定位，研制了我国首台完全自主知识产权的骨科机器人，获得国内唯一医疗机器人Ⅲ类器械注册证，突破了国际技术垄断，解决了传统骨折内固定定位困难、主要依赖术者经验及术中透视等瓶颈问题。同时，开发基于窄带的远程遥规划技术，实现骨科机器人操作关节技术重大突破，完成了国内首例骨科机器人辅助异地遥操作手术，极大地改善我国目前医疗资源分布不均，看病难的医疗难题，这项技术在国际上也处于领先地位。建立国内首家骨科机器人手术中心，形成了完全拥有自主知识产权的智能骨科整套技术成果。

（二）计算机导航辅助下保留关节治疗肢体恶性骨肿瘤

北京积水潭医院骨肿瘤科，使用计算机导航引导，注册定位，按术前设计阶段瘤骨，保留关节及韧带组织，装配特质人工假体和大段异体骨置换，术后肿瘤标本经病理验证达到广泛切除。按肌肉骨与软组织肿瘤协会（MSTS）患肢功能评价体系评分，术后肢体功能恢复92%~96%，平均为94%。术后无伤口及关节感染发生，无局部复发和远隔转移发生。证明了计算机导航技术可以在术中精确实现术前设计的肿瘤外科切边界，避免盲目扩大肿瘤切除范围和损失重要的骨骼关节结构从而为患肢关节结构重建创造条件，提高肢体功能恢复水平。

（三）脊柱疾病诊疗技术发展

北京积水潭医院组织的《腰椎间盘突出症诊断》、《计算机辅助脊柱导航技术》等已经列入卫计委医疗服务标准制（修）订计划项目，有望成为行业的标准。北京大学第三医院进行的胸椎管狭窄症的诊断与关键技术的研究建立了规范的诊断流程和手术技术,大大提高该病的治疗水平和手术安全性,相关诊疗技术得到广泛认同和普遍应用。中国人民解放军总医院对严重强直性脊柱炎所致脊柱后凸畸形和北京大学第三医院对于严重角状脊柱后凸畸形所做系列研究与技术改进创新,使得严重后凸畸形的矫正率达到 70% 以上,远远超过国际水平,并建立了安全有效规范的手术技术,同时在国内外进行了推广。北京大学第三医院组织进行的 3D 打印技术的研究,已经完成了微孔材料假体的临床研究,获得 CFDA 的批准,可以用于临床,显示出良好的临床应用前景。

(韩　巍　吴新宝　范东伟　陈仲强)

参 考 文 献

1　World Health Organization. World health statistics 2012. Geneva,Switzerland:World Health Organization,2012.

2　姜钰,吴新宝.我国创伤流行病学的现状与未来.中华创伤骨科杂志,2014,16(2):165-168.

3　Mangat KS, Jeys LM, Carter SR. Latest development in limb-salvage surgery in osteosarcoma. Expert Rev Anticancer Ther,2011,11(2):205-215.

4　郑炜,易传军,田光磊,等.北京地区急性生活性手外伤流行学特点研究.中国修复重建外科杂志,2011,25(5):591-596.

5　黄少娟,李淑芳,柯颖华,等.1566 例急诊手外伤患者流行病学调查分析.护理学报,2011,18(15):23-25.

6　胡朝阳,刘鸣江.手外伤流行病学研究现状.现代医药卫生,2014,(23):3568-3570.

7　黎明强,潘榕,唐嘉,等.柳州市 324 例急性职业性手外伤流行特征分析.柳州医学,2010,23(4):130-132.

8　de Putter CE,Selles RW,Polinder S,et al. Economic impact of hand and wrist injuries:health-care costs and productivity costs in a population-based study. J Bone Joint Surg Am,2012,94(9):56.

9　Burke FD,Dias JJ,Heras Palou C,et al. Providing care for hand disorders a reappraisal of need. J Hand Surg Br,2004,29(6):575-579.

10　American Academy of Orthopaedic Surgeions. Management of hip fracture in elderly[EB/OL]. Rosemont,2014,342-356.

11　Danielson ME Beck TJ,karlamangle AS,et al. A comparison of DXA and CT based methods for estimating the strength of the femoral neck in post-menopausal women. Osteoporos Int,2013,24(4):1379-1388.

12　Chang G,Rajapakase CS,Babb JS,et al. In vivo estimation of bone stiffness at the distal femur and proximal tibia using ultra-high-field 7-Tesla magnetic resonance imaging and microfinite element analysis. J Bone Miner Metab,2012,30(2):243-251.

13　Wu XB,Wang JQ,Sun X,et al. Printed three-dimensional anatomic templates for virtual preoperative planning before reconstruction of old pelvic Injuries:initial results. Chinese Medical Journal,2015,128(4):477-482.

14　鲍立杰,张志平,吴培斌,等.3D 打印技术在骨科的研究及应用进展,中国矫形外科杂志,23(4),325-327.

15　Mangat KS,Jeys LM,Carter SR. Latest development in limb-salvage surgery in osteosarcoma. Expert Rev Anticancer Ther,2011,11(2):205-215.

16　Peter C. Amadio MD. What's new in hand surgery. J Bone Joint Surg Am,2014,96(6):522-526

17　Fajardo M,Kim SH,Szabo RM. Incidence of carpal tunnel release:trends and implications within the United States ambulatory care setting. J Hand Surg Am,2012,37(8):1599-1605.

18　Peter C. Amadio MD. What's new in hand surgery. J Bone Joint Surg Am,2013,95(6):570-574

19　Keith MW,Masear V,Chung KC,American Academy of Orthopaedic Surgeons. American Academy of Orthopaedic Surgeons clinical practice guideline on the treatment of carpal tunnel syndrome. J Bone Joint Surg Am, 2010,92(1):218-219.

20　Graham B. The value added by electrodiagnostic testing in the diagnosis of carpal tunnel syndrome. J Bone Joint Surg Am,2008,90(12):2587-2593.

21　Peters S,Page MJ,Coppieters MW,et al. Rehabilitation following carpal tunnel release. Cochrane Database Syst Rev,2013,6:CD004158.

22　James O. Sanders,Norman Y,et al. What's new in pediatric orthopaedics. J Bone Joint Surg Am,2015,97(4): 344-350.

23　Marx RG. Anatomic double-bundle anterior cruciate ligament reconstruction was superior to conventional single-bundle reconstruction. J Bone Joint Surg Am,2013,95(4):365.

24　Hong L,Li X,Zhang H,et al. Anterior cruciate ligament reconstruction with remnant preservation:a prospective, randomized controlled study. Am J Sports Med,2012,40(12):2747-2155.

25　Ellis HB,Matheny LM,Briggs KK,et al. Outcomes and revision rate after bone-patellar tendon-bone allograft versus autograft anterior cruciate ligament reconstruction in patients aged 18 years or younger with closed physes. Arthroscopy,2012,28(12):1819-1825.

26　Anderson CJ,Ziegler CG,Wijdicks CA,et al. Arthroscopically pertinent anatomy of the anterolateral and posteromedial bundles of the posterior cruciate ligament. J Bone Joint Surg Am,2012,94(21):1936-1945.

27　Nepple JJ,Dunn WR,Wright RW. Meniscal repair outcomes at greater than five years:a systematic literature review and meta-analysis. J Bone Joint Surg Am,2012,94(24):2222-2227.

28　Chalmers PN,Karas V,Sherman SL,et al. Return to high-level sport after meniscal allograft transplantation. Arthroscopy, 2013,29(3):539-544.

29　Zaffagnini S,Marcheggiani Muccioli GM,Bulgheroni P,et al. Arthroscopic collagen meniscus implantation for partial lateral meniscal defects:a 2-year minimum followup study. Am J Sports Med,2012,40(10):2281-2288.

30　Lapner PL,Sabri E,Rakhra K,et al. A multicenter randomized controlled trial comparing single-row with double-row fixation in arthroscopic rotator cuff repair. J Bone Joint Surg Am,2012,94(14):1249-1257.

31　Chahal J,Van Thiel GS,Mall N,et al. The role of platelet-rich plasma in arthroscopic rotator cuff repair:a systematic review with quantitative synthesis. Arthroscopy,2012,28(11):1718-1727.

32　Barber FA,Burns JP,Deutsch A,et al. A prospective,randomized evaluation of acellular human dermal matrix augmentation for arthroscopic rotator cuff repair. Arthroscopy,2012,28(1):8-15.

33　Chahal J,Marks PH,Macdonald PB,et al. Anatomic Bankart repair compared with nonoperative treatment and/or arthroscopic lavage for first-time traumatic shoulder dislocation. Arthroscopy,2012,28(4):565-575.

34　Schmid SL,Farshad M,Catanzaro S,et al. The Latarjet procedure for the treatment of recurrence of anterior instability of the shoulder after operative repair:a retrospective case series of forty-nine consecutive patients. J Bone Joint Surg Am,2012,94(11):75.

35　Butt U,Charalambous CP. Arthroscopic coracoid transfer in the treatment of recurrent shoulder instability:a systematic review of early results. Arthroscopy,2013,29(4):774-779.

36　Millett PJ,Horan MP,Martetschl ager F. The "bony Bankart bridge" technique for restoration of anterior shoulder stability. Am J Sports Med,2013,41(3):608-614.

37　Franceschi F,Papalia R,Rizzello G,et al. Remplissage repair-new frontiers in the prevention of recurrent shoulder instability: a 2-year follow-up comparative study. Am J Sports Med,2012,40(11):2462-2469.

38 Reurink G,Jansen SP,Bisselink JM,et al. Reliabilityand validity of diagnosing acetabular labral lesions with magnetic resonancearthrography. J Bone Joint Surg Am,2012,94(18):1643-1648.

39 Schmitz MR,Campbell SE,Fajardo RS,et al. Identification of acetabular labral pathological changes in asymptomatic volunteers using optimized, noncontrast 1.5-T magnetic resonance imaging. Am J Sports Med, 2012, 40(6):1337-1341.

40 Romeo P,Lavanga V,Pagani D, et al. Extracorporeal shock wave therapy in musculoskeletal disorders: a review. Med Princ Pract,2014,23(1):7-13.

41 中华医学会骨科学分会创伤骨科学组. 中国骨科创伤患者围手术期静脉血栓栓塞症预防的专家共识. 中华创伤骨科杂志,2012,14(6):461-463.

42 曹奇勇,吴新宝,蒋协远,等. Stoppa 入路在骨盆髋臼骨折中的初步应用. 中华创伤骨科杂志, 2009,11(1):504-508.

43 赵春鹏,等. 计算机导航辅助下髋臼骨折的微创治疗. 中华创伤骨科杂志,2011,13(12):1116-1120.

44 王满宜. 骨盆与髋臼骨折值得注意的问题. 中华骨科杂志,2011,31(11):1181-1182.

45 Pei G,Xiang D,Gu L,et al. A report of 15 hand allotransplantations in 12 patients and their outcomes in China. Transplantation,2012,94(10):1052-1059.

46 邢丹谋,任东,冯伟,等. 节段毁损性断指(拇)短缩再植的疗效观察. 创伤外科杂志,2015(1):33-35

47 江起庭,杨丽娜,唐冬冬,等. 指侧方静脉动脉化在末节断指再植中的可行性研究. 实用手外科杂志,2015(1):23-24.

48 王思夏,战杰,石强,等. 多指离断手指移位再植拇指 25 例. 实用手外科杂志,2015,(1):15-16

49 袁菁菁,王怡,王涌. 高频超声在腕管综合征中的应用. 中国医学计算机成像杂志,2014,20(3):271-274

50 史广,石权,张楠楠. 神经电生理检测在腕管综合征诊断中的应用价值研究. 中国医刊. 2015,(3):20-22

51 曹珍兰。徐继扬,朱文荣,等. 腕管综合征的神经电生理学特点. 临床神经病学杂志,2013,26(6):463-465.

52 Wang L,Fu J,Li M,et al. Repair of hand defects by transfer of free tissue flaps from toes. Arch Orthop Trauma Surg,2013,133(1):141-146.

53 Ju J,Hou R. Reconstruction of penetrating injuries of the hand with dorsalis pedis composite free flaps: a series of 23 patients. J Plast Reconstr Aesthet Surg,2012,65(10):1368-1376.

54 吴旭东,梁荣伟. 腹部带蒂皮瓣联合异体肌腱治疗手背软组织缺损及功能重建中国现代医生, 2012,50(5):145-146.

55 沈华军,魏鹏,陈薇薇,等. 指固有血管神经束远侧指间关节背侧支顺行岛状皮瓣修复指端缺损的疗效观察. 现代实用医学,2013,25(2):150-152.

56 秦泗河,焦绍锋,葛建忠. 107 例脊椎裂致足踝畸形的分类与外科治疗策略. 第十九届中国康协肢残康复学术年会论文选集. 2010,40-42.

57 蒋小平,蒋林峻. Ilizarov 外固定架矫正足踝畸形患儿的整体护理. 中华医学会第十七次全国儿科学术大会论文汇编(上册). 2012,22-23.

58 焦绍锋,秦泗河. Ilizarov 技术治疗先天性胫侧半肢致足踝畸形. 第二十一届全国中西医结合骨伤科学术研讨会暨骨伤科分会换届大会论文汇编,2014,37-38.

第 11 章　恶性肿瘤领域国内外研究进展

一、最新流行概况

北京市人民政府发布的最新数据显示,2014 年北京市人口前三位死因中,由恶性肿瘤引起的死亡占 27.1%,位居第一,恶性肿瘤已连续七年成为北京市死亡占比最重的慢性非传染性疾病,严重威胁着居民健康。2013 年,北京市户籍居民新确诊癌症病例 41 272 例,平均每天约 113 例,排除人口老龄化因素影响后,当前北京市癌症发病率每年以 1.9% 的速度递增。男性中发病位居前五位的癌症分别是肺癌、结直肠癌、肝癌、胃癌以及前列腺癌;女性中分别是乳腺癌、肺癌、甲状腺癌、结直肠癌和子宫体癌。

(一)乳腺癌最新流行概况

1. 国际概况

乳腺癌主要发生于女性,是最常见的女性恶性肿瘤[1]。乳腺癌发病率在不同的经济发展地区存在明显差异,在欧美一些国家,近期的乳腺癌发病率出现下降,主要表现在激素受体阳性的乳腺癌。20 世纪 90 年代欧美主要发达国家出现的乳腺癌死亡率下降趋势依然持续。

2. 国内概况

根据 2015 年北京市肿瘤防治办公室发布的数据显示,2013 年北京户籍新发乳腺癌病例 4362 例,占全部女性恶性肿瘤的 21.4%,乳腺癌发病粗率为 67.02/10 万;2009 年新发乳腺癌病例 5 年观察生存率为 84.16%。

(二)宫颈癌最新流行概况

目前国内外有关宫颈病变和宫颈癌大规模的流行病学报道甚少。2011 年北京宫颈癌回顾调查显示:近 20 年来宫颈癌的新发病例数呈增高趋势。患病年龄平均年龄由 58.2 岁逐年降至 46.0 岁。临床分期:Ⅰ期和Ⅱ期的比例由 69.6% 逐年升高至 89.4%。以上提示北京市宫颈癌的发病和早期比例逐渐增高,且具有年轻化趋势[2]。我国女性人群宫颈 HPV 感染率为 25.0%;我国所有地区以 HPV16 为主要感染型别,HPV52 和 HPV58 的检出率明显高于 HPV18,而 HPV35 和 HPV45

检出率较低[3]。

我国宫颈癌发病例数约占亚洲国家总数的 22% ,并且中、东部地区的发病率较高,而西部地区的死亡率较高。宫颈癌的流行在不同人群中存在差异。欧洲人群中 45 ~ 49 岁妇女宫颈癌发病率达高峰,随后随着年龄增加呈下降趋势。我国城市妇女宫颈癌发病率在 45 岁达到顶峰后缓慢下降,农村妇女宫颈癌发病在 55 岁左右出现峰值[4]。近年来,在发达国家虽然浸润性宫颈癌的总体发病率和死亡率已有显著下降。

(三) 胃癌最新流行概况

我国胃癌每年新发病例约占全世界 47% ,根据《2012 中国肿瘤登记年报》胃癌在我国居于癌症死因第 3 位。2013 年北京市共报告胃癌新发病例 2397 例,占恶性肿瘤新发病例的 5.81% ,其中男性 1645 例,发病率为 25.08/10 万;女性 752 例,发病率为 11.55/10 万;男女比例 219:100。发病率由 2004 年的 16.37/10 万变至2013 年的 18.34/10 万,年龄标化后,发病率呈下降趋势(APC = − 1.49% , p = 0.01)。胃癌发病率 35 岁以后开始升高,男性发病率高于女性(图 9)。

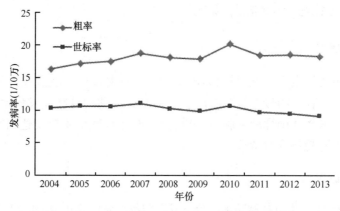

图 9 2004 ~ 2013 年北京市户籍居民胃癌发病趋势

(四) 结直肠癌最新流行概况

结直肠癌无论在全球或中国的发病率均呈上升趋势。在全球人口肿瘤发病率中,男性排第三位,女性排第二位。结直肠癌在中国人口发病率无论性别均排在第三位,发病率与死亡率分别为 29.44/10 万与 14.23/10 万,过去 20 年内,城市人口结直肠癌发病率增加了 0.66 倍。2013 年北京市共报告结直肠癌发病占恶性肿瘤新发病例的 12.02% ,男女比例为 125:100(图 10)。发病率由 2004 年的 23.60/10万上升至 2013 年的 37.97/10 万,年龄标化后,年平均增长 2.96% 。饮食结构的改变、肥胖及吸烟依旧是结直肠癌发病率升高的主要流行病学因素。国内研究显示红肉、蛋类以及腌制食品的摄入增加与中国人群结肠癌发病有关,同时,水果、蔬菜、维生素摄入可降低结肠癌发病风险。

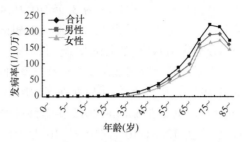

图 10　2013 年北京市户籍居民结直肠癌年龄别发病率

注:2010 年结直肠癌发病率为 33.95/10 万

(五) 胰腺癌最新流行概况

根据 GLOBOCAN2012 的数据,胰腺癌居全球癌症发病率第 12 位,并且近年来呈增高趋势。胰腺癌的病死率极高,是 5 年生存率最低的癌症之一。

近年来,胰腺癌在我国的发病率亦呈快速上升趋势,位居我国男性癌症发病率的第 9 位和致死率的第 7 位。

(六) 淋巴瘤最新流行概况

国际癌症研究署发布的数据显示,淋巴瘤发病具有明显的地区差异,在北美、澳大利亚较高,在亚洲较低。2008 年全球淋巴瘤世标发病率为 7.5/10 万,其中北美和欧洲地区的世标率约为 19.9/10 万,在恶性肿瘤发病谱中占第 6 ~ 7 位,东亚地区的世标率为 3.7/10 万。根据"中国肿瘤登记年报"的近期数据,2009 年全国肿瘤登记地区淋巴瘤的发病率为 6.68/10 万人口,世标发病率为 4.66/10 万。城市发病率是农村的 2.31 倍。

(七) 泌尿肿瘤最新流行概况

泌尿系统肿瘤主要包括肾癌、膀胱癌、前列腺癌等,是人体常见肿瘤,约占所有肿瘤新发恶性肿瘤的 15 的% ,特别是近年来前列腺癌发病率快速上升,流行病学上具有明显的地区、种族以及年龄差异特点,通常情况下男性要高于女性,发达国家要高于发展中国家。最新公布的 2013 年全球肾癌、膀胱癌、前列腺癌发病率为 4.7/10 万、6.7/10 万、24.3/10 万,其中发展中国家的标化发病率分别为 2.3/10 万、3.2/10 万、14.3/10 万,发达国家的标化发病率分别 9.7/10 万、12.8/10 万、43.2/10 万[5]。

与欧美等发达国家相比,中国泌尿肿瘤的发病率同样在增加,特别是前列腺癌,中国前列腺癌的发病率在近二十年间增长超过 10 倍。《2012 全国肿瘤登记年报》显示肾癌(肾及泌尿系统不明肿瘤)、膀胱癌、前列腺癌的发病率为 5.75/10 万、6.61/10 万、9.92/10 万,世界人口标化率为 3.95/10 万、4.14/10 万、6.25/10 万,城市地区发病率高于农村。全国男性恶性肿瘤发病疾病谱中,前列腺癌、膀胱癌及肾癌均位居前十位,分别为第六位、第七位及第十位[6]。

而在北京地区,近十年流行病学资料显示泌尿肿瘤各病种的发病率快速增长,特别是前列腺癌的发病率快速上升,已经位居男性肿瘤发病第五位,较十年前增加近 2 倍。北京市肿瘤防治办公室最新统计的 2013 年恶性肿瘤发病率情况显示肾癌、膀胱癌、前列腺癌发病率为 12.84/10 万、10.83/10 万、21.37/10 万,世界人口标化率为 7.11/10 万、5.14/10 万、7.21/10 万。

二、国际最新研究进展

(一) 乳腺癌国际最新研究进展

1. 乳腺癌诊疗平台

以往研究结果提示,乳腺癌治疗效果与医疗机构的能力相关。为了保障乳腺癌的治疗效果,欧洲乳腺癌医师联盟(EUSOMA)制定乳腺癌专业治疗机构的准入标准[7],对取名"乳腺癌中心"的医疗机构在标准诊疗技术实施比例等方面做出了明确的规定,如穿刺诊断占 80%～90%、70%～80% 3 厘米以下浸润性乳腺癌接受保留乳房治疗、93%～98% 的导管原位癌避免腋窝淋巴结清扫等。目前德国、瑞士等国家也以 EUSOMA 的标准为蓝本,根据自身条件制定了包括医疗机构规模、设备、人员构成与工作量等方面的"乳腺癌中心"准入标准,并由行业协会参与评审。

2. 乳腺癌诊疗进展

继前哨淋巴结活检结果阴性的乳腺癌免除腋窝淋巴结清扫手术成为标准处置后,接受保留乳房手术+全乳房放射治疗的腋窝淋巴结有限瘤荷(阳性前哨淋巴结≤2 枚)乳腺癌病例可以安全避免腋窝淋巴结清扫手术也成为共识[8]。

TARGIT-A 与 Eliot 两项有关保留乳房手术术中部分乳房放射治疗替代术后全乳房放射治疗研究的五年随访结果提示此治疗选项应该严格限定在低风险患者群体[9,10]。进行中的 TARGIT-B 研究,将考察术中放射治疗是否能获得更好的肿瘤局部控制效果,进而替代术后瘤床加量放射治疗。

基因芯片技术的发展,高通量的检测方法也应用于原发性乳腺癌的类型划分,以期能够更准确地决策系统性辅助治疗。验证 Oncotype DX、Mammaprint 芯片对辅助治疗指导作用的 TAILORx 与 MINDACT 临床研究尚未发表研究结果。新的商业芯片如 BluePrint、Mammatyper、PAM50 ROR 等进入乳腺癌治疗领域,用于指导乳腺癌分型治疗,但是检验芯片效能的 OPTIMA-prelim 研究结果显示,应用 BluePrint、Mammatyper 与 PAM50 的分型结果一致性不理想,意味着目前应用这些芯片决策治疗存在问题。

3. 乳腺癌预防进展

在一级预防方面,IBIS-Ⅰ数据分析结果显示,五年他莫昔芬药物预防的确可以减低乳腺癌的发病率,但并未降低预防人群的乳腺癌死亡率 X 线筛查。

在二级预防方面,国际癌症研究署(IARC)发表了有关乳腺癌筛查的最新研究报告,虽然存在过度诊断的问题,但是有足够的证据支持应用乳腺 X 线摄影进行乳腺癌人群筛查以降低 50 岁及 50 岁以上人群的乳腺癌死亡率;对小于 50 岁人群群体,没有足够的证据支持应用乳腺 X 线摄影进行乳腺癌人群筛查可以降低乳腺癌的死亡率[11]。

(二) 宫颈癌国际最新研究进展

1. 宫颈癌筛查理念发生变化

传统的筛查方法为细胞学筛查,目前已发展为检测 HPV 作为首选的筛查方法。HPV 检测作为目前多个国家子宫颈癌筛查的主要方法,在癌前病变筛查、细胞学检查分流、宫颈癌和癌前病变的随访及病毒检测和疫苗效力评价方面发挥重要作用。以 HPV16、HPV18 型分型检测联合液基细胞学检查作为 HPV DNA 阳性的分流措施,与单独以液基细胞学检查比较,其敏感度更好[12]。

2. HPV 疫苗发展得到很大发展

基于 HPV 感染是宫颈癌发病的主要因素,目前在全球已成功制备抗 HPV 的宫颈癌预防性疫苗。抗 HPV6、HPV11、HPV16、HPV18 亚型的四价用疫苗(佳达修),抗 HPV16、HPV18 亚型的两价疫苗(卉妍康)分别于 2006 年和 2009 年获得美国 FDA 批准上市,目前全球已有 160 多个国家批准使用宫颈癌疫苗,部分国家已将其列入国家免疫计划。从疫苗预防效果及卫生经济学的角度讲,最适宜 HPV 疫苗接种的人群是尚未发生性行为的年轻女性。接种 HPV 疫苗后可使宫颈癌的发生风险减少 70% 以上。有望使病因明确的子宫颈癌成为人类全面预防控制的第一种恶性肿瘤。

3. 宫颈癌的治疗进展

(1) 手术治疗

手术治疗是宫颈癌治疗的重要手段,广泛性子宫切除术联合盆腔淋巴结清扫术是早期宫颈癌治疗的标准方案。但技术进步使得手术方式发生巨大变化,开腹手术依然是主要手段。宫颈癌个体化、人性化治疗成为医患的共同目标。保留生育功能、内分泌功能、盆底神经等宫颈癌根治术术式也逐渐开展。机器人手术系统用于宫颈癌根治术中,较传统腹腔镜视野更好,操作更容易,有良好的应用前景。

(2)同步放化疗

对于不适合手术的患者,放疗是非手术的替代治疗方式。化疗则单纯用于远处转移及复发病例的治疗。NCCN 指南采用含顺铂(顺铂单药或顺铂+5Fu 联合)的同步放化疗是 Ⅰb2 期及更晚期宫颈癌的首选治疗。同步放化疗及手术治疗已经提高了早期和未转移的宫颈癌患者的生存率,但是也产生了新的问题,即如何减少治疗的密集程度和保持女性的生育功能。而进展期和复发性宫颈癌患者的治疗仍然是一个挑战。

(3)利用宫颈癌的生物学特性开辟新的治疗途径

达纳法博癌症研讨中心的数据表明 60% 的宫颈癌患者有体细胞的突变,其中最常见的是 PIK3A(磷脂酰胆醇-4,5-二磷酸-3-激酶)和 KRAS,另外在 MAPK1(促分裂原活化蛋白激酶 1)/ERK1(细胞外控制激酶 1)基因中 E22K 替换出现频繁,也许是下一个重要发现。PIK3CA 基因的突变可以在 1/3 的宫颈癌患者中出现,与组织学类型无关,而与患者的生存周期缩短相关[13]。2013 年 6 月,GOG240 Ⅲ临床试验发布报告,贝伐单抗联合化疗较化疗将复发性宫颈癌的总体生存时间从13.3 个月提高到 17 个月。因此,贝伐单抗被认为是首个被证实能有效提高复发宫颈癌生存的单抗药物。但迄今为止,治疗性疫苗多处于研究阶段。

(三)胃癌国际最新研究进展

1. 胃癌腹腔镜与开放手术的对照研究

2014 年 1 月《临床肿瘤杂志》在线发表了韩国的一项大型病例对照和多中心病例匹配研究 KLASS-01 研究,包含 2976 例行治愈性胃癌切除的患者,其中腹腔镜胃切除 1477 例,开放手术 1499 例。在病例对照研究和病例匹配研究中,各期肿瘤两种术式的总生存、疾病特异性生存、无复发生存均无显著差异,开放手术组和腹腔镜组的并发症发生率和死亡率也无显著差异[14]。

2. 抗血管生成治疗在晚期胃癌二线及三线治疗的进展

血管内皮生长因子受体 2(VEGF-2)及其配体在胃癌的发生、发展过程中发挥重要的作用,雷莫芦单抗(Ramucirumab)是针对 VEGFR-2 的人源化 IgG1 单克隆抗体。2014 ASCOGI 报道 RAINBOW 研究纳入一线氟尿嘧啶类或铂类治疗失败的转移性或不可手术切除的晚期胃腺癌患者,1:1 随机接受雷莫芦单抗/安慰剂联合紫杉醇方案治疗。该研究共入组患者 665 例,治疗组和安慰剂组总生存分别为 9.63个月和 7.36 个月(HR = 0.807,p = 0.0169),12 个月生存率分别为 40% vs.30%。两组无进展生存分别为 4.4 个月和 2.86 个月(p < 0.0001),客观反应率分别为

28% 和 16%（$p=0.0001$）。主要亚组总生存分析结果显示：两组患者在非亚洲人群、一线疾病进展时间≥6 个月、年龄<65 岁、肠型、发生于胃食管结合部具有统计学差异。两组治疗相关死亡发生率相似（4% vs. 4.6%）。

另一抗血管生成药物是阿帕替尼（Apatinib），高选择性作用于 VEGFR-2 的小分子酪氨酸激酶抑制剂。2014 ASCO 大会报道中国南京八一医院牵头一项多中心、双盲、安慰剂对照Ⅲ期临床试验，观察了阿帕替尼治疗二线化疗失败的晚期胃癌的疗效，实验组患者接受阿帕替尼 850mg 一日一次治疗。该研究共入组 273 例患者，其主要研究终点为总生存和无进展生存时间，次要研究终点为疾病控制率，客观有效率，生活质量和毒副反应。

结果显示实验组患者的中位总生存明显优于安慰剂对照组，分别为 195 天和 140 天（$HR=0.7$，$P<0.016$）；中位无进展生存分别为 78 天和 53 天（$HR=0.44$，95% CI：$0.33 \sim 0.61$，$P<0.0001$）；客观有效率分别为 2.84% 和 0。安全性方面，发生率超过 2% 的 3/4 级不良反应为高血压、手足综合征、蛋白尿、乏力、厌食和转氨酶升高，均可以通过剂量调整得到有效控制。该研究结论提示对于二线化疗失败的晚期胃癌患者，阿帕替尼是一种可以选择的治疗药物，可以延长总生存时间，降低死亡风险。

（四）结直肠癌国际最新研究进展

1. 美国国家癌症综合网络（NCCN）发布结直肠癌诊治最新指南（2015. v2）

NCCN 指南对于结直肠癌外科治疗领域做了如下更新：①对于可切除且伴有梗阻的结肠癌，术前治疗选择增加了支架植入；②腹腔镜辅助结肠切除术的手术指征放宽，直肠有患病迹象或有腹部粘连的患者也可以行腹腔镜辅助结肠切除。

在结直肠癌药物治疗领域，氟尿嘧啶类、奥沙利铂、伊立替康等细胞毒性药物与抗 EGFR 单抗、抗血管生成药物以及小分子酪氨酸激酶抑制剂作为主要治疗选择；同时对结直肠癌术前新辅助化疗、同步放化疗、术后辅助化疗、进展期结直肠癌姑息化疗等不同情况给予具体推荐治疗选择；此外，错配修复通路状态与 RAS 基因突变状态被推荐用于结肠癌氟尿嘧啶辅助化疗与抗 EGFR 单抗治疗使用前的检测。

2. 结直肠癌外科进展

（1）腹腔镜可用于直肠癌的根治性切除

国际上已经有随机对照研究（randomized controlled trial，RCT）证实可以应用腹腔镜进行结肠癌的根治性切除，NCCN 指南已经将腹腔镜辅助结肠切除术作为结肠癌的推荐术式，但是对于腹腔镜是否能用于治疗直肠癌，尚没有足够的循证医学证据。

2014 年韩国的 COREAN 研究[15] 入组了 340 例中低位直肠癌,随机接受腹腔镜手术(170 例)或开腹手术(170 例)。该研究提示对于局部进展的中低位直肠癌腹腔镜手术可达到与开腹手术一致的无病生存率。2015 年欧洲的 COLOR-Ⅱ 研究[16] 公布了最新的 3 年随访结果。该研究针对距肛缘 15cm 以内的直肠癌,按照 2:1 的比例随机接受腹腔镜手术或开腹手术,最终入组病例 1044 例,其中腹腔镜组 699 例,开腹组 345 例。3 年局部复发率、3 年 DFS 和 3 年 OS,两组间无显著性差异。COLOR-Ⅱ 研究表明对于直肠癌,腹腔镜手术在局部复发率、DFS 以及 OS 与开腹手术一致。COREAN 及 COLOR-Ⅱ 研究为腹腔镜治疗直肠癌提供了有力的循证医学证据。

(2)达芬奇机器人手术系统已经开始应用到结直肠癌的外科治疗中

达芬奇机器人手术系统是革命性外科手术工具,具有"里程碑"式的意义。近年来,达芬奇机器人手术系统已经开始应用在结直肠癌的外科治疗领域。

2012 年韩国的 Park 等报道了一项机器人与腹腔镜治疗右半结肠癌的随机对照研究,结果显示术后住院时间、手术相关并发症率、术后疼痛评分、切缘阴性率以及淋巴结清扫数目两组间无显著性差异。该研究提示应用机器人手术系统治疗结肠癌是可行的,但是相对于手术费用的增加并没有具有比腹腔镜手术更多的优势。

2015 年韩国报道了一项关于机器人与腹腔镜治疗直肠癌的回顾性配对病例研究,该研究表明达芬奇机器人系统治疗直肠癌在肿瘤根治性、术后短期及长期疗效、术后并发症方面与腹腔镜手术是一致的。

(3)三维影像技术被用于直肠肿瘤的经肛内镜微创手术

三维(three-dimensional,3D) 影像技术已经开始应用于医疗领域。2014 年 Serra-Aracil 等报道了一项关于 3D 经肛内镜下微创手术(transanal endoscopic microsurgery,TEM) 的 RCT 研究,结果显示 3D 影像技术用于直肠肿瘤的经肛内镜微创手术是安全和可行的。

(4)单切口腹腔镜技术可用于结肠癌的治疗

单切口腹腔镜手术(single incision laparoscopic surgery,SILS) 是微创手术的新进展。2015 年 Yun 等报道了一项采用 SILS 治疗结肠癌的配对病例研究,该研究表明 SILS 治疗结肠癌是安全的,疗效与腹腔镜手术一致。

3. 结直肠癌药物治疗进展

(1)以"抗 EGFR 单抗"为例的依据基因分型治疗晚期结直肠癌的精准治疗模式初见雏形

EGFR 单克隆抗体联合化疗治疗 RAS 基因野生型晚期结直肠癌可显著提高疗效、改善生存,而 RAS 基因突变型患者无法获益,这些结果的发现使依据基因分型个体化选择抗 EGFR 单抗治疗晚期结直肠癌的理念得以体现[17],目前,全 RAS 基因检测已经被美国与欧洲的结直肠癌治疗指南推荐用于抗 EGFR 单抗治疗前的强制性检测。与此同时,在 RAS 基因下游或旁路通路中,BRAF、PI3K、PTEN、EREG 等基因有可能成为抗 EGFR 个体化治疗的进一步疗效预测因子,此外,第二代基因测序技术及液体检测技术的提高,将有助于更加深入地精准筛选晚期结直肠癌治疗获益人群,最终实现晚期结直肠癌的精准治疗。

(2)多个分子靶向药物的研发成功为晚期结直肠癌药物治疗提供新方法

继西妥昔单抗、帕尼单抗、贝伐珠单抗被批准用于晚期结直肠癌治疗后,近年来,又有多个新的分子靶向药物成功研发并获得临床试验的成功被批准上市。诱饵型 VEGF 受体阿柏西普、抗 VEGFR-2 单克隆抗体 Ramucirumab、小分子酪氨酸激酶抑制剂瑞戈非尼以及针对 HER-2 基因的单克隆抗体,均在晚期结直肠癌治疗中显现出改善生存的趋势,有望为晚期结直肠癌治疗提供更多的选择。

(3)免疫治疗有望用于晚期结直肠癌治疗

2015 年美国肿瘤年会首次报道了抗 PD1 单抗 Pembrolizumab 成功治疗错配修复缺失的晚期结直肠癌的数据,以 PD1/PDL1 通路为靶点的免疫治疗有望在 dMMR 等少部分特殊类型的结直肠癌患者中取得突破,成为继化疗、分子靶向治疗之后的另一种有效治疗手段。

(五)胰腺癌国际最新研究进展

1. 胰腺癌外科治疗进展

胰十二指肠切除术近年来出现了包括肠系膜上动脉入路、钩突入路、后方入路等术式的探讨,其更符合无瘤原则,避免了切除钩突过程中对肿瘤的挤压,减少出血,同时有利于 SMA 右侧神经、淋巴组织的廓清,提高肿瘤根治性。

胰体尾癌切除术近年来最有代表性的改进是根治性顺行胰腺体尾部整体切除术(RAMPS)。该术式优点在于可以更完整地清扫相关区域淋巴结和降低切缘阳性率,最终达到降低肿瘤局部复发,提高远期生存的目的。

2. 胰腺癌内科治疗进展

吉西他滨在胰腺癌化疗中"金标准"的地位一直难以撼动,NCCN 指南和 ESMO 指南,均一直推荐其为一线化疗药物。而近来新型药物研究正在受到关注。

(1)白蛋白结合型紫杉醇联合吉西他滨方案化疗提高晚期胰腺癌治疗效果

白蛋白结合型紫杉醇联合吉西他滨与单药吉西他滨相比,可延长总生存[18]。目前 NCCN 将此方案列为转移性胰腺癌化疗及可能切除的胰腺癌的新辅助治疗的推荐方案。

(2)替吉奥单药口服方案不劣于吉西他滨单药化疗

GEST 研究证实单药 S-1 并不劣效于单药吉西他滨(mOS:9.1 个月 vs. 8.8 个月),且具有良好的耐受性[19]。

（3）FOLFIRINOX 方案在转移性胰腺癌化疗中的突破性进展

PRODIGE 研究证实,和吉西他滨相比,接受 FOLFIRINOX 化疗的转移性胰腺癌患者的无进展生存和总生存均有获益(mPFS:6.4 个月 vs. 3.3 个月;mOS:11.1 个月 vs. 6.8 个月)[20]。2015 年 NCCN 指南将其推荐为可能切除胰腺癌新辅助治疗的方案。

（4）分子靶向药物

2013 年 NCCN 指南推荐厄洛替尼联合吉西他滨治疗晚期胰腺癌,但事实上其获益非常有限,中位总生存仅延长 0.3 个月。近期研究显示尼妥珠单抗联合吉西他滨治疗晚期胰腺癌较单药吉西他滨显著延长中位总生存时间。

3. 胰腺癌的放疗进展

三维适形放疗、调强适形放疗等技术明显提高了放疗精确度,减轻了周围正常组织放射损伤。对于不可切除的胰腺癌进行同步放化疗,可以改善生存,而其中约 1/3 的病例在放化疗后获得了根治性切除的机会,从而改善了生存。对于可切除的胰腺癌,术后肿瘤切缘不净或肿瘤局部残存是临床常见的问题,术中放疗和术后放疗一直是研究热点。有研究认为,对于可切除肿瘤术中放疗优于术前放疗,也有文献指出术前放疗的患者可能生存更获益,但是,由于这些研究均存在选择偏倚的可能,而需要大样本的随机对照研究的支持。

（六）淋巴瘤国际最新研究进展

1. Ibrutinib 在 B 细胞淋巴瘤治疗中已展现出高效、低毒的临床特点。

Ibrutinib 是世界上第一个高选择性的小分子 Btk 抑制剂。它通过与 Btk 上的第 481 位半胱氨酸的结合,不可逆的抑制其 223 位酪氨酸的磷酸化,进而下调 BCR 下游信号通路的活化。目前 Ibrutinib 已经在多个 Ⅰ/Ⅱ 期临床试验中表现出高效、低毒的特点。Advani 等在一项旨在探索 Ibrutinib 药代动力学和药效学的临床 Ⅰ 期试验中共入组 56 位 B-NHL 患者。在 50 位可进行疗效评价的患者中 ORR 率可达 60%,中位无进展生存时间为 13.6 个月[21]。目前美国 FDA 已批准 Ibrutinib 可用于慢性淋巴细胞白血病及套细胞淋巴瘤的临床治疗。

2. 嵌合型抗原受体基因修饰 T 细胞在治疗 B 细胞淋巴瘤的突破性进展

CAR-T 细胞是通过基因修饰的手段,将能特异性识别靶抗原的单克隆抗体的单链可变区表达在 T 细胞表面。单克隆抗体对靶抗原的特异性识别与 T 细胞的功能相结合,可产生特异性的肿瘤杀伤作用。Pennsylvania 大学一项抗 CD19 CAR-T 细胞临床研究共入组 14 例复发难治 CLL 患者。既往接受多种方案化疗或生物治疗,伴有 del(17)(p13),预后差。患者接受 CAR-T 细胞治疗后,8 例有效,其中 3 例达 CR,分别随访 11、34 和 35 个月,均未复发。5 例达到 PR。另外,来自于 City of Hope 的临床研究证实抗 CD20 CAR-T 细胞的良好临床疗效,3 例复发难治 B-NHL 患者接受抗 CD20 CAR T 细胞治疗。1 例达 PR,疗效维持了 12 个月。另外 2 例患者输注细胞时无可测量病灶,分别随访至 12 个月和 24 个月时仍未进展。鉴于 CAR-T 细胞在治疗复发难治 B 细胞淋巴瘤中所取得的突出作用,2013 年 *Science* 杂志将其列入该年度科学领域的十大进展。

3. PD-1 单克隆抗体治疗 B 细胞淋巴瘤

PD-L1 是近年来发现的与肿瘤免疫逃逸有关的重要分子,通常高表达于各种实体恶性肿瘤,包括非小细胞肺癌、黑色素瘤、乳腺癌、淋巴瘤等。PD-L1 通过与受体 PD-1 结合后在肿瘤微环境中提供抑制性信号,下调 T 细胞主导的抗肿瘤免疫反应。因此,对于 PD-L1/PD-1 信号通路的有效调控和抑制,有望成为淋巴瘤治疗新的途径。目前正在抗 PD-1 抗体——Nivolumab 临床Ⅰ期研究。入组 23 例复发难治霍奇金淋巴瘤患者,20 名患者之前接受至少 3 次化疗。87% 患者治疗后发生缓解,21% 患者达完全缓解,2 年无进展生存率为 86%。另一个 PD-1 抗体——Pembrolizumab 治疗复发难治霍奇金淋巴瘤临床Ⅰb 期研究正在进行中,66% 的患者发生缓解,21% 患者达到完全缓解,药物中位反应时间为 12 周,且毒性反应少见。

(七)泌尿肿瘤国际最新研究进展

1. 肾癌

(1) 抗血管生成靶向药物用于术后辅助治疗临床研究结果显示未能获益

手术完全切除肾病灶后辅助治疗并没有得到确认。尚未发现全身治疗能降低复发可能,单纯观察随访仍为肾癌术后的标准处理。术后辅助放疗不受益,即使是有淋巴结受累或肿瘤未切净也是如此。

2015 年 ASCO-GU 报道了索拉非尼及舒尼替尼辅助治疗的研究结果,研究入组了局部进展期肾癌术后患者 1943 例,随机进入索坦、索拉非尼或安慰剂组,服用 1 年。研究中期分析发现,三组患者的无疾病生存期分别为 5.6 年、5.6 年,5.7 年,无显著差异,研究终止[22]。

(2) 靶向治疗继续在晚期肾癌治疗中取得进展

卡博替尼是 MET 及 VEGFR 双通道的口服小分子激酶抑制剂,2015 年公布的 METEOR 研究证实其与依维莫司对照能显著改善 TKI 治疗失败后晚期肾癌的无进展生存,达到 7.4 个月,客观有效率 21%,并获得生存延长趋势,这为 TKI 制剂失败后的治疗提供了新的选择,特别是入组患者大部分为二线治疗,使得卡博替尼有可能成为晚期肾癌二线治疗继依维莫司、阿昔替尼后的第三个小分子靶向药物。

(3) 免疫检查点抑制剂用于进展期肾癌的治疗取得突破

近十年是晚期肾癌靶向治疗时代,但以 CTLA-4 以及 PD-1 单抗为代表的免疫检查点抑制剂开展了进展期肾癌的临床研究,2015 年公布的一项 Nivolumab 与依维莫司对照用于进展期肾癌的Ⅲ期临床研究(CheckMate025 研究),用于晚期肾癌 TKI 治疗失败后的后续治疗,这是免疫检查点抑制剂用于晚期肾癌治疗的首个Ⅲ期临床研究,结果显示 Nivolumab 单抗较依维莫司对照组显著改善晚期肾癌二线治疗的总生存时间,从原来的 15~20 个月提高到 25 个月,意味着免疫治疗再次成为晚期肾癌的有效治疗手段,晚期肾癌的靶向治疗格局将被打破,PD-1 单抗为代表的免疫治疗将成为晚期肾癌的二三线治疗选择[23]。

2. 膀胱癌

(1) 膀胱癌的诊断与外科治疗

尿路上皮癌90% 发生于膀胱,8% 发生于肾盂,2% 见于输尿管和尿道,因此应将尿路上皮作为一个整体来看待,无论哪个部位发生尿路上皮癌,其他覆有尿路上皮的泌尿器官均有恶变可能。近年众多研究发现低级别尿路上皮癌和高级别尿路上皮癌的临床表现明显不同,预后差异很大。因此组织学分级应采用低级别(1级)和高级别(2~3 级)[24]。

(2) 免疫检查点抑制剂有可能在晚期尿路上皮癌的二线治疗取得突破

不能手术以及转移性膀胱癌应采取化疗为主的综合治疗,剂量密集 MVAC 方案与 GC 方案作为Ⅰ类证据推荐一线化疗,但对于转移性尿路上皮癌的二线治疗,尚无标准治疗。2015 年 ASCO 公布了关于 PD-1 及 PD-L1 单克隆抗体用于晚期尿路上皮癌的结果,提示总体客观有效率为 34% ,对 PD-L1 高表达患者 PD-L1 治疗效果更佳。Pembrolizumab(MK-3475)治疗晚期尿路上皮癌的 KEYNOTE-012 试验,结果显示总体客观有效率为 27.6% ,其中完全缓解为 10.3% ,将近 64% 的患者肿瘤靶病灶出现过缩小,中位 PFS 时间为 2 个月,中位总生存时间为 12.7 个月。

3. 前列腺癌

(1) 多西他赛化疗联合去势能改善初治激素敏感转移性前列腺癌的疗效

对于激素敏感性晚期前列腺癌,去势内分泌治疗(ADT)都是其标准治疗,但近两年来 GETUG-15、E3805 以及 STAMPEDE 研究结果显示,ADT 治疗联合多西他赛化疗有可能成为晚期初治激素敏感性前列腺癌的一线治疗。

2014 年 ASCO 一项同样比较联合化疗治疗晚期前列腺癌患者的总生存时间显著优于单纯内分泌治疗组,对于高瘤负荷组患者,ADT 联合化疗对激素敏感性晚期前列腺癌患者的优势更强,联合组总生存时间较单纯 ADT 治疗延长了 17 个月,两组中位生存时间分别为49.2 个月和32.2 个月。

2015 年 ASCO 公布了英国的一项研究(STAMPEDE 研究),结果也显示去势联合多西他赛化疗显著改善了 24% 的生存率和38% 的 FFS,均具有显著性差异。虽然未进行高瘤负荷患者分析,但 STAMPEDE 研究对于转移性前列腺癌与非转移性前列腺癌进行了亚组分析,结果显示无论是否为转移性前列腺癌,均能显著改善 FFS,而在总生存时间方面,转移性前列腺癌患者接受去势联合早期多西他赛化疗获得显著生存获益,中位生存时间从 43 个月提高到 65 个月[25]。

(2)新型内分泌药物在去势抵抗性前列腺癌的治疗取得突破

多西他赛联合泼尼松一直是去势抵抗前列腺癌(CRPC)的标准治疗,2010 年来先后上市了前列腺癌疫苗 Sipuleucel-T、卡巴他赛以及阿比特龙、恩杂鲁胺用于多西他赛联合泼尼松治疗失败后 CRPC 的治疗[25]。

1)多西他赛化疗前 CRPC 的治疗

COU-AA-302 研究是将阿比特龙用于 CRPC 多西他赛化疗前患者的治疗,结果显示阿比特龙治疗显著改善了影像学无进展生存时间,分别为 16.5 个月与 8.2 个月。在总生存时间方面,阿比特龙组同样获得显著改善,分别为 35.3 个月比 30.1 个月。而对各亚组分析显示阿比特龙治疗对所有亚组均能带来生存获益,很快美国 FDA 批准用于多西他赛化疗前 CRPC 的治疗。

2014 年的 PREVAIL 研究为恩杂鲁胺用于多西他赛化疗前 CRPC 治疗的随机、双盲、安慰剂对照的Ⅲ期临床研究,结果显示恩杂鲁胺治疗组无论是 12 个月 PFS 率,还是总生存时间均显著优于安慰剂组;其他次要观察指标,包括 PSA 缓解率、客观缓解率和延迟化疗启动时间、骨不良事件发生、PSA 的进展时间,恩杂鲁胺治疗组同样均显著优于安慰剂组。

2)多西他赛化疗后 CRPC 的治疗

多西他赛化疗后 CRPC 患者的 COU-AA-301 研究显示阿比特龙延长了 4.6 个月的生存,降低死亡风险 26%。恩杂鲁胺用于多西他赛化疗失败后 CRPC 治疗的 AFFIRM 研究已经证实恩杂鲁胺较对照组泼尼松治疗显著改善了总生存时间,而其 PSA 缓解率和客观缓解率均显著优于安慰剂。

三、国内最新研究进展

(一)乳腺癌国内最新研究进展

1. 信息平台

国家卫生计生委已于近年启动了国家层面的包含乳腺癌在内的若干常见恶性肿瘤的诊疗信息收集平台,计划从医疗机构直接获取相关信息。从目前情况看,此信息平台功能性运行尚需假以时日。我国虽然还缺乏覆盖全国的乳腺癌发病登记系统,但地区性的乳腺癌发病登记系统如北京、上海、天津、广州等城市相对完善,积累了长期的数据资料可以进行乳腺癌疾控相关的数据分析。

2. 乳腺癌预防进展

以乳房 X 线摄影为技术方法的乳腺癌人群筛查仍然是主要预防手段(二级预防),是降低乳腺癌死亡率的重要因素,但是对于腺体致密型乳房筛查效能下降。欧美国家的研究显示,对于腺体致密型乳房,在 X 线摄影基础上补充全乳房超声影像检查可以提高早期乳腺癌的检出率,但是否可以进一步降低乳腺癌死亡率仍有待观察。全自动超声影像诊断设备可以克服常规设备存在的受操作者人为因素影响以及可重复性方面的问题,筛查效能目前处于研究当中。

顺义区妇幼的研究报道显示,2009 ~ 2012 年顺义区乳腺癌筛查的首轮乳腺癌检出率仅为当地基础发病率(IR)的 0.94 倍,远低于国际标准(3 倍 IR),而间期癌的发生率为 1.16 倍的当地基础发病率,远高于国际标准(0.3 倍 IR)[26]。

3. 乳腺癌诊疗进展

由于广泛的信息交流,国内从事乳腺癌诊疗的专业人员可以及时的接收到领域内的最新信息,专业诊疗机构基本都以国际通行的诊疗指南(NCCN 指南)或诊疗共识(St. Gallen 共识)为诊疗标准,国内的专业团体如中国抗癌协会乳腺癌专业委员会也定期根据新版国际通行指南与共识修订适合中国现状的乳腺癌诊疗指南,但是尚未见源于中国的临床研究结果应用于指南与共识的修订。

从近年来国内乳腺癌领域的学术交流中反映出的情况来看,虽然国际现行的治疗理念为国内从业人员所接受,但在具体实施方面并不尽如人意。微创活检方法、前哨淋巴结活检、保留乳房治疗等一批当代乳腺癌诊疗的标志性技术方法并未广泛实施,尽在少数专业治疗机构常规应用。目前还没有国家层面的抽样调查研究结果反映我国的乳腺癌诊疗状态。

(二) 宫颈癌国内最新研究进展

1. 中国预防性子宫颈癌疫苗已进入Ⅲ期临床试验

厦门大学夏宁邵教授团队已成功研发二价疫苗(HPV16/18),其在大肠杆菌中制备,表达 HPV16、HPV18 型 L1 蛋白,经过重组和纯化过程获得 VLPs。现已完成Ⅰ期和Ⅱ期临床试验,正在进行Ⅲ期临床试验。这也是继美国两家公司的同类产品后,我国自主研发成功的世界第 3 个预防性子宫颈癌疫苗。

2. 中国宫颈病变规范化诊断与治疗指南得到推广

2010 年和 2011 年由中华预防医学会妇幼保健协会推广"探索适合我国可持续发展的宫颈病变规范化防治体系及多中心临床研究项目"在上海和广州启动,推广"中国宫颈病变规范化诊断与治疗指南"。

(三) 胃癌国内最新研究进展

1. 胃癌腹腔镜与开放手术的对照研究

中国腹腔镜胃癌外科研究组(CLASS)发起一项全国多中心、前瞻性、随机对照研究 CLASS-01,旨在阐明腹腔镜治疗进展期胃癌术后的疗效和安全性。该项研究是中国第一项关于进展期胃癌的腹腔镜手术与开腹手术对比的 RCT 研究。入组标准为远端胃癌患者,术前分期为 cT2-4a、N0-3、M0。随机分为腹腔镜组(LG)和开腹组(OG),分别接受腹腔镜 D2(二站淋巴结清扫)远端胃大部切除术和开腹 D2 胃大部切除术。2012 年 9 月~2014 年 1 月,总共有 607 例患者纳入该研究,LG 组 308 例,OG 组 299 例,两组 D2 淋巴结清扫术完成率相似(97.4% vs. 98.3%;P=0.591)。中转开腹率为 4.5%。LG 组和 OG 组术中并发症率(5.8% vs. 4.3%;P=0.402)、术后并发症率(18.8% vs. 14.7%;P=0.175)、围术期死亡率(0.6% vs. 0;P=0.499)无显著差别。初步结果显示,对于进展期胃癌患者,有经验的外科医师能安全地完成腹腔镜辅助 D2 根治术。远期的效果还需要进一步的观察[27]。

2. 剂量调整后的多西他赛为基础方案在中国晚期胃癌中的应用

2014 年 12 月,多西他赛获得我国国家食品药品监督管理局批准,用于中国晚期胃癌一线治疗。该药物的获批基于一项中国医学科学院肿瘤医院王金万教授及北京大学肿瘤医院消化内科沈琳教授牵头的Ⅲ期多中心随机对照临床研究[28]。

该项研究旨在评估剂量调整过的 mDCF[多西他赛 60mg/m²,顺铂 60mg/m²,氟尿嘧啶 600mg/(m²·d),持续静脉注射 5 天,每 3 周一次]方案对中国胃癌患者的疗效和安全性。研究纳入既往未接受过姑息化疗的晚期胃癌患者,随机接受 mDCF 或 mCF[顺铂 75mg/m²,氟尿嘧啶 600mg/(m²·d),持续静脉注射 5 天,每 3 周一次]治疗。主要研究终点为无进展生存 PFS,结果显示,234 例患者接受治疗并进入分析,mCF 与 mDCF 的无进展生存分别为 7.2 个月对 4.9 个月(风险比 HR=0.63,P=0.0018),总生存为 10.2 个月 vs. 8.5 个月(风险比 HR=0.78,P=0.099),客观有效率为 48.7% vs. 33.5%(P=0.0244),3/4 级不良事件分别为 75.6% 和 33.0%,P<0.001。最常见的治疗相关不良事件包括中性粒细胞减少(60.5% vs. 8.7%)、腹泻(12.6% vs. 0)、呕吐(7.6% vs. 11.3%)和中性粒细胞减少性发热(12.6% vs. 0)。因此,mDCF 方案可以显著提高患者的无进展生存和客观有效率,安全性特征与既往报告结果数据一致,mDCF 方案应考虑为中国未经治疗的晚期胃癌患者的治疗选择之一。

(1) HER2 阳性胃癌的治疗进步

靶向药物曲妥珠单抗联合化疗在 ToGA 研究中显示使晚期胃癌患者的中位 OS 延长到 13.8 个月,尤其对免疫组化(++)/荧光原位杂交(+)或免疫组化(+++)的 HER2 高表达患者,该药物并于 2012 年获批上市。

ToGA 研究的中国人群分析显示,中国入组了 85 例患者,单纯化疗(FP)组和曲妥珠单抗(FP/H)组分别入组 48 例和 36 例患者,中位随访时间分别为 14.2 个月和 15.2 个月;总生存 OS 为 9.7 个月和 12.6 个月;3 级以上不良事件发生率为 48% 和 64% ,与 ToGA 研究总体人群的分析结果保持了一致。曲妥珠单抗联合化疗可作为 HER2 阳性、无法手术的局部进展期或转移性胃或胃食管结合部腺癌的新的标准治疗。

(2)放疗在胃癌辅助治疗中的价值

ARTIST 研究是第一项探讨胃癌患者 D2 淋巴结清扫术后放化疗疗效的前瞻性、Ⅲ期、随机对照临床研究,两组分别接受 6 个周期 XP 化疗(卡培他滨联合顺铂),或 XP/XRT/XP 组接受 2 个周期 XP 化疗序贯 45Gy 放疗 +2 个周期 XP 化疗[29]。两组分别纳入 228 例和 230 例,总体比较,虽然两组无疾病生存无差异,但肠型亚组,XP/XRT/XP 组的无进展生存明显延长(HR = 2.883,95% CI 1.36 ~ 6.111,P = 0.0057);弥漫型亚组中,放疗增加到 XP 没有明显延长无疾病生存。对于淋巴结阳性组,无疾病生存在 XP/XRT/XP 组优于只接受 XP 治疗组。因此,随后的 ARTIST-Ⅱ试验(只接受 TS-1 治疗,TS-1/奥沙利铂,TS-1/奥沙利铂/RT)正在招募病理学淋巴结阳性胃癌患者。

(四)结直肠癌国内最新研究进展

1. 国家卫生计生委结直肠癌诊疗规范发布

2015 年,国家卫生计生委组织全国范围内多个领域的专家,结合结直肠癌的国际学术进展、国际诊治指南以及我国结直肠癌患者诊治特点与具体国情,进行了最新版国家层面结直肠癌诊疗规范的制定,成为我国医务人员进行结直肠癌诊疗实践的标准,对推动我国结直肠癌规范化诊疗具有重要的意义。

2. 结直肠癌多学科诊疗(MDT)理念逐步确立

随着肿瘤学的不断发展以及患者诊治需求的不断提高,单一学科负责患者诊治的模式已经不适应当代肿瘤学科的发展,由外科、肿瘤内科、放疗科、影像诊断科、病理科、超声科等相关学科共同参与的多学科诊疗模式理念已经逐步确立,并向全国范围内推广。2015 年,国家卫生计生委公布了首批全国结直肠癌多学科协作示范基地,包括北京大学肿瘤医院、复旦大学肿瘤医院、中山大学肿瘤医院、浙江大学附属第二医院;同年,中国医师协会成立了 MDT 专业委员会。

3. 开展腹腔镜下直肠癌根治性切除的前瞻性随机对照研究

以往,通过腹腔镜进行直肠癌的根治性切除尚存在争议。我国福建医科大学附属协和医院正在进行一项大规模的"对比腹腔镜与开腹手术治疗中低位直肠癌的远期疗效的多中心随机对照研究(LASRE 研究)",全国 17 个中心参与,计划入组 1150 例直肠癌,预计 2020 年可以公布最终研究结果。

4. 腹腔镜下右半结肠(D3)切除在技术上安全、可行

2014 年中国南方腹腔镜结直肠手术研究组(the Southern Chinese Laparoscopic Colorectal Surgical Study, SCLCSS)报道了一项腹腔镜下右半结肠(D3)切除术的回顾性研究结果。该研究表明腹腔镜下右半结肠(D3)切除是安全、可行的,近期疗效与开腹手术一致。

5. 局部进展期直肠癌围手术治疗模式新探索

氟尿嘧啶类药物同步放化疗是局部进展期直肠癌治疗的标准模式,2015 年,中山大学附属第六医院首次报道了对比 5-FU、联合奥沙利铂方案同步放化疗可进一步提高直肠癌的病理完全缓解率[30],该研究结果有望改善局部进展期直肠癌患者治疗模式。

6. 术前肝动脉及区域动脉灌注化疗可有效降低结肠癌根治术后肝转移发生率

复旦大学附属中山医院研究显示术前肝动脉及区域动脉灌注化疗联合标准辅助化疗对比单独辅助化疗,可有效降低术后肝转移复发率,特别是在Ⅲ期结肠癌患者中效果显著。

(五)胰腺癌国内最新研究进展

2014 年中国临床肿瘤学会胰腺癌专家委员会和中华医学会外科学分会胰腺外科学组结合近年来国内外在胰腺癌诊治领域的进展,先后分别发布《胰腺癌综合诊治中国专家共识(2014 年版)》[31]和《胰腺癌诊治指南(2014)》[32]。两者均将胰腺癌的治疗从以往外科为主的治疗模式提高到综合治疗水平。

在胰腺癌同步放化疗研究中,杨继元等[33]研究获得了一定突破,S1 联合吉西他滨化疗后,同步放疗+S1 化疗,之后 S1 维持治疗局部不可切除胰腺癌,mOS 15.2 个月,mPFS 9.3 个月。1 年和 2 年生存率分别为 75% 和 34%。

(六)淋巴瘤国内最新研究进展

1. 国内淋巴瘤流行病学研究进展

2012 年由中国淋巴瘤病理研究协作组发起的一项国内多中心性合作研究,回顾性分析了 24 家代表性医疗机构、10 002 例淋巴瘤病例的病理诊断和临床资料,是目前国内较为详实、可靠和权威性的淋巴瘤流行病学数据。该研究得出我国淋巴瘤类型构成和亚型分布有其独特特征,10 002 例淋巴瘤病例中,男女比例为 1.6：1，中位年龄 54 岁，结内与结外病变比例为 1：1.2。我国人群最常见的淋巴瘤类型是弥漫性大 B 细胞淋巴瘤，占所有淋巴瘤的 33.27%，滤泡性淋巴瘤较西方人群相对少见，而 T 细胞及 NK 细胞淋巴瘤在我国人群相对多见，占所有淋巴瘤的 21.38%，霍奇金淋巴瘤占所有淋巴瘤的构成比为 8.54%，且最常见的亚型为混合细胞型和结节硬化型。

2. 西达本胺治疗复发或难治外周 T 细胞淋巴瘤

2015 年 6 月，*Annals of Oncology* 发表一项来自中国 15 家中心的 Ⅱ 期临床试验研究，报道了 HDAC 抑制剂——西达本胺用于治疗复发或难治外周 T 细胞淋巴瘤的效果。该研究纳入 79 名病人，所有病人接受西达本胺每次 30mg 的剂量，每周两次，观察终点为疾病进展或出现不能耐受的副反应。研究得出所有病人总反应率为 28%，其中完全缓解率为 14%，中位无进展生存时间和总生存时间分别为 2.1 个月和 21.4 个月。其中血管免疫母 T 细胞淋巴瘤的患者具有更高的总反应率和完全缓解率，分别是 50% 和 40%。2014 年 12 月 CFDA 已批准可以将西达本胺用于复发或难治外周 T 细胞淋巴瘤的治疗[34]。

3. 利妥昔单抗治疗过程中的乙肝预防

乙型肝炎病毒的再激活是接受 R-CHOP 治疗的淋巴瘤患者重要的并发症。2008 年 2 月～2012 年 12 月，中山大学肿瘤防治中心发起了一项国内多中心合作的 Ⅲ 期随机、非盲临床试验研究，其研究结果 2014 年 12 月发表在 JAMA 杂志上。该研究共入组 121 名乙肝表面抗原阳性、肝功能正常且 HBV DNA 小于 10^3 拷贝/毫升、初次接受抗病毒治疗的弥漫大 B 细胞淋巴瘤患者。受试者在 R-CHOP 方案开始前 1 周随机接受抗病毒药物治疗（恩替卡韦或拉米夫定）至化疗结束后 6 个月。研究结果发现恩替卡韦组的 HBV 相关肝炎发病率、HBV 再活动率、化疗中断率均显著低于拉米夫定组。因此，HBV 表面抗原阳性的弥漫大 B 淋巴细胞瘤患者在接受 R-CHOP 化疗方案治疗时，加用恩替卡韦抗病毒治疗要优于拉米夫定，其 HBV 相关肝炎和 HBV 再激活的发生率均较低[35]。

（七）泌尿肿瘤国内最新研究进展

1. 肾癌

（1）舒尼替尼及培唑帕尼治疗晚期肾癌的中国临床研究结果相继公布

舒尼替尼作为一线治疗转移性肾细胞癌中国患者的多中心 Ⅳ 期临床研究结果显示客观有效率为 31.1%，其中位 PFS 为 14.2 个月，中位 OS 为 30.7 个月，生存数据优于国际 Ⅲ 期临床研究结果，这是晚期肾癌舒尼替尼治疗的中国患者数据[36]。

中国多家中心参与了帕唑帕尼与舒尼替尼对照治疗转移性肾癌的国际多中心Ⅲ期临床研究(COMPARZ 研究),该研究分析了包括中国受试者在内 367 例亚洲人群数据,结果显示帕唑帕尼组中位无进展生存时间为 8.4 个月,与欧美人群无显著性差异。

(2) 依维莫司及阿昔替尼先后在中国获批用于晚期肾癌的二线治疗

依维莫司为口服给药的 mTOR 抑制剂,中国一项多中心临床研究(L2101 研究),同样证实依维莫司在 TKI 治疗失败后二线靶向治疗对中国患者的疗效及安全性,疾病控制率 61%,中位 PFS 为 6.9 个月,临床获益率 66%,1 年生存率为 56%,1 年无进展生存率为 36%。

阿昔替尼是选择性 VEGFR-1、2、3 的二代抑制剂,其用于一线靶向治疗失败后的晚期肾癌的亚太研究主要由中国多家中心参与,研究结果显示阿昔替尼能显著延长中位 PFS,与索拉非尼相比为 6.5 个月 vs. 4.8 个月。

根据上述研究结果,依维莫司与阿昔替尼先后被国内批准用于晚期肾癌的二线治疗。

2. 膀胱癌

(1) 抗肿瘤血管生成药物在进展期尿路上皮癌治疗取得初步结果

北京大学肿瘤医院郭军教授研究团队单中心开展了一项 TGP 联合血管内皮抑素治疗转移性尿路上皮癌研究,以评价 TGP 联合血管内皮抑素治疗转移性尿路上皮癌的疗效与安全性,总体缓解率为 58.6%。中位无进展生存期(PFS)为 7.0 个月,因此 TGP 联合血管内皮抑素治疗晚期尿路上皮癌有效率高,优于单纯化疗;未明显增加毒副反应,与血管内皮抑素相关不良反应轻微。生存情况仍有待于进一步随访。

(2) 保留膀胱术后患者动脉内化疗可能延迟疾病复发和进展时间

中山大学附属第一医院 2013 年发表的这项研究旨在比较对于 T1G3 膀胱尿路上皮癌保留膀胱术后接受膀胱灌注化疗+动脉内化疗(A 组、29 例)或者单独膀胱灌注化疗(B 组、31 例)的疗效差异性。结果显示,复发率与进展率有显著性差异,中位复发时间分别为 15 个月、6.5 个月。结论提示保留膀胱术后膀胱灌注联合动脉内化疗可能延迟疾病复发和进展时间。

3. 前列腺癌

(1) 国内前列腺癌微创手术获得长足进步

国内有关前列腺癌治疗出现长足进步,尤其是微创技术的应用,使得前列腺根治性切除术的手术疗效和安全性有很大提高。大量腹腔镜前列腺根治性切除术的临床经验及随访结果报道,体现了我国跟踪国际先进技术的努力,但从临床研究看,与国际上还有一定的差距。

（2）国内前列腺癌基础研究与药物临床研究逐步前进

"973"首席科学家第二军医大学上海长海医院孙颖浩教授运用 RNA-seq 技术首次对中国人前列腺癌及癌旁组织进行系统研究，发现新型融合基因、癌相关长链非编码 RNA、异构体和点突变。研究发现，在欧美人群中普遍高频表达（50% ~ 80%）的融合基因 TMPRSS2-ERG 在中国人群中的表达率仅有 20% 左右，而在欧美人群中尚未发现的融合基因 CTAGE5-KHDRBS3 和 USP9Y-TTTY15 在中国人群中却有很高的表达频率，分别为 37% 和 35.2%。

目前我国已完成阿比特龙Ⅱ期临床并于近期在国内上市，恩杂鲁胺临床试验接近尾声。以上两项研究的完成为我国去势抵抗前列腺癌（CRPC）带来新的希望。我国有关镭-223 核素治疗前列腺癌的临床研究尚在进行中，获批并应用于临床指日可待。

四、北京最新研究进展

（一）乳腺癌北京最新研究进展

1. 北京乳腺癌登记情况

北京市肿瘤防治研究办公室的乳腺癌发病监控数据已有近 20 年的个案积累，可以提供北京市户籍乳腺癌的发病与死亡信息（除军队医院相关信息）。2003 年开始依靠医院病案首页电子信息上报系统后，信息收集更为准确可靠。目前由北京市肿瘤防治研究办公室牵头，各区县疾控部门具体操作，正在对北京市户籍的现患乳腺癌的生存状态进行调查，进一步充实数据库信息相关。

2. 基本建立乳腺癌前哨淋巴结活检技术标准和规范流程

北京已基本建立乳腺癌前哨淋巴结活检技术标准和规范流程，并在北京三甲医院范围内开展乳腺癌 SLNB 技术推广、培训，形成了一支具有丰富临床经验的前哨淋巴结活检队伍。

3. 北京市部分医疗机构乳腺癌诊疗与"国际接轨"

在北京市一些医疗机构，乳腺癌诊疗技术的应用与效果目前处于国内领先状态。如北京肿瘤医院自 2004 年以来，微创活检诊断方式占 96%；自 2005 年将符合国际标准的前哨淋巴结活检技术应用于临床，因前哨淋巴结活检结果阴性而免除腋窝淋巴结清扫的 1300 余例病例中位随访 3 年时的局部复发率为 0.5%，不劣于同期国际上相同技术的实施效果；自 2000 年实施保留乳房治疗以来，保留乳房治疗率平均为 39%，近 2000 例病例中位随访 4 年时的局部复发率为 2.5%，不劣于同期国际上同类乳腺癌病例的保留乳房治疗效果。

(二) 宫颈癌北京最新研究进展

2009 年以来北京市科委在宫颈癌领域搭建了北京宫颈癌科技支撑体系,组织首都医科大学附属北京妇产医院、北京大学人民医院、北京协和医院、中国人民解放军总医院、北京肿瘤医院等十余家三级医院共同攻关,同时建立了北京宫颈癌临床数据和样本资源库,实现了病例资料的数字化管理,制定了一系列的标准操作规范,为北京市宫颈癌临床研究、新药开发等提供了研究平台,带动全市宫颈癌及癌前病变防治工作的开展。目前,各研究项目进展顺利,取得了初步成效。

1. 开展多方面临床研究

宫颈癌前病变(CIN)的处理:CIN 确诊后经过准确的指导,积极有效的干预,防止病情发展,改善患者的心理状况,提高患者的生活质量,帮助患者建立战胜癌症信心。强调规范化,注重个体化、人性化。治疗方式应根据患者的年龄、病变部位和范围、CIN 的级别、生育要求及其意愿加以选择。首都医科大学附属北京妇产医院承担北京市科委"宫颈癌临床诊断流程完善、各级医院宫颈癌治疗规范研究"经三年多的临床研究提出了不同期别的 CIN 推荐方案。

2. 早期子宫颈癌保留生育功能手术的治疗

对有生育要求的年轻宫颈癌患者,如何更优化的选择及评估患者、提高手术效果、减少并发症、改善肿瘤结局和妊娠结局是目前的热点问题。北京大学人民医院在科委支持下开展"宫颈癌保留生育功能的适应证研究"。采用多中心合作完成上百例的子宫颈癌保留生育功能手术并观察术后肿瘤结局及妊娠结局,明确宫颈癌保留生育功能的适应证,规范适宜手术方式及操作标准。被北京医师协会采纳,发表于北京医师协会 2012 版《妇产科诊疗常规》,并举办多次学习班向全国参会医师推广。

3. 宫颈癌的腹腔镜手术治疗

前瞻性研究表明与开腹手术相比,腹腔镜手术患者在失血量、住院时间上占有明显优势。2009 年由中国人民解放军总医院承担的北京市科委项目"宫颈癌微创治疗的研究",开展了子宫颈癌腹腔镜广泛性全子宫切除术和盆腔淋巴清扫术手术规程;制定子宫颈癌阴式广泛性全子宫切除术的手术规程;制定子宫颈癌机器人广泛性全子宫切除术和盆腔淋巴清扫术手术规程;验证微创治疗宫颈癌的安全性和可行性。

4. 宫颈癌的新辅助化疗

新辅助化疗(NACT)是指在恶性肿瘤局部治疗前给予全身化疗。新辅助化疗和同步放化疗的应用在一定程度上提高了中晚期宫颈癌患者的缓解率,增加了手术机会。但 NACT 和同步放化疗的用药及方案,远期疗效等方面仍存在争议。2014 年首都医科大学附属北京妇产医院在北京市科委的支持下承担"宫颈癌新辅助化疗的临床研究" 有望在化疗方案、化疗的时机、效果及适应证方面得到临床数据。

5. 宫颈癌患者术后生活生存质量也是关注的热点

2014 年北京大学人民医院承担了"宫颈癌患者Ⅲ型子宫切除术后盆底功能状况及盆底电刺激康复效果评价"研究对提高宫颈癌患者术后生活质量、改善预后具有重要的意义。

(三) 胃癌北京最新研究进展

1. 进展期胃癌 Resolve 研究

围术期局部进展期胃癌的治疗一直在东西方学者间存在争议。对于临床分期较晚的局部进展期胃癌,预后相对较差,在初诊的时候主要病变常常不能完全切除。英国的一项临床研究(MAGIC 研究)表明术前和术后 3 个周期的 ECF(表柔比星+顺铂+氟尿嘧啶)方案化疗较单纯手术增加了 13% 的五年生存率。但是东方进行的临床研究(ACTS-GC 及 CLASSIC 研究)显示针对Ⅱ和Ⅲ期胃癌 D2 手术后给予单药 S1 或者 XELOX(卡培他滨+奥沙利铂)的辅助化疗能够获得生存受益。因此,对于局部进展期胃癌患者而言,究竟是术前给药还是术后给药患者受益更大,还缺乏前瞻性临床研究的证据。

北京大学肿瘤医院牵头的前瞻性随机Ⅲ期多中心 RESOLVE 研究从适应证方面展开探索,该研究纳入胃癌分期 cT4b/N+M0 或 cT4aN+M0 的患者,旨在比较术前 SOX 方案(奥沙利铂+S1)与术后 SOX 方案或 XELOX 方案的在疗效和安全性上的差异。研究结果有望为这部分患者的围术期治疗方案的选择提供依据。

2. 贝伐单抗在晚期胃癌中的应用

既往在 AVAGAST 研究中,氟尿嘧啶、顺铂联合贝伐珠单抗较单纯化疗并未能在晚期胃癌中显著延长总生存期,但显示不同地域和人种亚组的疗效存在差别,而该研究仅含有 12 例中国患者。为了进一步评价贝伐珠单抗在中国晚期胃癌人群中的疗效和安全性,开展了设计相似的前瞻性、随机双盲、Ⅲ期临床研究,该研究由北京大学肿瘤医院消化内科沈琳教授牵头,主要研究终点为总生存,次要研究终点包括无进展生存和安全性[37]。符合入排标准的 202 例中国晚期胃癌患者按照 1∶1 的比例随机分入安慰剂组(卡培他滨/顺铂联合安慰剂,$n=102$)及研究组(卡培他滨/顺铂联合贝伐珠单抗,$n=100$)。结果显示与安慰剂相比,增加贝伐珠单抗不能改善中国人晚期胃癌的总生存(HR = 1. 11 ,95% CI 0. 79 ~ 1. 56 ,p = 0. 5567)。治疗相关 3 ~ 5 级不良事件在贝伐珠单抗组和安慰剂组分别为 60% 和 68% ,其中贝伐珠单抗相关的特殊不良事件在贝伐组与安慰剂组分别为 8% 及 15% ,多位 3 ~ 5 级出血(贝伐珠单抗组 4% ,安慰剂组 12%)。因此,在目前化疗基础上联合贝伐珠单抗未能明显增加疗效,VEGF 单抗在胃癌治疗中的价值未能得到肯定。

(四) 结直肠癌北京最新研究进展

1. 北京市消化系统肿瘤多学科协作蓬勃发展,代表全国最高水平

2009 年,北京大学肿瘤医院正式开展以医院为平台的涉及全院学科范围的消化道恶性肿瘤多学科诊治工作,参与学科:消化肿瘤内科、胃肠外科、结直肠外科、肝胆胰腺外科、胸部肿瘤外科、放射治疗科、影像诊断科、病理诊断科、核医学科、超声诊断科等,每周固定时间、固定地点、固定人员开展对结直肠癌疑难患者的多学科讨论,目前成为全国多学科协作的标杆,被国家卫生计生委评为首批全国结直肠癌多学科协作示范基地。

2. 参与国内腹腔镜治疗直肠癌的多中心随机对照研究

LASRE 研究的开展,标志着我国在腹腔镜治疗直肠癌领域进入到国际先进行列。该研究由全国 17 个中心参与,北京地区有 3 家著名的三甲医院参与,分别是北京大学肿瘤医院、北京协和医院和中国人民解放军总医院。

3. 肛提肌外腹会阴联合切除治疗低位直肠癌是安全的,可降低局部复发率

肛提肌外腹会阴联合切除(exralevator abdominoperineal excision ,ELAPE)是治疗低位直肠癌的新术式,有望成为低位直肠癌规范化、标准化的手术方式。

2014 年首都医科大学附属朝阳医院报道了一项关于 ELAPE 的多中心的前瞻性研究,2015 年北京大学人民医院报道了一项关于 ELAPE 手术的前瞻性对照研究。这两项临床研究结果表明,对于低位直肠癌,ELAPE 手术是安全、可行的。

4. 1 类新药法米替尼有望用于常规化疗失败的晚期结直肠癌

由北京大学肿瘤医院与中山大学肿瘤医院共同牵头开展了法米替尼治疗化疗失败的晚期结直肠癌全国多中心前瞻性随机对照临床研究,Ⅱ 期研究中,法米替尼显著延长了无进展生存期[38],目前 Ⅲ 期临床研究正在进行中。

(五) 胰腺癌北京最新研究进展

1. 发现中国人胰腺癌易感等位基因

中国医学科学院肿瘤医院确定了 5 个染色体区域遗传变异是导致胰腺癌发生

的易感因素。

2. 寻找早期诊断胰腺癌的血清标志物

北京协和医院筛选出具备胰腺癌诊断价值的 miRNA,其与 CA19-9 对胰腺癌的诊断效能相似。

中国人民解放军总医院研究确定了 2 个临床血清指标诊断组合:①CA19-9、白蛋白(ALB)、C 反应蛋白(CRP)和白细胞介素-8(IL-8);②CA19-9、二氧化碳、CRP和白细胞介素-6(IL-6)。两者对胰腺癌诊断的敏感性和特异性较高,在胰腺癌早期诊断方面应用前景广阔。

3. 胰腺癌二线化疗方案的相关研究

清华大学等进行的一项新型聚乙烯糖基化重组人内皮抑素 M2ES 联合吉西他滨在进展或转移性胰腺癌中的安全性和有效性的研究。

4. 胰腺癌外科治疗进展

北京朝阳医院对胰十二指肠切除术的消化道重建进行了胆胰分离式的改良,降低了胰瘘的发生率。

北京大学第三医院对胰腺癌行胰十二指肠切除术的切缘状况进行了研究,结果表明胰头癌的环周切缘有较高的 R1 切缘发生率。

(六) 淋巴瘤北京最新研究进展

1. 新型 BTK 小分子抑制剂 PLS-123 的研究开发

BTK 抑制剂 Ibrutinib 临床研究结果证实,其对于多种类型 B 细胞肿瘤,特别是复发难治慢性淋巴细胞白血病疗效显著,患者耐受性好。目前北京大学肿瘤医院联合北京大学深圳研究生院已联合开发出新一代 Btk 小分子抑制剂 PLS-123,并证实其具有完全不同于 Ibrutinib 的抗肿瘤特点:①不同于单纯仿制药物,PLS-123小分子抑制剂在化学骨架结构上完全不同于 Ibrutinib,且具有与靶标 Btk 更好的亲和性以及选择性。②PLS-123 通过"双抑制模式"更有效地调控肿瘤细胞内 BCR 信号通路的活化。③PLS-123 已在多种 B 细胞淋巴瘤细胞系、患者原代肿瘤细胞及SCID 荷瘤小鼠模型中展现出较 Ibrutinib 更好的抗肿瘤效果。PLS-123 是国内完全具有自主知识产权的创新靶向药物,其将为 B 细胞淋巴瘤的治疗提供新方向[39]。

2. 结外 NK/T 细胞淋巴瘤(ENKTL)临床治疗进展

在中国 ENKTL 是外周 T 细胞淋巴瘤中最常见的亚型,2/3 的患者仅表现为局部病变,但临床预后很差,至今尚仍无标准的一线治疗方案。北京大学肿瘤医院探索利用左旋门冬酰胺酶为基础的化疗方案(CHOP-L)联合放疗治疗初治结外 NK/T 细胞淋巴瘤,近期疗效显著改善(27% vs. 81.6%),生存明显延长(2 年总生存率达 80.1%),并且该方案的安全性好,不良反应可以耐受。本研究首次证实了 L-ASP 在初治 ENKTCL 患者的一线治疗中的显著疗效,肯定了 L-ASP 在 ENKTCL 的一线治疗中的重要地位,初步建立了以 L-ASP 为基础的化疗方案联合放疗用于 ENKTCL 的一线治疗的模式,对于进一步完善本病的一线最佳治疗模式提供了前瞻性研究的数据[40]。

另外,中国医学科学院肿瘤医院的相关研究结果,探讨了早期鼻型 NK/T 细胞淋巴瘤患者血浆中 EBV 病毒载量对预测患者预后的临床价值。该研究发现血浆中 EBV 病毒水平≤500 拷贝/毫升患者 3 年总生存率和无进展生存率均大于 EBV 病毒水平>500 拷贝/毫升的患者,并且血浆 EBV 病毒水平与患者临床特征(B 症状、高乳酸脱氢酶水平、高 IPI 评分)密切相关。因此,循环血中 EBV 病毒的含量可作为预测早期 NK/T 细胞淋巴瘤患者的预后及肿瘤负荷的一项重要指标。2015 年发表在 Leukemia 上的文章回顾分析了 2000~2011 年我国十个中心收治的 1383 例 ENKTCL 患者的临床资料,首次提出新型 ENKTCL 患者预后评估体系,主要评估因素包括患者分期、年龄、体能状态、乳酸脱氢酶以及原发肿瘤浸润状态。应用列线图可以个体化预测预后,该新体系在总生存率方面的预测价值要明显优于目前已有 Ann Arbor 分期、IPI 以及 KPI 等评估体系[41]。

3. HBV 相关性的弥漫大 B 细胞淋巴瘤的研究进展

北京大学肿瘤医院针对乙型肝炎病毒(HBV)感染相关性弥漫大 B 细胞淋巴瘤(DLBCL)开展了回顾性研究。该研究系统分析了 587 名 DLBCL 患者的 HBV 感染情况、临床病理特点和乙型肝炎病毒表面抗原阳性情况,并发现 HBV 阳性组的 DLBCL 患者的中位发病年龄较轻(45 岁 vs. 55 岁),更易发生脾脏和腹膜后淋巴结转移(40.7% vs. 16%;61.7% vs. 31%),疾病分期差(Ⅲ/Ⅳ 期 76.5% vs. 59.5%),预后差(2 年总生存率,47% vs. 70%)。96% 的 HBsAg 阳性的 DLBCL 患者重链和轻链互补决定区的氨基酸序列与 HBsAg 的特异性抗体有高度同源性。该研究结果首次证实中国作为全球乙肝高流行地区,13.8% 的弥漫大 B 细胞淋巴瘤的发病可能与 HBV 感染密切相关。

(七) 泌尿肿瘤北京最新研究进展

1. 肾癌

(1) 舒尼替尼 2/1 给药方案获得初步研究结果

目前舒尼替尼治疗转移性肾细胞癌的推荐剂量为 50mg/d、4/2 方案,2015 年北京大学肿瘤医院针对舒尼替尼 2 周/1 周方案一线治疗转移性肾细胞癌患者的疗效及安全性进行了探讨,研究发现舒尼替尼 2/1 方案用于转移性肾细胞癌患者一线治疗的疗效与常规 4/2 方案相当,患者耐受性好,3 ~ 4 度不良反应发生率较低,PFS 较常规 4/2 方案有延长趋势。

对多个靶向药物如何做到最佳的序贯治疗,国内也进行了相关研究。入组 17 例患者,发现 VTKI-mTOR-TKI 抑制剂的序贯治疗(TMT),总体 PFS 优于 TKI-TKI-mTOR 抑制剂的序贯治疗,对靶向药物的选择有指导作用。

(2) mTOR 与 S6RP 磷酸化用于依维莫斯治疗转移性肾癌具有疗效预测价值

2014 年北京大学肿瘤医院报道了 mTOR 磷酸化及 S6RP 对于依维莫斯治疗转移性肾癌的疗效预测作用。入组患者中,mTOR 磷酸化表达阳性患者疾病控制率更高,PFS 时间更长。磷酸化 S6RP 表达阳性患者 PFS 时间也更长,因此磷酸化的 mTOR 及 S6RP 有潜力作为依维莫斯治疗的疗效预测因子。

2. 膀胱癌

(1) 肌层浸润性尿路上皮癌 PD-L1 表达的临床意义

北京大学肿瘤医院郭军教授团队分析了 47 例肌层浸润性尿路上皮癌 PD-L1 表达情况,并结合患者临床资料分析了肿瘤 PD-L1 表达的临床意义。研究结果显示:肌层浸润性尿路上皮癌 PD-L1 阳性率为 34.0% ,其表达与性别、发病部位、病理分期、是否存在淋巴结转移、是否存在远处转移等临床病理特征不相关。

(2) 膀胱癌术后立即膀胱灌注可降低复发率且耐受性好

北京大学吴阶平泌尿中心的一项前瞻性、随机、多中心研究入组患者均为非肌层浸润性膀胱癌并适宜 TURBT 患者,来自全国 26 个中心的 403 例患者随机分为 A 组(210 例,患者 TURBT 术后 24 小时内接受膀胱灌注,之后常规膀胱灌注)、B 组(193 例,常规膀胱灌注)。随访 18 个月,两组复发率有显著性差异,这提示 TURBT 术后即刻多柔比星 30mg 膀胱灌注之后常规膀胱灌注治疗可能降低复发率,且耐受性好。

3. 前列腺癌

北京泌尿外科界在微创前列腺根治性切除术方面属国内前列,以中国人民解放军总医院泌尿外科张旭为首的团队及以北京大学泌尿外科研究所周利群为主的团队在腹腔镜前列腺根治性切除术方面在国内做出了较为突出的贡献,尤其是张旭为主的团队其机器人辅助前列腺根治性切除术积累了国内最大宗的病例,为该技术在国内推广起到了带头作用。以王建业教授为主的团队对前列腺癌早期诊断进行了详尽研究,系统提出了 MRI 早期诊断前列腺癌的标准和方法。

(季加孚 张焕萍 欧阳涛 张为远 沈 琳 张小田 张连海 戴广海

金 晶 周爱萍 张忠涛 汪 欣 苏向前 崔 明 李 健 肖 毅

叶颖江　何英剑　李成鹏　刘伯南　刘　峭　吕　昂　钱红纲　郝纯毅
杨尹默　刘荫华　吴力群　朱　军　宋玉琴　王小沛　郑　文　李晔雄
任汉云　苏　航　周小鸽　郭　军　杨　勇　盛锡楠　崔传亮　连　斌
李长岭　李汉忠　何志嵩　马潞林　邢念增）

参 考 文 献

1　Ferlay J,Shin HR,Bray F,et al. Estimates of worldwide burden of cancer in 2008 : GLOBOCAN 2008. Int J Cancer,2010,127 :2893-2917.

2　章静菲,王彤武,武明辉,等. 北京市 1399 例宫颈癌流行现状与特点. 中华医学杂志,2011,91(43):3058.

3　张靖,高波,康赟,等. 中国女性宫颈人乳头瘤病毒感染型别分布区域性特征的 Meta 分析. 中华微生物学和免疫学杂志,2014,34(12):913.

4　乔友林,赵宇倩. 宫颈癌的流行病学现状和预防,中华妇幼临床医学杂志,2015,11(2):1.

5　Global Burden of Diease Cancer Collaboration,Fitzmaurice C,Dicker D,et al. The Global Burden of Cancer 2013. JAMA Oncol,2015,1(4):505-527.

6　国家癌症中心、卫生部疾病预防控制局,中国肿瘤登记年报. 北京:军事医学科学出版社,2012,118-153.

7　Krag DN, Anderson SJ, Julian TB, et al. Sentinel-lymph-node resection compared with conventional axillary-lymph-node dissection in clinically node-negative patients with breast cancer : overall survival findings from the NSABP B-32 randomised phase 3 trial. Lancet Oncol,2010,11(10):927-933.

8　Coates AS,Winer EP,Goldhirsch A,et al. Tailoring therapies-improving the management of early breast cancer : St Gallen International Expert Consensus on the Primary Therapy of Early Breast Cancer 2015. Annals of Oncology, 2015,26:1533-1546.

9　Jayant S Vaidya, Frederik Wenz, Max Bulsara, et al. Risk-adapted targeted intraoperative radiotherapy versus whole-breast radiotherapy for breast cancer : 5-year results for local control and overall survival from the TARGIT-A randomised trial. 2013,http://dx. doi. org/10. 1016/S0140-6736(13)61950-9.

10　Veronesi U,Orecchia R,Maisonneuve P,et al. Intraoperative radiotherapy versus external radiotherapy for early breast cancer(ELIOT) : a randomised controlled equivalence trial. Lancet Oncol,2013,14:1269-1277.

11　Béatrice Lauby, Secretan, Chiara Scoccianti, et al. Breast-cancer screening — viewpoint of the IARC working group. N Engl J Med,2015,24:2353-2358.

12　Dijkstra MG,Snijders PJF,Arbyn M,et al. Cervical cancer screening : on the way to a shift fromcytology to full molecular screening. Annals of Oncology,2014,25:927-935.

13　Dizon DS,Mackay HJ,Thomas GM,et al. State of the Science in Cervical Cancer : Where We Are Today and Where We Need to Go. Cancer,2014,120:2282-2288.

14　Kim HH,Han SU,Kim MC et al. Long-term results of laparoscopic gastrectomy for gastric cancer : a large-scale case-control and case-matched Korean multicenter study. J Clin Oncol,2014,32(7):627-633.

15　Jeong SY,Park JW,Nam BH,et al. Open versus laparoscopic surgery for mid-rectal or low-rectal cancer after neoadjuvant chemoradiotherapy(COREAN trial) : survival outcomes of an open-label,non-inferiority,randomised controlled trial. Lancet Oncol,2014,15(7):767-774.

16　Bonjer HJ,Deijen CL,Abis GA,et al. A randomized trial of laparoscopic versus open surgery for rectal cancer. N Engl J Med,2015,372(14):1324-1332.

17　Oliner KS,Douillard JY,Siena S,et al. Analysis of KRAS/NRAS and BRAF mutations in the phase III PRIME study of panitumumab(pmab) plus FOLFOX versus FOLFOX as first-line treatment(tx) for metastatic colorectal cancer(mCRC). J Clin Oncol,2013,31:(suppl;abstr 3511).

18 Goldstein D,El-Maraghi RH,Hammel P,et al. nab-Paclitaxel plus gemcitabine formetastatic pancreatic cancer: long-term survival from a phase III trial. J Natl Cancer Inst,2015,107(2):1-10.

19 Ueno H,Ioka T,Ikeda M,et al. Randomized phase III study of gemcitabine plus S-1,S-1 alone,orgemcitabine alone in patients with locally advanced and metastatic pancreaticcancer in Japan and Taiwan:GEST study. J Clin Oncol,2013,31(13):1640-1648.

20 Conroy T,Desseiqne F,Ychou M,et al. FOLFIRINOX versus gemcitabine for metastatic pancreatic cancer. N Engl J Med, 2011,364(19):1817-1825.

21 Advani RH,Buggy JJ,Sharman JP,et al. Bruton Tyrosine Kinase Inhibitor Ibrutinib(PCI-32765)Has Significant Activity in Patients With Relapsed/Refractory B-Cell Malignancies. J Clin Oncol, 2013,31(1):88-94.

22 Capitanio U,Montorsi F. Renal cancer. Lancet,2015,pii:S0140-6736(15)00046-X.

23 Metastatic Renal Cell Cancer:Summary from ASCO 2015. Can Urol Assoc J,2015,9(7-8):S158-161.

24 Yafi FA, North S, Kassouf W. First-and second-line therapy for metastatic urothelial carcinoma of the bladder. Curr Oncol,2011,18(1):e25-34.

25 Crawford ED, Higano CS, Shore ND, et al. Treating Patients with Metastatic Castration Resistant Prostate Cancer:A Comprehensive Review of Available Therapies. J Urol,2015,pii:S0022-5347(15)04423-7.

26 李毅,吕艳丽,赵越,等. 不同组织模式下乳腺癌筛查结果分析. 中国癌症杂志,2014,24(12):117-123.

27 Hu Y,Huang C,Sun Y,et al. Laparoscopic D2 subtotal gastrectomy versus conventional open surgery for advanced gastric cancer:The safety analysis from a multicenter prospective randomized controlled trial in China (CLASS-01 trial). J Clin Oncol,2015,33:(suppl 3;abstr 122).

28 Wang J,Xu R,Li J,et al. Randomized multicenter phase III study of a modified docetaxel and cisplatin plus fluorouracil regimen compared with cisplatin and fluorouracil as first-line therapy for advanced or locally recurrent gastric cancer. Gastric Cancer,2015,1-11.

29 Park SH,Sohn TS,Lee J,et al. Phase III Trial to Compare Adjuvant Chemotherapy With Capecitabine and Cisplatin Versus Concurrent Chemoradiotherapy in Gastric Cancer:Final Report of the Adjuvant Chemoradiotherapy in Stomach Tumors Trial,Including Survival and Subset Analyses. J Clin Oncol. 2015,pii:JCO. 2014. 58. 3930.

30 Deng Yh,Chi P,Lan P,et al. A multi-center randomized controlled trial of mFOLFOX6 with or without radiation in neoadjuvant treatment of local advanced rectal cancer(FOWARC study):Preliminary results. J Clin Oncol, 2015,33:suppl;abstr 3500.

31 中国临床肿瘤学会胰腺癌专家委员会. 胰腺癌综合诊治中国专家共识(2014 年版). 临床肿瘤学杂志, 2014,19(4):358-370

32 中华医学会外科学分会胰腺外科学组. 胰腺癌诊治指南(2014). 中国实用外科杂志. 2014,34(11): 1011-1017

33 Ge F,Xu N,Bai Y,et al. S-1 as Monotherapy or in Combination With Leucovorin as Second-Line Treatment in Gemcitabine-Refractory Advanced Pancreatic Cancer:A Randomized, Open-Label, Multicenter, Phase II Study. The Oncologist,2014,19:1133-1134

34 Shi Y,Dong M,Hong X,et al. Results from a multicenter,open-label,pivotal phase II study of chidamide in relapsed or refractory peripheral T-cell lymphoma. Ann Oncol,2015,26(8):1776-1771

35 Huang H,Li X,Zhu J,et al. Entecavir vs lamivudine for prevention of hepatitis B virus reactivation among patients with untreated diffuse large B-cell lymphoma receiving R-CHOP chemotherapy:a randomized clinical trial. JAMA,2014,312(23):2521-2530.

36 秦叔逵. 索坦一线治疗中国转移性肾细胞癌的单臂、开放、前瞻性多中心的 IV 期临床研究。北京,第 15 届全国肿瘤临床学大会暨 2012 年 CSCO 学术年会.

37　Shen L,Li J,Xu J,et al. Bevacizumab plus capecitabine and cisplatin in Chinese patients with inoperable locally advanced or metastatic gastric or gastroesophageal junction cancer: randomized, double-blind, phase III study (AVATAR study). Gastric Cancer,2015,18(1):168-176.

38　Xu R,Shen L,Wang K,et al. A randomized,double-blind,parallel-group,placebo-controlled,multicenter,phase II clinical study of famitinib in the treatment of advanced metastatic colorectal cancer. J Clin Oncol,2015,33: (suppl 3;abstr 513).

39　Ding N,Li X,Shi Y,et al. Irreversible dual inhibitory mode:the novel Btk inhibitor PLS-123 demonstrates promising anti-tumor activity in human B-cell lymphoma. Oncotarget,2015,6(17):15122-15136.

40　Lin N,Song Y,Zheng W,et al. A prospective phase II study of L-asparaginase-CHOP plus radiation in newly diagnosed extranodal NK/T-cell lymphoma,nasal type. J Hematol Oncol, 2013,6:44.

41　Yang Y,Zhang YJ,Zhu Y,et al. Prognostic nomogram for overall survival in previously untreated patients with extranodal NK/T-cell lymphoma,nasal-type:a multicenter study. Leukemia. 2015,29(7):1571-1577.

第三部分

特色专科疾病领域国内外研究进展

第1章　呼吸系统疾病领域国内外研究进展

一、最新流行概况

呼吸系统疾病是危害我国人民健康的常见疾病，近年来，呼吸系统疾病如慢性阻塞性肺疾病（COPD）、支气管哮喘的发病率都在增加。据2006年全国部分城市及农村前十位主要疾病死亡原因的统计数据，呼吸系统疾病（不包括肺癌）占城市居民死亡病因的第四位（13.1%），占农村居民的第三位（16.4%）。至2020年，预计COPD将成为世界第三大死亡原因，位居世界经济负担第五位。我国40岁以上人群COPD患病率为8.2%，每年致残人数达500万~1000万，致死人数达100万。新发呼吸道传染疾病：严重急性呼吸综合征（SARS）、甲型H1N1流感和中东呼吸综合征冠状病毒（MERS-CoV），传染性强，危害性大，给人民健康和国民经济造成巨大损失。

二、国际最新研究进展

（一）新型口服抗凝药物系列临床研究

新型口服抗凝药物系列临床研究发表，系统评价了其在肺栓塞治疗中的潜在价值，给传统的口服抗凝药物带来了挑战。

阿哌沙班治疗VTE的临床研究（AMPLIFY研究）比较了阿派沙班与传统抗凝治疗对急性VTE的效果。研究共纳入5395名患者，阿哌沙班组有2.3%的VTE复发，传统治疗组为2.7%；阿哌沙班组出血发生率为4.3%，传统治疗组为9.7%。提示阿哌沙班的疗效不劣于传统治疗，且可显著减少出血事件的发生。

依度沙班治疗静脉血栓栓塞症的临床研究（Hokusai-VTE研究），共入选4921例VTE患者。依度沙班治疗组VTE复发率为3.2%，传统治疗组为3.5%。依度沙班组不良事件发生率为8.5%，传统治疗组为10.3%。对于次大面积肺栓塞，依度沙班可能更具优势。

另外几项研究（AMPLIFY-EXT、RE-SONATE和RE-MEDY）发现，阿哌沙班和达比加群等可有效用于VTE的延长治疗，同时可降低出血并发症风险，且疗效和安全性不受年龄、性别、体重、是否伴随肿瘤或肾功能的影响。中国研究者参与了所有这些新型抗凝药物的多中心、双盲、前瞻性临床研究，并进行了相应的中国亚组研究，发现了与国际相似的研究结论。

（二）肺栓塞溶栓治疗研究

肺栓塞溶栓治疗（PEITHO）研究发表，为次大面积（中危）肺栓塞的治疗提供了重要的循证医学证据，但安全性问题亟须关注。对于所谓中危（或次大面积）肺栓塞（PE），很多学者认为使用普通肝素或低分子肝素抗凝治疗能够控制病情发展，但也有学者认为，中危 PE 患者可能需要更积极的治疗，如溶栓药物治疗，以防止休克的发生。但是中危肺栓塞治疗相关的数据较少，因此有必要进行大规模的研究，以探讨在中危肺栓塞患者中进行溶栓治疗能否获益。2013 年 3 月，第 62 届美国心脏病学会年会上发表了肺栓塞溶栓治疗研究（PEITHO）的结果，研究发现：相对于单纯抗凝治疗，溶栓治疗联合抗凝治疗主要终点事件降低了 56%；而替奈普酶溶栓治疗显著增加了严重出血的风险（$P < 0.001$）。溶栓组有 10 例发生出血性卒中，而安慰剂组仅有 1 例。按年龄分组进行亚组分析发现，小于 75 岁以下的患者主要终点事件降低了 67%，卒中风险增加；而在 75 岁以上的老年人群，主要终点降低 37%，卒中风险增加更明显。

结合 PEITHO 研究的结果和国内前期低剂量 rt-PA 溶栓治疗的研究结论，我们认为，并非对每个 PE 患者都应该接受溶栓治疗，应该考虑个体化因素。需要进一步开展研究工作对 PE 进行风险分层，以更好地确定哪些患者获益最大，而降低剂量可以在保证治疗效果的同时显著降低出血的风险。另外需要对患者进行长期随访，以观察溶栓治疗的长期获益。

（三）靶向治疗药物的研发与临床

靶向治疗药物的研发与临床验证，为肺动脉高压患者带来了新的希望，时机把握与指征选择仍然是临床医生应该思考的问题。

利奥西呱（Riociguat）是一类新型的可溶性鸟苷酸环化酶激活剂。既往的临床研究显示该药对动脉性肺动脉高压（PAH）和慢性血栓栓塞性肺动脉高压（CTEPH）的治疗有效。最近 *NEJM* 发表了 Riociguat 治疗 PAH 和 CTEPH 的两项研究结果。对于 PAH，该药可以显著改善运动能力和 WHO 功能等级，延缓临床恶化；对于不可手术的 CTEPH，或者在手术治疗后仍然持续或复发的 CTEPH，该药可显著改善运动能力和 WHO 功能分级，而且耐受性和安全性良好。关于 CTEPH 的治疗研究发现在治疗后的 16 周：Riociguat 组患者 6 分钟步行距离平均增加 39 米，安慰剂组患者 6 分钟步行距离则平均降低 6 米；Riociguat 组在 NT-proBNP 水平（$P < 0.001$）及 WHO 心功能分级（$P = 0.003$）方面均有显著的改善。严重不良事件的发生情况如下：右心力衰竭（各组发生率均为 3%），晕厥（Riociguat 组 2%，安慰剂组 3%）。Riociguat 可以显著地提高 CTEPH 患者的活动耐力及降低肺血管阻力。此项研究的发表提示对于无法手术的 CTEPH 患者，靶向药物治疗具有潜在的治疗前景。

　　两项重要的国际临床研究为肺动脉高压治疗提供了重要的循证医学证据。马西替坦（Macitentan）在肺动脉高压患者中进行的一项关于Ⅲ期临床研究（SERAPHIN）显示结果达到主要研究终点。基于此，美国食品与药品监督管理局（FDA）宣布，马西替坦获准用于治疗肺动脉高压（PAH）。FDA还批准了利奥西呱，两个药作用机制不同，因此可以联合使用，利奥西呱除了用于PHA，还可用于慢性血栓栓塞性肺动脉高压（CTEPH）。肺动脉高压领域两个重要指南的发表为肺动脉高压的临床实践提供了重要的蓝本，但是否适用于中国人群还需要进一步的验证。

　　2015年8月，欧洲心脏病学会（ESC）和欧洲呼吸病学会（ERS）联合更新了肺动脉高压（PH）诊断和治疗指南，该指南重点关注肺动脉高压的临床管理。指南根据MEDLINE数据库进行了系统的文献回顾以探寻自2009年以来肺动脉高压领域的新近研究，相较于2009年版指南的变更和修订简要阐释如下：①对目录结构进行了精简。该版目录包含如下内容：三篇概论章节阐述分类、基本概念及鉴别诊断；两个章节阐述动脉性肺动脉高压（PAH）；各一个章节分别阐述左心疾病（LHD）、肺部疾病和（或）缺氧、慢性血栓栓塞性肺动脉高压（CTEPH）及未明和（或）多因素所致的肺动脉高压。②关于毛细血管后肺动脉高压亚组的血流动力学定义的全新措辞和参数被采纳。肺血管阻力（PVR）被用于动脉性肺动脉高压（PAH）的血流动力学定义。③报道了对于成年和儿童患者一般临床分类的更新。④报道了病理学、病理生物学、遗传学、流行病学和危险因素领域的新进展。⑤在一个独立的章节中阐述了更新的诊断流程。在网络附录中展示了全新的筛查策略。⑥在诊断和治疗流程中强调了专家转诊中心（expert referral centres）对于肺动脉高压患者管理的重要性。⑦报道了关于肺动脉高压严重程度评估、治疗及治疗目标的新进展，包括联合治疗及两种新获批的药物，并据此更新了诊疗流程。⑧更新了左心疾病及肺部疾病所致的肺动脉高压相关章节内容。"不成比例的肺动脉高压"（out of proportion，PH）这一术语不再使用。⑨在慢性血栓栓塞性肺动脉高压（CTEPH）章节中更新了诊断和治疗流程，包含评估手术可行性和球囊肺血管成形术（BPA）的一般标准及一种新获批的药物。⑩增加了一个简短章节以阐述未明和（或）多因素所致的肺动脉高压。

（四）肺间质病治疗方案变更

　　2011年发表的IPF诊治指南，是该领域首个以循证医学证据为基础的临床指南。2011版IPF诊治指南对IPF进行了定义；分析了相关流行病学数据和危险因素；奠定了胸部高分辨CT在IPF诊断中的核心地位并强调临床、影像、病理联合诊断的策略；对治疗提出了建议，随着新的治疗药物的发现和多个大规模临床结果的发布，这一指南的治疗方面在2015年进行了更新，提出不建议给予单纯IPF抗凝、伊马替尼、激素联合免疫抑制剂及N-乙酰半胱氨酸、安贝生坦治疗；建议给予吡非尼酮和尼达尼布进行治疗,其中吡非尼酮已经在国内上市并应用于临床,尼达尼布仍处于临床研究阶段,这些药物对早到中期患者有较好疗效,如何早期发现该病成为治疗成败关键。

(五) ARDS 定义及治疗手段改进

柏林标准中针对 ARDS 严重程度的分层是依据发生 ARDS 时的氧合情况(PaO_2/FiO_2)。而 ARDS 为一大类不同病因非均质性的患者,不同患者对治疗的反应不同,预后差异有统计学意义。Villar 等[1]对 300 例 ARDS 患者的回顾性研究显示 ARDS 患者病情严重程度与对治疗的反应明显相关。研究将患者根据氧合及呼气末正压(PEEP)情况分为 4 组,发现治疗 24h 后再次进行评价患者的组别有很大变化,提示不同 ARDS 患者对治疗的反应不同。Villar 的研究发现在 ARDS 治疗 24h 后进行分组对患者的病死率具有良好的预测价值,24h 后 $PaO_2/FiO_2 \geqslant 150$,PEEP<10 的患者病死率最低(23.1%),而 $PaO_2/FiO_2 < 150$ 且 PEEP $\geqslant 10$ 的患者病死率高达 60.3%。ARDS 治疗 24h 后再依据氧合及 PEEP 情况对其严重程度进行分组,有助于预测 ARDS 患者的预后,同时也对临床治疗的选择有指导价值。

1. 俯卧位通气成为重度 ARDS 的常规治疗措施

ARDS 呼吸支持领域在呼吸重症领域最具挑战性。俯卧位通气可改善重度 ARDS 患者预后。早期 4 项大样本随机对照临床研究显示俯卧位通气能改善氧合,但对患者预后没有明显影响。Guerin 等的多中心随机对照临床研究具有里程碑意义,对于保护性机械通气 24h 后 $PaO_2/FiO_2 < 150mmHg$ (1mmHg = 0.133kPa)的早期重症 ARDS 患者,每天持续 16h 的俯卧位通气降低患者的 28d 病死率(16%/32.8%)。近期 Meta 分析显示俯卧位通气可改善重症 ARDS 患者的预后,俯卧位联合肺保护通气策略可以降低重度 ARDS 患者的病死率[2]。目前临床推荐伴有危及生命的低氧血症和(或)高气道平台压的重症 ARDS 患者,应考虑俯卧位通气与小潮气量通气联合应用。俯卧位通气需要在有俯卧位通气经验的中心进行,并选择合适的病例,避免俯卧位通气可能的相关并发症,如果俯卧位通气患者氧合无反应时应及时改用其他治疗方案。

2. ECMO 成为 ARDS 规范化治疗的重要手段

重度 ARDS 患者由于大量肺泡塌陷,不均一的肺损伤,肺容量明显减少,即使采用小潮气量,通气却仍存在过度膨胀和剪切力损伤,导致肺部炎症介质释放,加重呼吸机相关肺损伤。采用肺休息策略,进一步降低潮气量、降低应变可明显减少肺部炎症介质的释放,减轻肺损伤。但过低的潮气量又可导致 CO_2 潴留和酸中毒,以及低通气导致的进行性肺不张和镇静剂用量增加等。ECMO 可有效清除 CO_2 ,给超保护性潮气量通气(3ml/IBW)创造条件,与传统小潮气量通气相比,

ECMO联合超保护性通气改善氧合,减轻肺损伤。动物研究也显示与ARDSnet机械通气相比,低频率机械通气联合微创CO_2清除可明显降低全身和肺部炎症介质的释放,改善氧合,同时不增加肺不张的发生率[3]。

ECMO是真正意义上的人工肺,可替代大部分肺功能,维持氧合和CO_2的排出,为肺休息策略创造了条件。重度ARDS患者在ECMO支持下可以明显下调机械通气条件[4],降低呼吸驱动,实施超肺保护性通气,尽可能减少呼吸机相关肺损伤。没有机械通气也就没有了呼吸机相关的肺损伤。通过体外膜肺氧合(ECMO)降低肺通气需求,达到肺休息的目的,等待肺功能的恢复。

(六) 美国国立心、肺、血液研究所和世界卫生组织发布慢性阻塞性肺疾病全球创议(GOLD)

慢性阻塞性肺疾病全球创议(GOLD)每5年做一次重大修订。2011年GOLD修订版对慢性阻塞性肺疾病(COPD)评估和治疗建议更为明确,并纳入COPD加重期和COPD合并症两个新章节,2011~2015年每年均有内容更新。

1. COPD评估

GOLD2011修订版建议,根据症状、气流受限程度、加重风险和合并症4方面评估COPD。第一,采用COPD评估测试(CAT,COPD患者生活质量评估问卷)或呼吸困难指数评分(mMRC评分)进行症状评估;第二,应用肺功能测定结果对气流受限程度进行严重度分级;第三,依据加重发作史和肺功能测定进行加重风险评估,最近1年加重≥2次者,或因急性加重住院1次或第1秒用力呼气量(FEV1)小于预计值50%者,是加重的高危因素;第四,评估合并症。按照这种联合评估模式将患者分为A、B、C和D 4组。

2. COPD治疗

COPD治疗目的在于缓解症状,提高活动耐受性,改善健康状况,预防疾病进展,预防和治疗COPD急性加重,以及减少致残率。

联合评估COPD患者症状和加重风险是COPD药物和非药物治疗的基础。在非药物治疗方面,依据联合评估分类,所有患者均须戒烟,并推荐进行锻炼,以及根据当地情况选择流感疫苗和肺炎球菌疫苗接种。B~D类患者还须接受肺康复训练,但肺康复训练和锻炼的益处不应被过分强调。

在药物治疗方面,GOLD按照不同类别患者,分别推荐首选药物、首选替代药物和其他治疗药物。值得重视的是,首选药物在全球各地均可获得,并且患者能够负担。

3. 合并症

临床医师应主动寻找患者是否伴有合并症,合并症的存在并不改变COPD治疗,但可能显著影响患者预后。如果患者存在合并症,应参照无 COPD 患者治疗策略给予同等程度治疗。最常见合并症包括心血管疾病、骨质疏松症、焦虑和抑郁、肺癌、感染、支气管扩张、代谢综合征和糖尿病等。

2015 年加入慢性气流受限的疾病诊断:哮喘,COPD 和哮喘——COPD 重叠综合征(ACOS)。

4. 加重期治疗

COPD 加重期指患者以呼吸症状恶化为特征的急性事件,其症状变化程度超过逐日变化范围并导致治疗措施改变。治疗目的在于使当前加重的危害最小化,以及预防随后的病情进展。在药物治疗方面,短效支气管扩张剂、甲基黄嘌呤、全身用肾上腺皮质激素和抗生素均获得推荐。β2 受体拮抗剂加(或不加)抗胆碱能药物是最常用的支气管扩张剂,被作为一线用药。茶碱类药物仅在患者对短效支气管扩张剂反应不足时使用。全身激素应用可降低早期复发风险,改善肺功能并缩短住院时间,建议选择口服泼尼松治疗。布地奈德气雾剂可作为替代治疗药物。患者同时存在呼吸困难加重和脓痰;或有两种主要症状但脓痰为其中之一时,建议参照当地细菌耐药情况选择合适抗生素治疗 5~10 天。

在呼吸支持方面,控制性氧疗和机械性通气均获得推荐。氧疗浓度应逐渐增加,以动脉氧饱和度达到 88% ~92% 为宜。

预防措施包括戒烟、流感疫苗和肺炎球菌疫苗接种,以及对现用吸入治疗的了解,应用长效支气管扩张剂加(或不加)吸入性激素治疗。早期门诊肺康复训练有助于改善活动能力及健康状况。

5. COPD 表型更利于治疗方法的选择

COPD 表型指单一或多个疾病的联合特征,用以阐明 COPD 患者间的差异,如临床预后的差异、症状、急性加重、治疗反应、疾病进展速度和死亡。COPD 表型从临床角度将患者区分为不同亚组,提供预后信息,更利于治疗方法的选择。

临床研究显示,有慢性支气管炎的 COPD 患者,其肺气肿程度较轻,但此类患者 FEV1 值与无慢性支气管炎患者间无明显差异。因此,评估慢性支气管炎的症状可能检测出频繁发生急性加重和预后较差的 COPD 患者。

三、国内最新研究进展

(一) 国内近年来开展了系列的关于肺栓塞相关研究

国内近年来开展了系列的关于肺栓塞相关研究包括:①建立标准化临床信息库及生物标本库;②急性大面积肺栓塞溶栓及抗凝治疗随机对照研究;③恶性肿瘤

合并静脉血栓栓塞症的临床研究,分析收治的恶性肿瘤合并静脉血栓栓塞症患者的发病情况,分析其临床特点及预后,提高肿瘤合并静脉血栓栓塞症(VTE)的防治意识;④尸检患者合并肺栓塞的临床-病理研究,分析住院患者尸检肺血栓栓塞症的发病情况、病理表现和临床特点;⑤基于基因芯片的肺栓塞分型研究,为下一步全基因组测序提供重点序列分析区域并验证前期一些单位点 SNP 的研究结果。

在一项前瞻性临床研究中,入组 627 例初发急性症状性肺血栓栓塞症(PTE)患者,对其进行欧洲心脏病学会(European Society of Cardiology,ESC)危险分层,根据指南意见给予标准化治疗,在患者出院后进行定期随访,以 VTE 复发、死亡作为终点事件。随访期 1~5 年,结果发现,ESC 中、高危患者长期随访过程中 VTE 复发、死亡的风险均明显高于 ESC 低危患者。因此,在临床诊治中应对中、高危 PTE 患者给予更多的关注和更细致的管理,从而改善这部分患者的预后,提高其生活质量。在此研究中,对中、高危 PTE 患者 VTE 复发和死亡风险增高的机制进行了初步分析和探讨,推测其可能是由于残存血栓和右心功能不全而导致。在另一项研究中,探讨了不同治疗方案对肿瘤合并 PTE 患者预后的影响,结果发现,与肝素华法林序贯组相比,皮下注射低分子肝素至少 3 个月可显著延长肿瘤患者生存期。

通过系统的研究和随访发现,即使经过规范化治疗,急性危重 PTE 患者长期不良预后和合并症(包括 VTE 复发、进展为肺动脉高压甚至死亡等)的发生率仍然较高,应引起临床医生的足够重视。①特发性 PTE、有下肢静脉曲张病史的患者易出现 VTE 复发,严格抗凝、足疗程抗凝是减少急性 PTE 后 VTE 复发的有效手段。②有下肢静脉曲张病史的患者发生 VTE 复发及进展为肺动脉高压(PAH)的可能性均较高,故应加强对下肢静脉曲张的诊疗意识,制订有效的治疗策略。③初次发病时超声心动图示肺动脉收缩压(SPAP)>50mmHg 的患者进展为 PH、死亡的概率均增高,急性期的肺动脉压力可能对患者长期预后有一定的提示作用。急性 PTE 患者应完善超声心动图检查,评价心脏结构、功能及肺动脉压力,异常者定期监测肺动脉压力等指标以评估疗效,指导下一步治疗。④在规范的长期抗凝治疗中,大出血发生率较低,但一些临床相关的出血事件时有发生,会引发患者焦虑,降低其依从性,因此应加强对患者的宣传教育,倡导健康、规律的生活习惯,保证其长期抗凝的质量。⑤骑跨型肺栓塞患者虽然在急性起病时病情危重,但其长期预后较非骑跨型肺血栓栓塞症患者无明显差异,经及时、有效的治疗后可获得较好预后[5-7]。

(二)《肺功能检查系列指南》发布

肺功能检查是运用呼吸生理知识和现代检查技术探索人体呼吸系统功能状态的检查。临床上常用的检查包括肺容量检查、肺量计检查、支气管激发试验、支气管舒张试验、肺弥散功能检查、气道阻力检查及运动心肺功能检查等。肺功能检查是临床上对胸肺疾病诊断、严重程度、治疗效果和预后评估的重要检查手段,目前已广泛应用于呼吸内科、外科、麻醉科、儿科、流行病学、潜水及航天医学等领域。近10余年来,广州、北京、上海等地多次举办了肺功能检查技术的国家级医学继续教育培训学习班,卫计委更将"肺功能检查技术"作为10年百项适宜技术向全国推广。对规范肺功能检查及其质量控制起到积极作用。然而,国内至今仍缺乏统一的肺功能专业技术人员培训课程,更没有技术准入标准。这不但影响了肺功能检查的临床应用,在一定程度上也限制了肺功能检查的进一步发展。为了进一步引起大家对肺功能检查质量的关注,促使我国肺功能检查技术的规范化,中华医学会呼吸病学分会肺功能专业组参考美国胸科学会(ATS)和欧洲呼吸学会(ERS)2005年共同发布的"肺功能检查标准"的有关内容,结合中国的特点和国内专家的意见,以目前我国最为常用的临床检查为重点,起草了系列肺功能检查指南。系列指南初定为8个部分和1个附录。①概述及一般要求;②肺量计检查;③支气管激发试验;④支气管舒张试验;⑤肺弥散功能检查;⑥肺容量检查;⑦气道阻力检查;⑧肺功能检查项目的合理选用。附录:肺功能检查常用缩略语及其中英文名称。从2014年6月起,该系列指南陆续发表于《中华结核和呼吸杂志》,目前指南前6个部分已正式发表。

(三) 胸膜疾病研究获国际认可

胸腔积液是呼吸系统最常见疾病之一,病因纷繁复杂,其中尤以肿瘤伴发的恶性胸腔积液和结核感染所致的结核性胸腔积液最为常见。恶性胸腔积液几乎可伴发于所有类型的恶性肿瘤晚期,是增加患者痛苦加速患者死亡的重要因素。而结核性胸腔积液因为缺乏特异性指标,对其早期诊断也一直是临床面临的难题。

首都医科大学附属北京朝阳医院呼吸与危重症医学科、华中科技大学同济医学院附属协和医院呼吸内科、广西医科大学第一附属医院呼吸内科通过多年的合作,在胸腔积液的基础与临床研究工作中取得了以下阶段性成果。

1. 揭示恶性胸腔积液中多种 Th 细胞的表型及免疫学特性,发现这些 Th 细胞浸润到胸膜腔的机制

首次阐述恶性胸腔积液中的调节性 T 细胞(Treg)的免疫抑制活性,揭示 Treg 浸润到恶性胸腔积液的机制;揭示恶性胸腔积液中 Th17 细胞发生、分化及迁移的新机制,以及其对恶性胸腔积液患者预后的影响;阐明 Th1 和 Th17 细胞之间的相互作用及其对恶性胸腔积液的影响;证实 Th9 和 Th22 细胞可在恶性胸腔积液局部微环境中发生和分化,其所产生的细胞因子可促进肺癌细胞的增殖和迁移,并显著增进肺癌细胞对胸膜间皮细胞的黏附性能。

2. 揭示结核性胸腔积液的免疫微环境中多种 Th 细胞的免疫学特征,揭示 Th 细胞对胸膜结核感染过程的影响

首次阐述结核性胸腔积液中 Treg 的免疫抑制活性及其浸润机制。揭示 Th9 和 Th22 细胞在结核感染过程中未为人知的免疫学特性,尤其是这些 Th 细胞与间皮细胞相互之间的免疫调节作用。发现间皮细胞通过递呈抗原促进 CD4$^+$ T 细胞增殖,并促进 Th9 和 Th22 细胞分化。

3. 提出了提高胸腔积液鉴别诊断效率的新方法和循证医学依据

在国际上首次发现 IL-27 是鉴别诊断结核性胸腔积液良好的指标,联合检测 IL-27、IFN-γ 和(或)腺苷脱氨酶则可进一步提高结核性胸腔积液鉴别诊断的准确率。

以循证医学依据指出,IFN-γ 和腺苷脱氨酶都是诊断结核性胸腔积液可靠的生物学指标;而癌胚抗原和糖类抗原 CA125,CA15-3,CA19-9,以及 CYFRA21-1 等肿瘤标志物有助于诊断恶性胸腔积液,两种或两种以上多种肿瘤标志物联合应用,其诊断效能进一步提高。

在国内率先将尖端可弯曲胸腔镜用于胸腔积液的诊断,为全国各地培训了大量的专业人才,大大提高胸腔积液鉴别诊断的效能。

以上工作揭示了胸膜腔局部环境中多种免疫细胞和结构细胞在此之前未为人知的诸多免疫学特征,提供了多项提高胸腔积液鉴别效率的新方法和循证医学依据。其主持制定了我国首部《恶性胸腔积液诊断与治疗专家共识》,推动了我国恶性胸腔积液的规范化管理[7-9]。

(四) 国内积极开展了肺动脉高压诊断和治疗技术的研究与推广

国内积极开展了肺动脉高压诊断和治疗技术的研究与推广,并取得了很多有价值的研究结论。最近研究发现肺动脉高压(PAH)患者心肺运动功能变化和世界卫生组织(WHO)心功能分级呈正相关,而慢性血栓栓塞性肺动脉高压(CTEPH)缺乏此相关性,提示 PAH 和 CTEPH 的临床表型存在显著差别。CTEPH 的患者 CT 测量脊柱室间隔角与右心室功能、肺血管阻力、氨基末端脑钠肽前体的水平存在显著的相关性。肺动脉造影(CTPA)对于评价 CTEPH 患者病情的严重程度和右心功能具有重要价值;超声心动图检查对于 CTEPH 患者外科术后的长期随访和预后评价具有重要的临床指导价值。肺动脉血栓内膜剥脱手术治疗 CTEPH 在国内部分中心已经取得顺利开展,手术成功率显著提高;靶向药物治疗的应用和手术的成功开展显著改善了 PAH 和 CTEPH 患者的预后。

国际上针对肺动脉高压制订了一系列的研究策略,以促进此领域的开发与研究。我国在肺动脉高压也开展了系列的研究工作,参与了部分国际临床研究,在国际上权威杂志发表有重要影响的研究论文,在此基础上出版了系列指南与推荐意见。但是,就总体而言,与发达国家相比,仍然存在巨大差距,对肺动脉高压流行病学、发生机制、诊断学和治疗学方面的研究尚待深入。同时,我国肺动脉高压的真实发病情况、各种原因引起的肺动脉高压的构成情况、临床表现、药物治疗反应及预后都缺乏系统的、深入的研究。在对肺动脉高压患者的管理方面,国内普遍存在着缺乏认识、诊治不规范的现象,包括对靶向治疗缺乏深入了解,忽略基础治疗的重要性、不注重患者的教育与随访、缺乏对患者的健康指导等,而以上情况对于患者的生活质量和预后均有较大的影响。

(五) COPD 启动大规模流行病学研究

近年来,中国逐步启动大规模流行病学研究,2011~2014 年卫计委卫生公益性行业科研专项慢性呼吸疾病的预防与规范诊治体系建设及适宜技术研究,完成国内 6 万人群的成人肺功能现状调查,并进行社区肺功能规范诊断技术体系的建立和推广,初步完成对 20 岁以上人群肺功能现状的调查,并从中得到中国成人 COPD 患病率的最新数据。

四、北京最新研究进展

难治性哮喘在哮喘疾病中占 5%~10%,却可致哮喘患者高病死率和严重经济负担。其中支气管平滑肌(ASM)具有重要作用,气道内炎症细胞活化和促炎介质释放,引起 ASM 收缩导致气道痉挛从而诱发哮喘的反复发作。因此,难治性哮喘的新的介入治疗方法支气管热成形术(bronchialthermoplasty,BT)应运而生。其原理是运用射频消融技术来破坏支气管内 ASM,减轻哮喘患者的气道痉挛,从而达到减少哮喘发作的目的。

2010 年美国(FDA)批准了 BT 的临床应用,并在全球 50 多个中心开展了临床试验性治疗。临床研究显示,BT 治疗期间呼吸系统相关的不良事件增多,而治疗后随访期内生活质量明显改善,急性发作次数、住院次数及急救药物用量等均明显降低,5 年的随访也证实了 BT 治疗的有效性和安全性。但是,BT 治疗与难治性哮喘炎症表型的相关性尚无明确定论[10],有待应用例数的增加和长期随访研究揭示。

2014 年 2 月,BT 操作设备正式进入中国市场,目前北京市多家医院开展该技术治疗难治性哮喘。

(施焕中 杨媛华 逯 勇 崔 瑷 孙 兵 林英翔 王 臻 伍燕兵)

参 考 文 献

1 Villar J,Fernandez RL,Ambros A,et al. A clinical classification of the acute respiratory distress syndrome for pre-

dicting outcome and guiding medical therapy. Crit Care Med,2015,43（2）:346-353.

2　Sud S,Friedrich JO,Adhikari NK,et al. Effect of prone positioning during mechanical ventilation on mortality a-mong patients with acute respiratory distress syndrome:a systematic review and meta—analysis. CMAJ,2014,186（10）:E381-390.

3　Grasso S,Stripoli T,Mazzone P,et al. Low respiratory rate plus minimally invasive extracorporeal C02 removal de-creases systemic and pulmonary inflammatory mediators in experimental acute respiratory distress syndrome. Crit Care Med,2014,42（6）:e451-460.

4　Schmidt M, Pellegrino V, Combes A, et al. Mechanical ventilation during extracorporeal membrane oxygenation. Crit Care,2014,18（1）:203.

5　Wang C, Zhai Z, Yang Y,et al. China National Venous Thromboembolism（VTE）Study Group. Inverse relation-ship of bleeding risk with clot burden during pulmonary embolism treatment with LMW heparin. Clin Respir J,2015,［Epub ahead of print］.

6　杨媛华,翟振国,王辰,等. 进一步规范和加强肺动脉高压患者的管理. 中华医学杂志,2014,（22）:1681-1683.

7　Cui A,Jin XG,Zhai K,et al. Diagnostic values of soluble mesothelin-related peptides for malignant pleural meso-thelioma: updated meta-analysis. BMJ Open,2014,4:e004145.

8　Lin H,Tong ZH,Xu QQ,et al. Interplay of Th1 and Th17 cells in murine models of malignant pleural effusion. Am J Respir Crit Care Med,2014,189:697-706.

9　Liu M,Cui A,Zhai ZG,et al. Incidence of pleural effusion in patients with pulmonary embolism. Chin Med J,2015,128:1032-1036.

10　Shifren A,Chen A,Castro M. Point:efficacy of bronchial thermoplasty for patients with severe asthma. Is there sufficient evidence? Yes. Chest,2011,140（3）:573-575,578.

第2章　儿科疾病领域国内外研究进展

一、最新流行概况

(一) 儿童社区获得性肺炎

2010 年世界卫生大会(World Health Assembly)通过决议,认定肺炎是儿童死亡的首位原因,将减少肺炎死亡定位为全球卫生优先[1]。2012 年,肺炎每天造成超过 3000 名 5 岁以下儿童死亡,全年造成 110 万 5 岁以下儿童死亡,占小于 5 岁儿童死亡人数的 1/6,其中大多数是 2 岁以下儿童。Rudan 等[2]分析全球 2010 年儿童肺炎疾病负担,显示中国有 43 089 名 5 岁以下儿童死于肺炎,其中 14 202 例感染肺炎链球菌,9161 例感染 B 型流感嗜血杆菌,两者占到 54.2%。但遗憾的是,肺炎球菌联合疫苗(PCV)和 B 型流感嗜血杆菌疫苗(Hib)结合疫苗还没有纳入我国儿童计划免疫,还是作为自费 Ⅱ 类疫苗使用。

肺炎支原体(*mycoplasma pneumoniae*, *M. pneumoniae*)是儿童社区获得性呼吸道感染的重要病原体,占 18 岁以下儿童社区获得性肺炎(community acquired pneumonia, CAP)的 20% ~40%。最近一次新的流行约在 2011 年开始,多个国家监测到这次流行情况并进行了相关报道,主要为北欧、美国、东亚、中东部分地区[3]。

另外,每年全球范围内呼吸道合胞病毒(respiratory syncytial virus, RSV)感染引起的 5 岁以内婴幼儿急性下呼吸道感染(acute lower respiratory tract infections, ALRTI)病例约为 3380 万,造成死亡病例为 6.6 万~19.9 万。1995~1999 年,人腺病毒(human adenovirus, HAdV)引起韩国全国范围的重症儿童肺炎的暴发流行[4]。在人腺病毒局部暴发的流行中,新的 HAdV 变异株或者新型别的 HAdV 起着重要的作用,尤其值得关注。

(二) 儿童结核病

全球儿童结核病流行形势严峻。在儿童高病死率的国家中,结核病通常是引起小于 5 岁幼儿死亡的主要病因。我国是全球仅次于印度的结核病高负担国家。最近一次全国调查,2010 年第五次全国结核病流行病学调查并未纳入 15 岁以下的儿童[5],因此近 10 多年来我国儿童结核病的流行状况是不明确的。

（三）儿童睡眠呼吸障碍

睡眠呼吸障碍包括原发性鼾症、上气道阻力综合征和阻塞性睡眠呼吸暂停综合征(obstructive sleep apnea syndrome,OSAS),其中 OSAS 是最常见的儿童睡眠呼吸疾病,据统计,睡眠呼吸障碍在全世界儿童中的发病率为 4% ~ 11%,OSAS 为 1% ~ 5.6%。如果不予治疗,患儿可出现生长发育落后、神经认知损害和心血管并发症,严重影响儿童的身心发育,并可导致成人期罹患心脑血管疾病。但是尚无全国大规模的儿童睡眠呼吸疾病相关流行病学、病因、发病机制的系统研究。

（四）儿童气道过敏性疾病

儿童呼吸道过敏性疾病主要包括过敏性鼻炎和支气管哮喘,是最常见的慢性呼吸道疾病,严重危害儿童健康。北京市儿童过敏性鼻炎平均患病率超过 15%,支气管哮喘患病率为 3% 以上。这两个疾病病因相似,均涉及遗传和环境因素的共同作用,共同的病理本质均为气道非特异性慢性炎症,造成通气功能减损和异常增高的气道反应性,两个疾病互为影响,长期控制不良易导致上呼吸道慢性阻塞、哮喘急性严重发作、心肺功能持续受损,严重者影响儿童生长发育,甚至进展为慢性阻塞性肺疾病。

（五）儿童头颈部实体瘤疾病

近年来儿童恶性肿瘤发病率明显上升,已成为儿童疾病主要死亡原因之一。儿童恶性实体肿瘤多属非上皮性来源,常以胚胎性肿瘤和肉瘤为主,包括神经母细胞瘤、肾母细胞瘤、视网膜母细胞瘤、横纹肌肉瘤、甲状腺癌等。神经母细胞瘤(NB)是儿童最常见的颅外恶性实体瘤,是最常见的儿童头颈部实体瘤之一,在儿童恶性肿瘤发病率中占第四位。80% 的 NB 病例发生于 5 岁以下儿童,占儿童恶性肿瘤的 8% ~ 10%,年发病率为(0.3~5.5)/10 万,在儿童所有肿瘤相关死亡原因中达 15%。NB 起源于胚胎期的神经嵴细胞,在新生儿期即可发病,早期便发生转移,有 70% 以上患儿在就诊时已是中、晚期。在高加索人种中研究表明 NB 患者 5 年生存率仅为 59%;全世界范围内,神经母细胞瘤患者 6 年存活率大约为 60%。儿童甲状腺癌罕见,国外文献报道其发病率占儿童实体癌发病率的 2.4% ~ 9.0%。但首都医科大学附属北京儿童医院每年可收治甲状腺癌患儿 10 例。儿童甲状腺癌多为分化型,以乳头状癌或滤泡型乳头状癌为主要病理类型,恶性程度低,病程发展缓慢,除未分化癌外,治疗手段主要为外科手术。儿童甲状腺癌发生发展机制至今未明。

（六）儿童遗传代谢性疾病

中国是出生缺陷大国。卫生部发布的《中国出生缺陷防治报告（2012）》指出，中国总体出生缺陷率为 5.6%，与世界中等收入国家的平均水平接近。以全国年出生数 1600 万计算，每年新发出生缺陷患者 90 万。其病因中，15% ~ 20% 为单基因异常，5% 为染色体异常，10% 为外界环境（包含宫内环境）影响，65% ~ 75% 为多基因或多因素导致。全国出生缺陷监测数据表明，我国围生期出生缺陷总发生率呈上升趋势，由 2000 年的 109.79/万上升到 2011 年的 153.23/万[6]。

（七）儿童营养健康疾病

目前无论是全球、国内还是北京地区，儿童营养健康面临着营养不足与营养过剩的双重挑战。据统计，我国从 1985 年到 2005 年，7 ~ 18 岁儿童青少年超重和肥胖的检出率分别由 0.93% 和 1.62% 上升到了 14.9% 和 8.9%。1985 年北京市中小学生男、女性肥胖率分别为 0.7% 和 0.6%，2010 年分别为 17.1% 和 11.9%，位居全国之首，分别增长了 24.4 倍和 19.8 倍[7]。

（八）儿童免疫性疾病

肿瘤免疫和原发免疫缺陷的研究是目前免疫学领域的最流行元素及亟待发展的研究领域。肿瘤的免疫治疗及细胞治疗 2014 年在世界范围内被认定为是科技发展最前沿的对人类医疗事业有重大贡献的研究。而针对儿童肿瘤的研究也方兴未艾。而在另外一个层面，随着二代测序技术及免疫学科的迅猛发展，越来越多的原发性免疫缺陷儿童被检出，也成为免疫学热门研究方向。

二、国际最新研究进展

（一）儿童社区获得性肺炎

1. WHO 和联合国儿童基金会发布的预防和控制肺炎和腹泻全球行动计划

2013 年，WHO 和联合国儿童基金会（United Nations Childre's Fund，UNICEF）发布预防和控制肺炎和腹泻全球行动计划（global Action Plan for Prevention and Control of Pneumonia and Diarrhoea，GAPPD），提出了控制儿童肺炎的宏伟目标：2025 年彻底避免儿童期肺炎可预防性死亡。为此制订了工作框架，包括保护（protect）、预防（prevent）和治疗（treat）三个方面，即通过建立和促进优良的卫生措施保护儿童；通过提高疫苗接种率、防止 HIV 感染和清洁环境预防肺炎；采用合理方案治疗肺炎。

2. 疫苗接种对防治儿童肺炎的意义

肺炎链球菌和 B 型流感嗜血杆菌(Hib)是儿童肺炎最常见的两种细菌性病原,计划免疫 Hib 疫苗使胸片诊断肺炎减少 18%,计划免疫肺炎链球菌结合疫苗可减少胸片诊断肺炎 23% ~ 35%。计划免疫麻疹疫苗和百日咳疫苗显著减少儿童肺炎及其死亡例数。

目前,尚无针对 RSV 的疫苗上市。因此,研制安全有效的 RSV 疫苗保护易感人群非常重要。WHO 也已将研究 RSV 疫苗列为全球疫苗计划的优先发展疫苗之一。目前唯一应用于临床预防婴幼儿 RSV 感染的是帕利珠单抗,但帕利珠单抗的费用较高,在欧美等国家应用比较广泛,但我国尚未引进。

3. 营养保护对预防儿童肺炎的意义

母乳喂养可使 6 月龄内婴幼儿肺炎发生率下降 23%,如果这个阶段没有母乳喂养,其死于肺炎的危险会增加 15.1 倍。按时添加辅食的 6 ~ 23 月龄婴幼儿死亡率(包括肺炎和腹泻在内)降低 6%。

4. 简洁有效的治疗,以及治疗可及性是当前解决儿童肺炎问题的关键

开展规范的病例管理可使肺炎病死率下降 29% ~ 45%,以医院为基础的病例管理可防止 90% 患肺炎的婴儿死亡。通过社区为基础的病例管理提高儿童肺炎病例获得合理医疗的比例。中国全球基金项目国家协调委员会(CCM)可将肺炎致死率减少 70%,儿童肺炎死亡率下降 35%,婴儿死于肺炎下降 42% ~ 75%。

5. 肺炎支原体肺炎治疗方案研究

由于儿童处于生长发育期,通过抑制蛋白质合成而发挥作用的四环素类抗生素可抑制儿童骨骼发育,引起牙釉质发育不良、牙齿变黄;通过作用于 DNA 合成与复制过程中的拓扑异构酶的喹诺酮类抗生素则可对儿童和青少年生长发育产生致畸作用;而同样通过抑制蛋白质合成而发挥作用的 14 和 15 元大环内酯类抗生素由于副作用小、疗效显著,一直被作为治疗儿童肺炎支原体感染的首选药物[8]。但随着大环内酯类药物广泛使用,近年来临床上肺炎支原体对大环内酯类抗生素耐药的现象有上升趋势。

(1)四环素类及喹诺酮类抗生素的使用

2012 年,日本 Okada 等对米诺环素和多西环素对耐药肺炎支原体感染的临床疗效进行报道[9]。研究发现,258 例耐药肺炎支原体感染者(多为学龄期儿童),耐药率为 87.1%;所有患儿开始服用大环内酯抗生素,但治疗效果不佳;后来改服米诺环素(minocycline,MIN)和多西环素(doxycycline,DOX)的患儿的疗效明显好于后来改服托氟沙星(tosufloxacin,TFX)的患儿。因此,日本学者建议,在 8 岁以下儿童中,将米诺环素作为大环内酯类抗生素治疗失败后的二线药物;在 8 岁以上儿童中,将米诺环素作为治疗支原体(MP)肺炎的首选药物。

(2) 糖皮质激素的使用

对急性起病、发展迅速且病情严重的 MP 肺炎,尤其是难治性(RM)MP 肺炎可考虑使用全身糖皮质激素,目前临床研究已经证实了糖皮质激素在 RMMP 肺炎治疗中的有效性。2014 年,Inamura 等报道,细胞因子水平与难治性肺炎支原体相关,可作为类固醇类药物治疗有效的一个标准[10]。

6. 肺炎支原体型别与其致病性、耐药性关系研究

根据肺炎支原体表面蛋白 P1 编码的 MPN141 基因,肺炎支原体可分为 Ⅰ 型和 Ⅱ 型。目前已有研究表明,不同型别能形成不同的生物膜,会引起宿主不同的免疫反应,导致致病性存在差异。2012 年,荷兰学者对"焦磷酸测序技术检测肺炎支原体型别与耐药"的方法进行了改良,并用于临床样本检测,结果显示 43% 的样本为 Ⅰ 型肺炎支原体,57% 的为 Ⅱ 型,且未观察到 23S rRNA 耐药突变[11]。此外,多位点可变数目串联重复序列分析(multilocus variable-number tandem-repeat analysis,MLVA) 可进行更为细致的分型,目前已公布的有 26 个型别[12]。

(二) 儿童结核病

1. 2014 年 WHO 发布《国家结核病规划指南——儿童结核病管理(第 2 版)》

2014 年,WHO 发布了儿童结核病管理指南第 2 版,该指南主要针对的是结核病高负担的中、低收入国家,而不是结核病低负担的高收入国家。该指南从儿童结核病的诊断、治疗、预防、管理等多方面进行了阐述,该指南对于中、低收入国家制定国家结核病控制规划(NTPS)、修订儿童结核病管理指南和规范临床治疗提供了重要的参考依据。

2. 儿童结核病诊断新技术的开发性研究

病原学诊断作为"金标准",应用于儿童结核病患者身上有一定的局限性。主要由于儿童患者咳痰反射弱、细菌载量低,常规的细菌分离培养及抗酸染色法不能及时提供准确的病原学诊断结果。因此,学者们致力于开发新的诊断技术用于儿童结核病的诊断。2014 年《新英格兰医学杂志》发表了一项应用宿主血中 RNA 的表达特征来区别诊断儿童结核病的研究[13]。该研究发现了一个包含有 51 种转录物的特征组合,该组合的诊断特异性较高,且敏感性远远高于 xpert MTB/RIF 试验。以此 RNA 表达特征作为儿童结核病区别诊断其他疾病的方法,还有一个重要优点就是不受患儿是否感染 HIV 的影响,该研究成果为其他研究者们寻找结核病

诊断新技术开拓了思路。

(三) 儿童睡眠呼吸障碍

无创通气包括持续气道正压通气和双水平气道正压通气。当患儿伴有颅面、颈部畸形,以及上呼吸道畸形等情况时,扁桃体、腺样体切除术只能部分解决呼吸道梗阻的问题。而在某些病例中,外科手术可能无法实施甚至是禁忌的。因而,美国儿科学会在儿童 OSAS 的诊断治疗指南中指出,无创通气可应用于扁桃体、腺样体手术无效或禁忌的 OSAS 患儿。

(四) 儿童气道过敏性疾病

1. 过敏、病毒和哮喘急性加重

变应原致敏、暴露和病毒感染之间存在协同效应,会增加哮喘住院的危险度。sIgE 的水平和病毒感染之间存在交互作用,增加儿童哮喘急性加重住院的风险。病毒感染可以使得 sIgE 与哮喘住院风险的危险度显著增加;抗 IgE 治疗能减少季节性哮喘急性加重。在实验性感染模型中,特应性哮喘有更高的病毒载量;重度治疗抵抗性哮喘的支气管上皮细胞对于病毒诱导的 IFN-β 和 IFN-λ 的功能受损。

2. 微生态与哮喘

气道环境充满了微生态;气道微生态的组成在哮喘和正常机体之间存在差异;农村/农场环境的微生态暴露对免发哮喘提供了保护效应;这种保护效应可能是通过先天免疫系统的调节所介导的;动物实验研究证实了暴露于微生物成分所承载的保护效应。

(五) 儿童头颈部实体瘤疾病

近年来儿童恶性肿瘤发病率明显上升,已成为儿童疾病主要死亡原因之一。儿童恶性肿瘤与成人肿瘤截然不同,成人肿瘤发病多与环境因素有关,而儿童恶性肿瘤与遗传因素关系更为密切。开展针对儿童常见肿瘤遗传因素的相关研究,揭示儿童肿瘤发生发展机制,对于儿童肿瘤预防、早诊早治、降低发病率和病死率意义重大。

NB 病因至今未明,分子生物学和分子遗传学取得一些进展。神经母细胞瘤中约 22% NB 存在 MYCN 基因的扩增,且其扩增变异程度与 NB 的肿瘤生长和不良预后关系密切。近年来,全基因组关联研究(genome wide association study,GWAS) 不断发展为揭示疾病的遗传病因提供了有力支持。研究发现位于人类染色体 6p22 区域基因变异与 NB 发病密切相关。随后陆续研究证实多个基因的 SNP 可能与 NB 发生发展相关,如 BARD1、LMO1 等[14,15]。但需指出相关报道多以西方人种为研究对象,且鲜有对筛查出的 SNP 位点进行功能评估及分子机制研究的报道。

(六) 儿童遗传代谢性疾病

1. 下一代测序等高通量突变检测技术的发展和临床诊断应用进展

以下一代测序(next generation sequencing,NGS)和拷贝数芯片为主的高通量突变检测技术近 10 年发展迅速,是遗传病基础研究和临床诊断的有力工具。

在不少发达国家,高通量突变检测技术在遗传病包括儿科疑难病例的诊断和研究已经得到广泛应用。NGS 用于遗传病诊断的策略有三大类:疾病靶基因捕获测序(panel 测序)、全外显子组测序(whole exome sequencing,WES)、全基因组测序(whole genome sequencing,WGS)。其中 panel 测序和 WES 因结果相对明确、成本相对低,目前在遗传病诊断中的应用远多于 WGS。WGS 突变检出效率最高,但应用于临床诊断的不足之一是实验周期长,对此问题,研究者在设计快速的分析策略甚至全新的算法,譬如 2015 年初,美国国家儿童医院的研发人员发布了一个分析软件"Churchill",可以在不到两个小时内即完成一个高深度全基因组样品的有效分析,可使寻找全基因组致病变异从几周缩短到按几十个小时[16]。

高通量突变检测技术持续迅速发展并应用于临床诊断实验室,带来了临床认证的挑战,因此美国医学遗传学和基因组学学会(ACMG)、美国病理学会(CAP)陆续发布了以下标准和指南。

2013 年 5 月 ACMG 发表了《下一代测序临床实验室标准》,2014 年 CAP 发布了《下一代测序临床实验的实验室标准》。

ACMG 于 2011 年发布了《生后构成性拷贝数变异的解读与报告的标准及指南》,并在 2013 年发表了更新版《构成性细胞基因组学芯片的分析标准和指南:包含产后及产前用途》。

2015 年 3 月,ACMG、CAP 及美国分子病理协会(AMP)联合推出了《序列变异解读的标准及指南》。

2. 儿童遗传代谢病的遗传学研究进展

遗传代谢病也称先天代谢障碍(inborn errors of metabolism,IEM),是儿科遗传病中最早得到认识的一类经典的单基因遗传病,是遗传性生化代谢缺陷的总称,因基因突变,导致与蛋白质、糖类、脂肪、类固醇、维生素、金属离子等代谢有关的酶或转运蛋白缺陷,使得代谢通路受阻致病。

对危害严重的 IEM,在新生儿早期、临床症状表现之前进行筛查,通过及时治疗,能够预防死亡、避免或降低智力及体格发育落后的发生。国际上 20 世纪 90 年代开始将串联质谱技术应用于 IEM 新生儿检测和筛查,目前研究集中于针对质谱筛查结果总结不同筛查指标变化的详细意义,研究阳性标本的二次筛查技术策略,发展相应疾病的患儿和携带者的基因突变筛查办法[17]。近年基于 NGS 的技术特点和众多新的 IEM 致病基因被发现,国际上已开始探索将 NGS 技术应用于 IEM 的新生儿筛查。

(七) 儿童营养健康疾病

1. 生命早期营养监测

儿童营养状况是衡量一个国家社会经济发展和社会进步的重要指标,国际上已将 5 岁以下儿童的营养状况作为生存与发展的重要指标。目前,发达国家都有完善的监测体系,比如美国的儿童营养监测系统(PEdNSS)和孕妇营养监测系统(PNSS)适时对低收入家庭的 700 万 5 岁以下儿童和 70 万孕妇和哺乳期妇女进行营养监测与干预,每年发布数据报告,为政府制定营养政策和实现国民健康目标提供了很大帮助[18]。

2. 儿童肥胖研究

近年来,肥胖在全球呈现出快速的流行态势,北美、南美及欧洲的患病率较高,我国处在一个中等偏低的水平,最低的是非洲、日本。研究表明,儿童期肥胖往往延续到成年,不仅威胁儿童期的发育和健康,而且也可引起胰岛素抵抗、糖尿病、心血管系统疾病等长远健康危害,是早发性死亡的高危因素之一。在发病机制方面,自从 1994 年发现肥胖(ob)基因及其表达产物瘦素以来,目前已有 400 多个基因和染色体区域与肥胖的发生有关;另外一个最重要的发病机制就是表观遗传调控。在干预治疗方面,2007 年美国专家委员会发布了儿童青少年超重和肥胖的预防、评估与治疗建议[19]。

(八) 儿童免疫性疾病

国际上近年来对肿瘤免疫研究的关注,是伴随着针对 PD-1 及 PD-1L 的抗体治疗研究,并在取得对黑色素瘤的治疗的成功而进行的。另一个方向则是针对 T 细胞受体的改造的 CAR-T(chimeric antigen receptor T cells)技术,及基于自身细胞毒性 T 淋巴细胞(CTL)激活的个性化细胞治疗。由于原发性免疫缺陷疾病的异质性及牵涉基因的多样性,目前国际上的研究还停留在新病例报道积累、新基因报道的阶段。关于原发性免疫缺陷的治疗,目前局限于血液干细胞移植。随着对机制研究的深入,国际上已经有通过其他方式治疗成功的研究。比如针对镁离子通道基因(MTAG1)突变的可以通过补偿 Mg^{2+} 缺失而使得免疫缺陷症状得以控制[20]。

三、国内最新研究进展

(一) 儿童社区获得性肺炎

1. 儿童肺炎病原学的研究

国内关于儿童肺炎病原学的研究水平差异较大,部分研究监测的时间有限,较少关注细菌病原学。首都医科大学附属北京儿童医院开展的一项儿童肺炎病原学的研究发现,该医院收治的 100 名 1 月龄~11 岁的下呼吸道感染儿童中,29% 的标本为 Hib 阳性;13% 为肺炎链球菌阳性。研究表明 Hib 和肺炎链球菌是中国儿童细菌感染常见的且重要的病原体。来自于北京儿童医院的另一报道显示,60 例明确病原体的下呼吸道感染儿童中,单纯细菌感染为 15 例,占 25%;单纯病毒感染为 19 例,占 32%;单纯支原体感染为 8 例,占 13%;单纯衣原体感染为 1 例,占 2%;混合感染为 17 例,占 28%。该报道显示肺炎链球菌是继呼吸道合胞病毒之后排名第二位的儿童下呼吸道感染原。

我国 5 岁以下婴幼儿急性呼吸道感染的住院病例中,由 RSV 感染所致病例占到了 25% 以上;有 40%~50% 毛细支气管炎及 24% 肺炎是 RSV 感染所致。我国各地区对儿童 ALRTI 的病毒病原学研究均显示,HAdV 感染占 5%~10%。

2. 国内肺炎支原体流行特点

MP 是儿童急性呼吸道感染的重要病原体,广泛存在于全球范围,从密切接触的亲属及社区开始流行,容易在幼儿园、学校等人员密集的环境中发生。经飞沫和直接接触传播,潜伏期 1~3 周,潜伏期内至症状缓解数周均有传染性。每 3~7 年出现地区周期性流行,流行时间可长达 1 年,流行年份的发病率可达到非流行年份的数倍。MP 感染可发生在任何季节,不同地区的流行季节有差异,我国北方地区秋冬季多见,南方地区则是夏秋季节高发。MP 肺炎好发于学龄期儿童,近年来 5 岁以下儿童 MP 肺炎有增多的现象。

3. 糖皮质激素和儿科软式支气管镜术在难治性肺炎支原体肺炎治疗中的应用

2013 年,重庆 Luo 等报道称治疗难治性肺炎支原体肺炎患儿,氢化可的松联合阿奇霉素效果优于阿奇霉素单独疗法[21]。软式支气管镜的治疗价值在于通过局部灌洗通畅气道,结合异物钳或活检钳、细胞毛刷等,清除下呼吸道分泌物与痰栓。考虑到多数炎症性病变的可逆性及支气管镜尤其是介入治疗的侵入损伤性,该类患儿的介入治疗应严格掌握指征。

（二）儿童结核病

1. 儿童结核病的诊断技术研究

儿童结核病诊断现在面临着困境。北京市儿科研究结核病研究室首次将Xpert技术应用于我国儿童结核病的诊断中[22]。结果发现，相比结核菌培养法，Xpert MTB/RIF试验可额外多检测出33.9%肺结核患儿；相比抗酸染色涂片法，Xpert MTB/RIF试验可额外多检测出48.7%肺结核患儿。评价了新型免疫学诊断方法——γ干扰素释放试验（IGRA）在不同年龄儿童结核病诊断中的价值，结果发现IGRA在各年龄阶段儿童，尤其是小年龄儿童中具有较好的敏感度和特异度，在小于1岁患儿中，IGRA的敏感度为80.0%，显著高于TST（53.3%），在各年龄组中IGRA的特异度均显著高于TST，提示该方法在活动性结核病患儿的辅助诊断中具有一定的应用价值。

2. 住院儿童结核病临床流行病学分析

目前国内外关于儿童结核病流行病学特征资料仍相当缺乏。2012年，北京市儿科研究所结核病研究室对首都医科大学附属北京儿童医院的住院儿童结核病的临床特点、流行病学特征、抗结核病治疗效果及儿童结核病治疗效果的相关危险因素等进行了分析，获得了中国北方地区住院儿童结核病的临床流行病学资料，该研究结果发表在2012年的 *Pediatrics* 杂志上[23]。

（三）儿童睡眠呼吸障碍

1. OSAS对儿童血压的影响

根据多导睡眠监测（PSG）结果将观察对象分为OSAS和非OSAS两组，分析睡眠呼吸障碍对心血管系统的影响。结果发现OSAS儿童与非OSAS儿童间高血压及隐性高血压的发病率没有统计学差异，但重症OSAS组（睡眠呼吸暂停低通气指数AHI>20）隐性高血压发病率高达29.3%，明显高于正常儿童。OSAS组夜间平均收缩压及舒张压、血压负荷、夜间平均心率高于非OSAS组，夜间血压下降则低于非OSAS组。纳入相关因素后分析显示，平均夜间收缩压与年龄、肥胖及氧减指数相关，而夜间平均舒张压和肥胖、氧减指数相关[24]。

2. 初筛儿童OSAS方法研究

收集年龄3岁以上的打鼾儿童，观察对象行标准的整夜多导睡眠监测的同时进行连续24小时动态心电图监测。将每个观察对象全天、白天及夜间的心率变异性数据分别进行分析。结果发现OSAS患儿组AHI、OAI、ODI及最低血氧饱和度

较非 OSAS 组有显著性差异。OSAS 患儿组与非 OSAS 组相比 SDNNa、SDANNa、PNN50n、LF/HFn 及 | PNN50d-n | 有显著差异，得到 SDNNa ≤ 95.5ms、SDANNa ≤ 80.5ms、PNN50n ≤ 24.6%、LF/HFan ≥ 0.845、| PNN50d-n | ≤ 24.55ms 可以作为初筛界值，其中 LF/HFn ≥ 0.845 有最高的敏感性（70.7%）和特异性（97.3%）[25]。

（四）儿童遗传代谢性疾病

1. 高通量突变检测技术的遗传诊断研究和诊疗规范化进展

在北京、上海等地的大医院中，遗传病的高通量突变检测陆续开展，但远不及第三方检测机构活跃。虽然各种遗传病的检出率有所提高，但由于检测工作水平和指征使用都缺乏指南和规范化的培训，临床医生对高通量测序等遗传新技术知识缺乏，明显滞后了遗传病诊断水平的提高。

2014 年底至 2015 年初，国家卫生计生委医政医管局陆续发布基因测序临床试点名单，包括遗传病诊断、产前筛查与诊断、植入前胚胎遗传学诊断、肿瘤诊断与治疗四个专业，试点工作的推行将促进遗传诊断实验室的工作标准与规范。

2. 遗传代谢病的新生儿筛查及儿科遗传病突变谱的研究

在我国串联质谱新生儿筛查技术仍在推广之中，已有 10 个以上省份陆续开展，很多二、三线城市的医疗机构也相继引进。国内对不同儿科遗传代谢病的酶学及基因分析也日渐深入，针对中国人群的特征突变谱陆续有报道。

近年较大规模的课题有上海市科委重大课题"10 种罕见病的流行病学及临床诊治规范研究"（2011~2015），由上海交通大学医学院附属新华医院儿研所负责，联合上海市 7 个单位共同完成，采用高通量、多病种筛查技术（串联质谱技术）对 314 673 例新生儿进行遗传代谢病等罕见病筛查；同时建立了溶酶体病酶活性检测方法、罕见病基因 NGS 技术平台。2013 年北京医学会罕见病分会在市卫计委医政处的领导下，在北京 32 家三级甲等医院的配合下，完成了近 5 年北京地区罕见疾病病种及病例数的收集汇总工作。初步汇总得出：北京地区 32 家三级医院罕见病病种数为 3956 种，病例数为 404 312 例，目前在进一步的数据整理之中。

（五）儿童营养健康疾病

1. 生命早期营养监测

为进一步规范我国儿童保健服务，提高儿童保健工作质量，2009 年卫生部发布了《全国儿童保健工作规范（试行）》（卫妇社发〔2009〕235 号），同年 6 月开始实施了对 0~6 岁儿童免费定期健康体检。为深入贯彻落实《全国儿童保健工作规范（试行）》，2013 年 5 月国家卫生计生委制定并发布了新生儿访视、儿童健康检查、儿童喂养与营养指导和儿童营养性疾病管理4个方面的儿童保健技术规范。近年来,针对贫困地区儿童的营养问题,政府和中国营养学会已启动实施了"发放营养包计划"和"春苗营养计划",以促进儿童生长发育,减少营养素缺乏疾病。

2. 儿童肥胖研究

2007年国家卫生部疾病预防控制局发布了《中国学龄儿童少年超重和肥胖预防与控制指南(试用)》,介绍了儿童肥胖的定义、筛查的方法、流行情况、发生发展的影响因素、对健康的危害及防治措施等。首都儿科研究所米杰教授和北京大学医学部公共卫生学院季成叶教授在儿童青少年肥胖流行病学方面进行了全面深入的研究,得出了我国儿童肥胖的检出率变化、发生高危因素等[26]。在肥胖发病机制方面,首都医科大学附属北京儿童医院、北京市儿科研究所的齐可民教授在肥胖瘦素抵抗机制、肥胖发生的表观遗传机制及肠道菌群的作用方面进行了广泛而深入的研究[27]。

(六) 儿童免疫性疾病

国内对于PD1等免疫调节治疗的研究目前走在前列的有百济神州等公司的研究,及其他一些致力于免疫治疗研究的新兴科技公司。对于改造T细胞受体的CAR-T技术的应用最为成功的是北京大学国际医院儿童血液肿瘤中心对一个8岁小男孩的免疫成功应用。这是国内首次对CAR-T的成功临床运用。而对于原发性免疫缺陷国内有重庆医科大学附属儿童医院的赵晓东的团队对湿疹血小板减少伴免疫缺陷(Wiskott-Aldrich)综合征的研究。但整体来说,国内关于肿瘤的免疫及细胞治疗和原发性免疫缺陷方面还属于开始阶段。

四、北京最新研究进展

(一) 儿童社区获得性肺炎

1. 国家呼吸系统疾病国家临床中心课题——全国多中心儿童社区获得性肺炎病原学研究

以首都医科大学附属北京儿童医院为牵头单位,组织全国多家儿童医院进行儿童社区获得性肺炎病原学调查研究。该研究将获得来自于全国范围内儿童肺炎的病原学数据,能够有效的代表全国的情况,对我国儿童疫苗的使用、临床抗生素的合理使用具有重要意义。

2. 儿科呼吸道常见感染性疾病规范化诊治平台的建立

北京市科委的双十计划"儿科呼吸道常见感染性疾病规范化诊治平台的建

立",通过对北京地区儿童感染性疾病常见病原进行动态监测、早期检测和耐药性分析,制订出合理的早期治疗措施和方案,同时规范儿科呼吸道常见感染性疾病的诊治平台,减少临床抗生素的不合理使用现状,最终建立一套儿童常见感染性疾病的"监测-诊断-早期治疗"防治体系和科学用药模式。

3. 利用环介导等温扩增(LAMP)技术检测 MP

2014年,李丹等[28]利用环介导等温扩增(LAMP)技术,针对肺炎支原体基因组内存在的重复序列 SDC1 设计6条特异性 LAMP 引物(SMP),使用实时浊度仪进行扩增反应并记录结果。肺炎支原体特异性 SMP 引物灵敏度高,最低检出肺炎支原体标准株 FH 的 DNA 拷贝数为6个。采用 SMP 引物的 LAMP 方法特异性好,与其他支原体和细菌间无交叉反应。较 Q-PCR 操作简便,耗时短,可用于临床儿童咽拭子标本中肺炎支原体的实验室快速检测。

4. 糖皮质激素和中西医结合方法应用于治疗 MP 感染

辛德莉等[29]收集2012年8月~2013年8月期间疑似肺炎支原体感染的发热伴咳嗽患儿为研究对象,随机分为西医组和中西医结合组,检测所有患儿的咽拭子标本和(或)血清并收集临床病例资料。经过对两组患儿的临床疗效进行分析,中西医结合组患儿病程中的退热时间[(5.14±1.40)d vs. (6.12±2.45)d,$P=0.014$]、咳嗽减轻[(6.00±1.38)d vs. (6.92±1.63)d,$P=0.026$]及消失时间[(8.06±2.16)d vs. (9.83±2.60)d,$P=0.036$]均较西医短,且差异有统计学意义。显示中西医结合治疗方法对 MP 感染有一定疗效,有利于改善临床症状,加快病情恢复。

5. 北京市 MP 耐药情况研究进展

姜越、刘禧杰等[30]报道了2011年北京地区儿童肺炎支原体耐药情况,结果显示 MP 耐药率为84.4%,均为 23S rRNA 结构域 V 区 A2063G 点突变,药敏结果显示,其中2株为敏感株,红霉素最小抑菌浓度(MIC)≤0.01mg/L,24 株为耐药株,红霉素 MIC 为 32~256mg/L,红霉素耐药率为92.3%。26 株临床分离株均无 23S rRNA 结构域 II 区基因改变,1株敏感株和 MP 标准株 FH 发现核糖体蛋白 L4 的162 位点 C-A 和430 位点 A-G 点突变,1株敏感株发现209 位点 A-T 点突变;26 株临床分离株均出现核糖体蛋白 L22 的508 位点 T-C 点突变。中华医学会呼吸病学分会感染学组建议,对于大环内酯类抗生素治疗72 小时仍无明显改善的成人肺炎支原体肺炎患者,应考虑大环内酯类抗生素耐药菌株感染的可能,若无明确禁忌证,可换用喹诺酮类药物或四环素类抗生素,8 岁以上儿童可应用米诺环素。

（二）儿童睡眠呼吸障碍

1. 无创通气治疗儿童阻塞性睡眠呼吸障碍

收集因呼吸道梗阻引起睡眠呼吸暂停综合征或慢性呼吸衰竭需要呼吸机支持的患儿进行病例资料收集并随访。结果发现，共有 37 例患儿接受无创通气支持治疗，病种包括单纯腺样体、扁桃体肥大的 OSAS 患儿，同时伴有其他疾病的 OSAS 患儿，如黏多糖病、精神运动发育迟滞、脑性瘫痪等。无创通气治疗前后比较，患儿打鼾及呼吸暂停消失，呼吸费力明显减轻，精神状态得到改善；呼吸暂停低通气指数、阻塞性呼吸暂停指数、氧减指数、最低血氧饱和度等较治疗前明显好转。

2. 儿童 OSAS 初筛方法的研究

开发简体中文版 PSQ（pediatric sleep questionnaire），发现适用于北京地区儿童 OSAS 的筛查，并有助于根据筛查结果指导临床决策，即对判断是否进一步行 PSG 监测有较大借鉴参考意义；问卷在儿童 OSAS 的筛查诊断能力方面有较好的敏感性及特异性，其中睡眠呼吸相关症状可作为 OSAS 儿童的重要危险因素，其筛查意义和筛查能力显著高于其他临床表现。

3. 北京市科委"儿童呼吸道常见慢性阻塞性疾病诊疗规范的研发与制定"

该项目旨在通过对比不同治疗方案的疗效效果，形成儿童 OSAS 综合治疗的规范或指南。通过定期开展研修培训，使相关医师掌握儿童 OSAS 扁桃体和（或）腺样体切除术、无创通气、药物等各种治疗的应用指征，并熟悉具体治疗方法；建立持续正压通气治疗指南，以期纠正术前缺氧，减少术后拔管困难发生率；推广抗炎药物治疗在儿童 OSAS 患者的应用，减少手术可能带来的围术期并发症和残留症状损害率。

（三）儿童头颈部实体瘤疾病

1. 儿童神经母细胞瘤病因学研究

（1）VEGI 功能性遗传变异与儿童神经母细胞瘤关联性研究

研究通过检测 VEGI 启动子区域-358T>C、-638A>G 位点 SNPs 在儿童 NB 中分布，探讨其 SNPs 与儿童 NB 之间的关系，为进一步揭示儿童 NB 的发病机制、临床诊治及预后分子标志物提供科学的理论依据。研究结果发现，携带 VEGI-358 CC 基因型的患儿相较于 TT 基因型者在肿瘤不同分期中可能产生不同的影响，以 VEGI-358 T 碱基为对照，发现 C 碱基在肿瘤转移过程中可能发挥重要作用。在 VEGI-638 位点携带 GG 基因型的患儿相较于野生型 AA 基因型的患儿更容易发生肿瘤的转移，并且 G 碱基在肿瘤的发展及转移过程中可能发挥了重要作用。其结果与 VEGI-358 结果相一致。实验结果表明 C 碱基及 G 碱基均可能是影响肿瘤生物学行为的危险因子,使 NB 更易发生转移。这说明 VEGI-358 位点及-638 位点的突变纯合子 CC、GG 及突变碱基可能会影响 VEGI 抑制血管生成的作用,使肿瘤易发生转移。

(2) CSE1L 在神经母细胞瘤发展中的作用及分子机制研究

染色体分离 1 样基因(CSE1L)又称人细胞凋亡易感基因,与酵母染色体分离基因(Cse1)同源,表达于细胞核膜,是一种核转运因子,参与调节细胞增殖和凋亡,并在早期胚胎生长发育过程中发挥重要作用。但目前为止人源 CSE1L 的具体功能及确切机制仍不清楚。研究发现 CSE1L 可促进肿瘤的发展,如黑色素瘤、肝癌、卵巢癌、淋巴癌、乳腺癌、子宫内膜癌和结肠癌等。人源 CSE1L 功能及其分子机制尚不清楚,其在神经母细胞瘤进展中的作用和机制国内外尚未见报道。实验室对 CSE1L 在神经母细胞瘤发展中的作用及分子机制进行了研究,目前已取得的进展初步表明,CSE1L 可促进神经母细胞瘤增殖、克隆形成及细胞周期进程,并抑制神经母细胞瘤分化,提示 CSE1L 可能参与促进儿童神经母细胞瘤进展过程。

2. 儿童甲状腺癌发病机制研究及其颈淋巴结转移检测技术建立

(1) 儿童甲状腺癌发展的分子机制研究

为了揭示儿童甲状腺癌与成人甲状腺癌发病机制的差异,课题组通过研究儿童甲状腺恶性肿瘤与成人甲状腺恶性肿瘤表达谱差异,明确儿童与成人甲状腺癌发病机制差异,为儿童甲状腺恶性肿瘤早期诊断提供理论依据。课题组已收集并整理儿童甲状腺恶性肿瘤样本 8 例、成人甲状腺恶性肿瘤样本 16 例的总 RNA 及病例信息,并利用生物信息学方法建立 Gene Spring 表达谱芯片发育相关基因过滤数据库。该课题的完成将对阐释儿童甲状腺癌做出重要贡献。

(2) 应用 RT-LAMP 技术建立甲状腺癌术中淋巴结转移快速检测模式的研究

采用 RT-LAMP(逆转录环介导恒温扩增技术)技术通过对儿童甲状腺癌分子标志物的检测判断颈部淋巴结转移状态,并针对大样本的分子生物学数据和术后病理结果进行比较,深入研究儿童甲状腺癌的特异性分子表面标志物,以提高微小灶快速诊断率,同时与相关科室(影像中心)密切合作,开展功能性影像学诊断成像技术,提高颈部淋巴结转移的诊断率。该技术的建立将克服常规检测技术的诸多不足,为甲状腺癌患儿手术术式的选择提供重要的依据,具有良好的应用前景。

(四) 儿童营养健康疾病

1. 生命早期营养监测

北京市妇幼保健机构尽管在流行病学和大众宣教方面做了大量的工作,但北京市的儿童肥胖、代谢综合征的高发病率并没有得到遏制。因此,建立一套有效可行的个体化儿童营养健康监测、生长发育评价与营养性疾病防治系统,与公共营养宣教形成相互补充的疾病防治体系,是当务之急。

2. 儿童肥胖研究

北京市近年来儿童青少年肥胖呈现出快速增加的趋势,其发病率已接近西方发达国家。2014年3月18日,北京市卫生和计划生育委员会和北京市教育委员会联合举行新闻发布会,针对中小学生健康膳食问题,启动"营"在校园——北京市平衡膳食校园健康促进行动,同时发布《北京市中小学生健康膳食指引》,以促进儿童营养健康。

(五) 儿童免疫性疾病

除了北京大学国际医院的CAR-T技术在肿瘤治疗中的应用,其他医院如中国人民解放军总医院(301)也开展了肿瘤免疫治疗的尝试。首都医科大学附属北京儿童医院免疫研究室桂晋刚团队和肿瘤外科联合,也在积极开展肿瘤免疫治疗的研究,尤其是对于神经母细胞瘤的免疫学研究取得的一些进展。而该团队也利用引进人才的资助基金对IL2RG,CIITA基因突变引起的原发性免疫缺陷疾病进行了研究。

(申阿东　倪　鑫　李　巍　郭永丽　桂晋刚　齐可民　姚开虎
杨　威　谢正德　肖　婧)

参 考 文 献

1　Hajjeh R,Whitney CG. Call to action on world pneumonia day. Emerg Infect Dis,2012,18(11):1898-1899.

2　Rudan I,O'Brien KL,Nair H,et al. Epidemiology and etiology of childhood pneumonia in 2010:estimates of incidence,severe morbidity, mortality, underlying risk factors and causative pathogens for 192 countries. J Glob Health,2013,3(1):010401.

3　Lenglet A,Herrador Z,Magiorakos AP,et al. Surveillance status and recent data for Mycoplasma pneumoniae infections in the European Union and European Economic Area. Euro Surveill,2012,17.

4　Choi E H,Kim HS,Eun BW,et al. Adenovirus type 7 peptide diversity during outbreak,Korea,1995-2000. Emerg Infect Dis,2005,11(5):649-654.

5　第五次结核病流行病学抽样调查技术指导组,全国第五次结核病流行病学抽样调查办公室.2010年全国第五次结核病流行病学抽样调查报告.中国防痨杂志,2012,34(8):485-508.

6　中华人民共和国卫生部.中国出生缺陷防治报告(2012).2012.09.网址:http://www.gov.cn/gzdt/att/att/site1/20120912/1c6f6506c7f811bacf9301.pdf.

7　刘军廷,米杰.1985年来北京市中小学生健康水平变化趋势.中国循证儿科杂志,2011,6(2):113-116.

8　Bebear C,Pereyre S,Peuchant O. Mycoplasma pneumoniae:susceptibility and resistance to antibiotics. Future Microbiol,2011,6423-6431.

9　Okada T,Morozumi M,Tajima T,et al. Rapid effectiveness of minocycline or doxycycline against macrolide-resistant Mycoplasma pneumoniae infection in a 2011 outbreak among Japanese children. Clin Infect Dis,2012,55,1642-1649.

10　Inamura N,Miyashita N,Hasegawa S,et al. Management of refractory Mycoplasma pneumoniae pneumonia:utility of measuring serum lactate dehydrogenase level. J Infect Chemother,2014,20,270-273.

11　Spuesens EB,Meijer A,Bierschenk D,et al. Macrolide resistance determination and molecular typing of Myco-plasma pneumoniae in respiratory specimens collected between 1997 and 2008 in The Netherlands. J Clin Micro-biol,2012,50,1999-2004.

12　Sun H,Xue G,Yan C,et al. Multiple-locus variable-number tandem-repeat analysis of mycoplasma pneumoniae clinical specimens and proposal for amendment of MLVA nomenclature. PLoS One,2013,8,e64607.

13　Anderson ST,Kaforou M,Brent AJ,et al. Diagnosis of childhood tuberculosis and host RNA expression in Afri-ca. N Engl J Med,2014. 370(18):1712-1723.

14　Capasso M,Devoto M,Hou C,et al. Common variations in BARD1 influence susceptibility to high-risk neuroblas-toma. Nat Genet,2009,41:718-723.

15　Wang K,Diskin SJ,Zhang H,et al. Integrative genomics identifies LMO1 as a neuroblastoma oncogene. Nature,2011,469:216-220.

16　Kelly BJ,Fitch JR,Hu Y et al. Churchill:an ultra-fast,deterministic,highly scalable and balanced parallelization strategy for the discovery of human genetic variation in clinical and population-scale genomics. Genome Bi-ol. 2015,16:6.

17　顾学范. 遗传代谢病的预防和诊治进展[会议发言]. 中国医师协会临医学遗传学峰会暨 2015 年上海交通大学医学院附属新华医院临床遗传论坛. 2015,上海.

18　Cleal JK,Poore KR,Boullin JP,et al. Mismatched pre- and postnatal nutrition leads to cardiovascular dysfunction and altered renal function in adulthood. Proc Natl Acad Sci USA,2007,104(22):9529-9533.

19　Pediatric and Pregnancy Nutrition Surveillance System (PEdNSS and PNSS). http://www. cdc. gov/pednss.

20　Mg^{2+} regulates cytotoxic functions of NK and CD8 T cells in chronic EBV infection through NKG2D. Science,2013,341(6142):186-191

21　Luo Z, Luo J, Liu E, et al. Effects of prednisolone on refractory Mycoplasma pneumoniae pneumonia inchildrenJ. PediatrPulmonol,2014,49(4):377-380.

22　Yin Q,Jiao W,Han R,et al. Rapid Diagnosis of Childhood Pulmonary Tuberculosis by xpert MTB/RIF Assay Using Bronchoalveolar Lavage Fluid. BioMed Research International,2014,Article ID 310194,6 pages. http://dx. doi. org/10. 1155/2014/310194.

23　Wu XR,Yin QQ,Jiao AX,et al. Pediatric tuberculosis at Beijing Children´s Hospital:2002-2010. Pediatrics,2012,130(6):e1433-40.

24　Xu Z,Li B,Shen K. Ambulatory blood pressure monitoring in Chinese children with obstructive sleep apnea/hy-popnea syndrome. Pediatr Pulmonol,2013,48(3):274-279.

25　Wu Y,Xu z,Zhang L, et al. Screening obstructive sleep apnea—hypopnea syndrome from snorers in children by heart rate variability analysis. Biological Rhythm Research,2015,46(2):161-171.

26　刘军廷,侯冬青,闫银坤,等. 1985 至 2013 年北京市学龄儿童健康水平变化趋势. 中国循证儿科杂志,2014, 9(5):345-351.

27　Shen W,Wang C,Xia L,et al. Epigenetic modification of the leptin promoter in diet-induced obese mice and the effects of N-3 polyunsaturated fatty acids. Sci Rep,2014,4:5282.

28　李丹,李静宜,董艳青,等. 利用环介导等温扩增技术检测儿童咽拭子标本中肺炎支原体. 山东大学学报(医学版),2014,52(10):55-60

29　孟晨. 重症支原体肺炎的支气管镜下表现和治疗. 中华儿科杂志,2010,48(12):954-956.

30　姜越,刘禧杰,秦选光,等. 2011 年北京地区儿童肺炎支原体耐药情况及其耐药机制研究. 中国全科医学,2013,16:3432-3436

第3章 热带病领域国内外研究进展

一、最新流行概况

热带病包括仅发生或主要发生在热带地区的所有疾病。事实上,该术语通常是指滋生于炎热、潮湿条件下的传染病,如疟疾、利什曼病(又称黑热病)、血吸虫病、盘尾丝虫病、淋巴丝虫病、恰加斯病(又称南美锥虫病)、非洲锥虫病和登革热等。而被忽视的热带病主要是在贫困地区尤其是热带地区炎热潮湿气候环境下流行的传染病,包括恰加斯病(南美锥虫病)、血吸虫病、麦地那龙线虫病(几内亚蠕虫病)、棘球蚴病、狂犬病、淋巴丝虫病、绦虫病/囊虫症、利什曼病、登革热和重症登革热、雅司病、非洲人类锥虫病(昏睡病)、麻风病和布鲁里溃疡等。这些疾病虽病因和生理影响不一,但都造成严重残疾和终生不便。随着全球一体化进程的加快,以及我国外出交流人员(援建、经商、旅游等)数量的不断增加,各种传染性疾病,包括热带病在我国与其他国家之间迅速传播的风险日益严峻。随着国际化程度的深入,总结、交流及推广热带病防治研究成果将具有一定意义。在此将介绍疟疾和麻风病的国内外研究进展。

(一)疟疾

根据2014年12月发布的最新情况估计[1],2013年约有1.98亿疟疾病例(不确定范围为1.24亿~2.83亿),有58.4万人死亡(不确定范围为36.7万~75.5万人)。自2000年以来,全球疟疾死亡率已下降47%,世界卫生组织(WHO)非洲区域降幅达54%。大多数死亡发生在非洲儿童中,那里每分钟便有一名儿童死于疟疾。自2000年以来,非洲儿童疟疾死亡率估计下降了58%。2004~2012年,我国年报系统共报告本地感染病例204 613例和输入性病例47 439例,分别占81.18%和18.82%;2013年1~7月,全国网络直报系统共报告疟疾病例2987例,其中临床诊断病例占0.87%,恶性疟病例占74.89%,本地感染病例仅34例。全国疟疾疫情已得到有效控制,但输入性疟疾尤其是输入性恶性疟所占比例呈大幅度上升趋势。2013年度全国境外输入性病例已占疟疾病例报告总数的97.9%,其中重症病例较2012年上升7.6%,死亡病例较2012年上升了53.3%。这些病例主要为境外感染的归国劳务人员,不仅对原疫情相对稳定地区带来了潜在的传播风险,而且由于病例大多自疟疾高发区输入,因此输入性疟疾的死亡病例也呈上升趋势。

尤其,北京作为首都,输入性疟疾患者明显增加,临床资料粗略分析表明,自2001年1月~2011年12月共救治住院疟疾患者150例,自2012年以来,每年均收治患者100余例。自2001年至今,除5例来自本土国的间日疟原虫感染外,其余患者均来自非洲及东南亚地区,均为输入性疟疾患者,涉及恶性疟原虫、间日疟原虫、恶性和间日疟原虫混合感染,并且未定型者占总体的12%。其中恶性疟,涉及非洲的西非贝宁、尼日利亚、马里、科特迪瓦、刚果、刚果金、赤道几内亚、安哥拉、坦桑尼亚、埃塞俄比亚、苏丹、多哥、喀麦隆、加纳、塞拉利昂等,和来自东南亚的菲律宾、柬埔寨、缅甸、越南及太平洋地区等国家和地区。并且近年除恶性疟感染外,其他型疟疾感染的患者有增多趋势。

WHO会员国于2015年5月20日确立了新的2016~2030年全球疟疾战略。该战略的目标是到2020年使全球疾病负担减少40%,到2030年至少减少90%。战略还争取到2030年在至少35个新的国家中消除疟疾。WHO与疟疾流行国家和伙伴密切协商制定了该战略,提供了一个综合框架,使国家能够制定有针对性的规划,维持和加快消除疟疾的进展情况。我国业已制定相应措施,2009年卫生部制定《中国消除疟疾行动计划(2010~2020)》[2],要求各地到2015年,全国除云南部分边境地区外,其他地区均无本地感染疟疾病例;到2020年,全国实现消除疟疾死亡病例的目标。

(二) 麻风病

103个国家和地区的官方数据显示[3],2014年第一季度末的全球麻风病登记流行率为180 464例,而2013年出现的新发病例为215 557例(不含少数的欧洲病例)。在一些国家的某些地区仍有小范围的高地流行,如安哥拉、巴西、中非共和国、印度、马达加斯加、尼泊尔和坦桑尼亚联合共和国和以前高度流行的国家,如刚果民主共和国和莫桑比克。这些国家依然致力于消除麻风病,并继续加强麻风病控制活动。

经过几十年的麻风病防治,我国麻风病的流行地区不断缩小,发病率和患病率大幅度下降。"十一五"期间,我国将麻风病列为重点救治的疾病,进一步强化了各项防治策略和措施的落实,全国共发现和规则治疗麻风病患者8000余例,麻风病的流行基本得到控制。但是,①近10余年来,全国新发患者数没有明显下降趋势;②麻风病的流行在某些地区仍较严重,防治麻风病的工作仍很艰巨;③存在大量的残疾麻风病患者(全球200万~300万,我国约20万)。新发患者中,延误诊断平均在3年左右,2级畸残者占20%以上;难治、疑似耐药病例和复发病例报告增多;一些地区不断出现新疫点,流动人口中麻风病例逐年增多,防治难度不断加大。北京作为首都,输入性麻风病患者占绝大多数,临床资料粗略分析表明,自1990年1月至2014年12月共诊治麻风病患者66例,其中北京市患者2名,外省市患者63名和印度籍患者1名。

未来 10 年是我国全面建设小康社会的关键时期,彻底消除麻风病危害是推动我国经济社会发展、保障和改善民生的迫切需要,是贯彻落实科学发展观、推动社会主义和谐社会建设的必然要求。为推动各地卫生部门贯彻落实 2011 年 9 月卫生部等 11 个部门联合印发的《全国消除麻风病危害规划(2011~2020 年)》,卫生部制定了《全国消除麻风病危害规划实施方案(2012~2020 年)》。

二、国际最新研究进展

(一) 疟疾

1. 2016~2030 年全球疟疾战略及 2016~2017 年规划预算方案

全球疟疾战略的目标是到 2020 年使全球疾病负担减少 40%,到 2030 年至少减少 90%。战略还争取到 2030 年在至少 35 个新的国家中消除疟疾。在 2000 年至 2013 年期间,全球疟疾死亡率下降了 47%。大规划推广 WHO 建议的核心一揽子措施——病媒控制、化学预防、诊断测试和治疗,已证实具有成本效益和效率。尽管如此,成百万人仍然不能获得疟疾预防和治疗,多数病例和死亡仍然得不到登记和报告。在 2013 年,疟疾估计造成 58.4 万人死亡。

新的战略旨在发展最近取得的成绩,使这一数字大幅度下降。与疟疾流行国家和伙伴密切协商制定了该战略,提供了一个综合框架,使国家能够制定有针对性的规划,维持和加快消除疟疾的进展情况。

战略包括三个主要部分:确保普遍获得疟疾预防、诊断和治疗;加快努力消除疟疾并达到无疟疾状态;以及加强疟疾监测。战略强调了创新和研究的重要性,以及政治承诺、可持续的资金供应、强大的卫生系统和不同部门间合作的至关必要性。

会员国还批准了 WHO 2016~2017 年规划预算方案。43.849 亿美元的预算比 2014~2015 年规划预算需求增加了 2.36 亿美元,以便满足各国的需求,利用埃博拉疫情期间获得的经验,应对抗微生物药物耐药性、卫生与环境、疟疾及病毒性肝炎等新出现的重点,并实施大会和 WHO 各区域委员会通过的各项决议。还将使用额外的资金来进一步加强透明性,改进风险管理和强化问责制。

2. 全球消除疟疾的现状和前景分析

消除疟疾意味着在某一地理区域,通常指国家,永久性阻断当地由蚊虫传播的疟疾。走向无疟疾的道路明确分为四个阶段:控制、消除前、消除和预防再次输入。目前,有疟疾传播的 97 个国家中,有 11 个国家被 WHO 认定处于消除前阶段,8 个国家处于疟疾消除阶段,还有 7 个国家在预防再次输入阶段。

3. 抗疟药耐药性的现状及分析

迄今为止,已知对人类有影响的 5 种疟疾中,有 3 种寄生虫出现了耐药性:恶性疟原虫、间日疟原虫和三日疟原虫。有了耐药性,从患者血液中清除寄生虫的时间更长,或者无法清除干净。

有效的抗疟药是控制疟疾的关键,需要连续监控药效,才能为疟疾流行国的治疗方法提供信息,保证尽早发现耐药性并做出应对。恶性疟原虫出现对青蒿素的耐药性,这是迫切需要解决的公共卫生问题,威胁着全球减少疟疾负担工作的可持续性。2011 年 1 月,WHO 公布《控制青蒿素耐药性全球计划》(GPARC),号召各国和全球各大疟疾防控合作伙伴实施 5 大支柱战略来预防和控制对青蒿素的耐药性。

当今首选治疗方法为以青蒿素为基础的联合疗法。现在柬埔寨、缅甸、泰国和越南已经发现了针对青蒿素这一联合疗法的主要成分所产生的耐药性。国家为遏制耐药性所做的工作已经产生了某种效果,但是需要采取紧急行动来完全消除疟原虫耐药菌株并且确保青蒿素为基础的联合疗法继续有效。

"对青蒿素广泛产生的耐药性具有灾难性后果,"WHO 全球疟疾规划主任 Robert Newman 博士说,"我们现在必须行动起来,当今对东南亚做出保护,未来对撒哈拉以南非洲做出保护。"虽然正在加大努力研制新型抗疟药物,但近期尚没有可见的替代制品。

4. 疟疾治疗综述

根据 WHO 治疗指南[全部详细内容见《WHO 疟疾治疗指南》(第二版)]的有关意见,疟疾这种疾病是完全可以预防和治疗的。治疗的主要目标是确保患者血液中的疟原虫迅速并完全得到清除,以防止无并发症疟疾发展为重症疾病,甚至死亡,或者转为慢性感染从而出现疟疾引起的贫血症。

联合用药便是途径之一,联合用药因为不同药物作用的靶标不同,因此效果优于单独使用,则可以提高治疗效果或者延缓疟原虫产生抗性。联合用药时目前关注的重点,同时新药的筛选也被提到议事日程。

目前抗疟药物的研发主要依赖于对原有药物的结构改造及经验筛选,应尽早进行新一代抗疟药物的研发。许多国家疟疾已得到有效控制,正在制订和实施消除疟疾行动计划,计划在 2020 年消除疟疾。新抗疟药的研发和化学治疗方案的合理规范执行,对世界范围内消除疟疾起着重要作用。

从公共卫生的角度来说,治疗目的在于减少疟疾宿主,从而减少疟疾的传播感染,并防止抗疟药耐药性的出现和蔓延。

疑似疟疾患者在接受抗疟疾药物治疗之前,应该经过显微镜检查或快速诊断检测(RDT),实现寄生虫学确诊。只有当患者到医院后两小时内不能立即进行诊断检测的情况下才能根据临床症状施治。在发热开始后 24 小时之内使用安全有效的抗疟疾药物及时治疗,才能预防危及生命的并发症。

针对恶性疟原虫引起的无并发症疟疾,WHO 建议使用以青蒿素为基础的联合疗法。以青蒿素为基础的联合疗法结合两种反应机制不同的活性成分,是当前最有效的抗疟疾药物。WHO 目前对恶性疟原虫推荐使用 5 种青蒿素为基础的联合疗法。这一疗法的选择依据对当地恶性疟原虫进行的疗效研究结果而定。

对于恶性疟原虫引起的疟疾,推荐使用的主流疗法是以青蒿素为基础的联合疗法,由于至少数年内,市场上不会推出青蒿素衍生物的替代品,其疗效必须得到保护。WHO 建议国家疟疾控制规划定期监控使用中的抗疟疾药物的药效,保证选择使用的疗法有效。

青蒿素及其衍生物绝对不能用于单一口服疗法,因为这有可能引起对青蒿素的耐药性。而且,和组合包装或零散药片组合使用的办法相比,强烈推荐使用固定剂量配方药物(组合配方的单片药中含有两种不同活性成分),因为这样有助于坚持治疗,减小把组合包装药物中的不同药物按单一疗法服用的可能性[4]。

在氯喹仍然有效的地区,间日疟原虫感染病例应该使用这种药物治疗[5]。在发现间日疟原虫对氯喹产生耐药性的地区,应该使用以青蒿素为基础的联合疗法治疗疟疾感染病例,最好是含有半衰期长的伙伴药物的配方。

重症疟疾应该使用可注射青蒿琥酯(肌内注射或静脉注射),患者只要可以口服药物就应立即进行完整的以青蒿素为基础的联合疗法治疗。如果不能注射治疗,重症疟疾患者必须立即接受转诊前治疗,采用青蒿琥酯直肠给药,然后转至合适的医院进行全面的注射治疗。

近年,能够使用以青蒿素为基础的联合疗法的范围越来越大。截至 2012 年底,已经把以青蒿素为基础的联合疗法作为一线治疗方法的国家有 79 个。

2012 年,流行国的公立和私立医疗机构共接受 3.31 亿次青蒿素为基础的联合疗法治疗,私立医疗机构主要通过可负担的疟疾药品采购机制(AMFm)获得,这是抗击艾滋病、结核病和疟疾全球基金管理的机制。

社区层面的病例管理范围扩大,让诊断检测和有效抗疟疾疗法更快地得到普及。2011 年,全球共有 44 个国家进行干预,在社区层面提供以青蒿素为基础的联合疗法[6]。

(二) 麻风病

1991 年世界卫生大会提出全球要在 2000 年在国家水平将麻风病作为公共卫生问题加以消除(elimination of leprosy as a public health problem by the year 2000),但这一目标并未按期实现。WHO 便将这一目标向后推迟了 5 年。为了推动这一目标的实现,WHO 发起了消除麻风病最后冲刺(the final push towards elimination of leprosy)。在此期间,实施了麻风病消除运动(leprosy elimination campaign),以最大限度发现潜在患者,使每个患者都能获得联合化疗。

1998 年 WHO 提出将多菌型方案的疗程缩短至 1 年,但这种短疗程的远期疗效尚有待评价。为了促进麻风一体化后麻风病防治的可持续性,使化疗更简单,WHO 技术咨询组(WHO advisory group, TAG)2002 年提出疗程为 6 个月的统一联合化疗方案(uniform MDT),用于所有类型麻风病的治疗。初步试验结果显示,对多菌型麻风病的临床疗效不如 1 年方案[7]。

目前由于麻风病缺乏一级预防措施,也没有可靠的预测感染者是否发病的试验和工具,化学预防则成为降低麻风发病率的措施之一。国外已进行过多项利福平预防服药的对照研究,结果表明这种化学预防的保护作用是有时间限定的(2~3 年),而且对非密切接触者的保护作用好于密切接触者。事实上,化学预防的主要对象是密切接触者,从而使化学服药降低高危者发病的作用大打折扣。是否实施化学预防取决于接触者的发病率(可能还要包括世代时间)、经费和人员,同时还要考虑到利福平的不良反应及药物的禁忌证,如肝功能损伤、结核病患者和 HIV 感染者等。

三、国内最新研究进展

(一) 疟疾

1. 疟疾疫苗的研究现状

疟原虫生活史有多个时期,每个生活时期有多种抗原,而且每种抗原具有多个表位,有些抗原还有多个等位基因,相同抗原又有多种结构形式,免疫系统有多种作用因子,而不同宿主的免疫反应也不相同,这些因素给疟疾疫苗的研制带来了许多困难。目前针对疟原虫生活史各期研究的特异性疫苗、多阶段/多抗原疫苗及减毒活疫苗都处于研究中。

2006 年 12 月 4 日,WHO 在曼谷举行的全球疫苗研究论坛上,呼吁采取联合行动,加快研制和批准使用一种高效的疟疾疫苗。同时将启动一项新的全球战略,即"疟疾疫苗技术路线图"。该项计划的最终目标:在 2025 年之前研制出一种具有 80%以上预防效果,并有 4 年以上保护作用的疟疾疫苗。暂定目标:于 2015 年之前研制成功和批准使用第一代具有 1 年以上保护作用,且有 50%以上预防效果的疟疾疫苗。

WHO 于 2013 年 11 月 14 日正式发布了旨在预防和消除疟疾的《2013 疟疾疫苗技术路线图》,根据这份路线图,一种可将疟疾发病率降低四分之三、并且能够根除这一传染性疾病的疫苗有望在 2030 年前获得生产和使用许可。尽管至今尚无成熟疫苗推入市场,但一些候选疫苗已进入临床试验,并产生了非常有希望的结果。目前临床进展最快的疫苗 RTS,S/ASO1 已进入到Ⅲ期临床试验,如果获得成功,将有望上市并成为第一种研制成功的疟疾疫苗。随着蛋白技术、基因技术的发展,对疟原虫抗原和免疫机制的认识不断深入,不远的将来,人类将成功设计出有效的疟疾疫苗。

2. 重症疟疾的辅助治疗方案

2005 年世界卫生组织推荐青蒿素及其青蒿素衍生物与抗疟药联合使用或者以青蒿素为基础的复方制剂作为治疗恶性疟疾的首选药物。2007 年国家修订了《疟疾防治技术方案》,其中根据世界卫生组织和卫生部的要求,采用复方青蒿素类药物或以青蒿素类药物为主的联合用药来治疗恶性疟。间日疟的治疗仍然采用上述传统方法。

疟疾作为世界上严重危害人类健康的原虫性疾病之一,其中 95% 的疟疾死亡病例都是由恶性疟原虫引起的[8]。疟疾死亡的一个重要原因就是由于疟原虫所释放的异体蛋白造成机体的"瀑布式"免疫损伤[9]。疟疾免疫研究集中于抗体依赖的免疫反应,细胞介导的免疫反应在一定程度上被忽视,然而细胞免疫和固有免疫在疟原虫早期清除和体液免疫的诱导中均发挥重要作用。调节细胞介导免疫反应,阻断疟原虫免疫逃逸,对疟疾防治中也具有重大意义[10]。因此,免疫方面的跟进式研究仍为恶性疟新型免疫治疗方案的建立提供有价值的靶标。

(二) 麻风病

1. 遗传易感性的研究现状

长期以来,流行病学如家族聚集性研究、双生研究及 HLA 表型等研究均提示麻风病具有遗传易感性。近年来,加拿大、印度和巴西的科学家通过关联分析发现 PARU2/PACRG,LTA 基因的染色体 10p13 等区域与麻风病的易感性或临床型别相关,但这些研究结果极少可在验证时被重复。因而,麻风病的易感基因定位一直是困扰着这一领域研究的难题。2009 年以来我国研究团队迎难而上,应用人类基因组数据库平台,和全基因组扫描新技术、新方法,与国内、外多家科研机构联合攻关,成功地在 706 名麻风病个体和 1225 名正常对照中发现了位于 6 号染色体 MHC 区域上的 7 个麻风易感基因,并在 3254 名麻风患者和 5955 名对照中得到了验证。7 个基因中的 6 个基因构成了一个固有免疫通道,很好地解释了麻风病的两个阶段学说:首先麻风杆菌在易感者中成功建立感染,随后受宿主的其他因素和环境因素影响而表现不同的临床型别[11]。这一成果的取得是国内大合作、国际大协作的典范。国内为研究提供血样标本的有 4 个省,40 余家麻风防治单位,并充分利用国、内外 3 家科研机构提供的实验室技术平台,完成了标本的检测和数据分析。该研究不仅使我国在该领域的研究处于国际领先地位,而且为今后国际合作和阐明麻风基因的发病机制及相关研究,如不同型别间的差异,麻风反应和神经炎等的易感性提出了新的研究思路。

2. 早期诊断的研究现状

根据临床、细菌、病理、免疫等方面的表现和特点,发现麻风病存在有结核样型和瘤型两种不同的极型及极型间渐次移行的现象。即从结核样型、界线类(界线类偏结核样型、中间界线类、界线类偏瘤型)到瘤型,正像一个连续的光谱状。已证实的光谱特点,从强 Th1 免疫结核样麻风病到高抗体滴度的 Th2 瘤型麻风病。由于这种特殊现象,麻风病的检测方法应该同时检测体液和细胞免疫的生物标志物。

麻风病的潜伏期很长,一般 5~10 年。我国在探讨影响麻风诊断延迟方面进行了一些研究,发现在低流行区新发患者中Ⅱ级畸残率居高不下,诊断延迟期较长,患者误诊率较高,皮肤科医生对麻风病的警觉性不高。从全国来看,低流行省份诊断延迟期和Ⅱ级畸残率明显高于高流行省份。影响这种差异的因素很多,不仅国与国之间,而且不同地区间也难以比较,在低流行区仍需不断探讨早期诊断的策略。此外,我国有较好的基层防治网络,如何加强对乡村医生和乡镇医生的培训,提高他们识别麻风病的能力,是今后我国在低流行状态下提高早期发现麻风患者的重要途径之一。对我国西部高流行省份和地区,间断地开展麻风病消除运动,发现了一大批潜在患者,各地应根据不同流行状况和人力、物力资源采用综合发现患者方法。麻风病血清学研究也取得了大进展,为将来利用这些生物学研究成果开发可靠的早期诊断试验、预测麻风病反应和判愈奠定了基础。

3. 耐药监测和预防服药研究进展

在过去的 10 多年中,由于对人类和麻风菌基因组测序的完成,使麻风病的基础研究向前迈进了一大步,有些研究成果已开始应用于防治,并显示出巨大潜力。如对麻风杆菌的耐药监测,过去一直采用鼠足垫接种的方法,不仅需要很好的临床标本,以制作鼠足垫接种菌浆,而且费时费力(8~12 个月)。而基因测序法不仅快速,而且经济,并可同时对多种药物和多样本进行检测,这一方法的广泛应用已成为全球抗麻风病药物(目前主要用于利福平耐药的监测)耐药监测及评价麻风防治项目成功与否的有力手段。

我国目前试点开展规范的预防服药项目,有专家提出可参考 WHO 的建议,对高流行区的密切接触者采用预防服药以减低发病率,但需要进一步论证,特别是可行性和投入产出效益分析。

四、北京最新研究进展

（一）疟疾

1. 疟疾在诊断方面的研究进展

疟疾被世界卫生组织列为对人类健康威胁最严重的三大传染病之一,其遗传多样性比我们预想的要丰富得多,不同地理株的疟原虫,其生物学特性、对媒介按蚊的感染力、对人类宿主的免疫原性及对抗疟药的敏感性存在明显差异,从而给疟疾的诊断带来了巨大的挑战[12]。

目前疟疾检查方法包括显微镜检及疟原虫抗体检测,厚、薄血膜镜检法仍是疟疾诊断的主要方法。该法不仅需要有熟练的技能,而且一般镜检的敏感度为每微升血 50~500 个原虫[13]。在疟疾高度流行区,多数人群是低原虫血症者,同时感染两种或两种以上疟原虫的混合感染并不少见,当原虫密度低于此界限时,靠镜检难以查到原虫,疟原虫抗体检查正是由于这些低原虫携带者而在疾病的流行、传播中起着重要作用。但抗体检测只能判断恶性疟原虫或者间日疟原虫,显微镜检依赖检验者个人经验进行判断,上述两种方法不能准确判断诸如三日疟原虫或者卵形疟原虫。加之东南亚地区近年来报道的诺氏疟原虫感染的病例呈上升情况,因此,寻求敏感、特异、高效的疟疾检测方法成为众多学者的研究课题之一。

PCR 检测方法敏感性高、特异性强,应用这些方法不仅可检出低原虫血症者,而且也可在感染的早期发现患者。据文献报道[14],目前分子生物学方法如巢氏 PCR 可对患者进行感染疟原虫的亚型进行判断,采用高度保守且具有属、种特异性的疟原虫 18SSU rRNA 基因为靶基因,首先扩增人类疟原虫属 18SSU rRNA 特定基因片段,然后同时扩增 4 种不同疟原虫 18SSU rRNA 特定基因片段,通过选择 4 种不同引物浓度和模板浓度,对多重巢式 PCR 反应体系进行了优化,检测灵敏度达到约 100copies/μl,较镜检及抗体检测的敏感性大幅提高,但此方法对于患者体内感染的虫负荷不能做出量化判断,很难评估抗疟治疗后患者体内疟原虫负荷的消长情况。

荧光定量 PCR 法具有很高的敏感性、特异性和重复性。有文献报道,以小鼠为模型,对其感染疟原虫的检测下限为每微升 0. 1713 个,且所需时间较短,可以实现高通量样本检测,能进行疟原虫分型,还能准确判断体内感染疟原虫符合的水平,可以指导临床治疗[15]。目前在国内临床机构中尚未应用,有在临床上使用的前景。

另一方面,我国卫生部于 2009 年制定计划,到 2020 年,全国实现消除疟疾死亡病例的目标。疟原虫病原学检测虽然是疟疾诊断的"金标准",但即便北京市 48 家三级甲等医院,也仅有 10%～20% 的医院可完成疟疾的病原学检查。由于缺乏及时的早期病原学诊断,输入性疟疾患者误诊、漏诊情况时有发生。"早发现、早诊断、早治疗"是目前降低输入性疟疾死亡率的唯一方法。

如何在患者发热、有疟疾流行病学史的情况下,在无法进行疟原虫病原学检测的情况下,通过常规指标早期预警,成为临床一线医务工作者关注的重点。

在长期的临床工作中,对因发热原因待查,有疟疾疫区流行病学史,需除外疟疾的患者的临床筛查过程中,我们首次发现,在血常规、尿常规和血生化这三大常规项目中,如血小板计数、转氨酶指标、胆红素水平、肾功能指标等异常,可能对于早期疟疾预警具有一定意义。目前虽有多篇回顾性文献总结报道,疟疾患者存在血小板、肝肾功能等血液常规指标异常,但其意在说明疟疾造成患者的脏器损伤情况和程度,为回顾性研究结果。因此有必要开展相关临床队列研究,将血小板、胆红素等常规指标异常与疟疾的早期预警相结合,提高早期诊断率,降低误诊率和死亡率。

2. 疟疾的免疫学方面机制的研究进展

疟疾是世界上严重危害人类健康的原虫性疾病之一,其中 95% 的疟疾死亡病例都是由恶性疟原虫引起。在确诊恶性疟患者中,从发病到确诊历时 2~45 天不等,据不完全统计,病程超过 5 天者,涉及多脏器功能不全者明显增多。疟疾的临床表现远较教科书中陈述的复杂得多,涉及中枢神经系统、消化系统、呼吸系统、血液系统、心脏系统、肾脏系统、皮肤系统等多个重要脏器系统受累。且入院前出现误诊共计 22 例,占全部的 14.67%。由于院外误诊时间较长,虽转院及时确诊并对因对症治疗,仍有 2 例死亡,死亡率达 1.33%。重症疟疾死亡的一个重要原因就是由于疟原虫所释放的异体蛋白造成机体的"瀑布式"免疫损伤。疟疾免疫研究集中于抗体依赖的免疫反应,细胞介导的免疫反应在一定程度上被忽视,然而细胞免疫和固有免疫在疟原虫早期清除和体液免疫的诱导中均发挥重要作用。调节细胞介导免疫反应,阻断疟原虫免疫逃逸,对疟疾防治意义重大。

前期研究表明,T 细胞免疫球蛋白与黏蛋白域家族中 Tim-1 和 Tim-3 在疟疾发病早期免疫反应中具有重要意义,新型免疫调节分子 Tim-1 在细胞介导的免疫反应调节中发挥重要作用,其与前期研究的免疫调节分子 Tim-3 作用相反,是促进 T 细胞活化,抑制免疫耐受形成,参与多种免疫性疾病的发生,在疟原虫感染免疫中的作用备受关注。但其在恶性疟发生中的作用尚未见报道。细胞介导的免疫反应在一定程度上被忽视,然而细胞免疫和固有免疫在疟原虫早期清除和体液免疫的诱导中均发挥重要作用。

北京热带医学研究所作为北方地区唯一一家从事热带病,尤其是输入性热带病临床检测,诊断治疗、科研的医疗机构,相关疟疾课题组前期研究发现恶性疟感染患者外周血 PBMC Tim-3 表达水平较健康志愿者显著上调。有文献表明,致死性约氏疟原虫感染 BALB/c 小鼠后,小鼠脾内 T 细胞 Tim-1 表达水平较感染前明显上调。该项目拟利用临床样本和细胞模型,明确 Tim-1 和 Tim-3 参与恶性疟感染的发生;深入研究 Tim-1 和 Tim-3 调节细胞介导免疫反应在恶性疟感染红内期中的作用及其机制;并进一步探讨 Tim-1 和 Tim-3 打破恶性疟原虫免疫逃逸的可行性。该研究将为寄生虫感染免疫提供新的理论,为恶性疟新型免疫治疗方案的建立提供有价值的靶标。

3. 疟疾的毒力相关基因多态性,表观遗传学研究与临床特异性相关机制研究

疟疾是当今世界上流行最广、发病率及死亡率最高的热带寄生虫传染病,其中以恶性疟疾的致死性为显著。PfEMP1 基因是恶性疟原虫重要的毒力相关基因,其序列多态性与毒力关系已得到国内、外广泛关注,目前表观遗传学研究在该方面的进展,更为疟疾疫苗研究的主要思路。

完善疟原虫虫种遗传特征分析鉴定,直接进行 PfEMP1 基因及 mRNA 的扩增和序列测定并运用生物信息学分析方法进行该基因家族核苷酸、氨基酸的比对和进化分析,结合恶性疟现症患者临床症状从分子水平探究该基因家族重组、突变、变异及转录变化与临床症状的关系,进一步揭示该毒力基因的序列多态性与临床多系统功能受损的相关性。为揭示疟原虫致病机制和研制疟疾疫苗的研究提供新的思路。丰富北京地区输入性疟疾疟原虫虫种库也势在必行。

脑型疟疾的发病机制极为复杂,临床表现主要以神经系统改变为主,早期的诊断和及时干预对患者预后有积极效果。但在临床研究中发现,一些治疗方法与WHO 推荐的方案仍不尽相同,人们才通过大量的临床和实验室研究真正建立了 A 亚类 var 基因与重症疟疾之间的关联,并逐步发现了关键的疟原虫配体和宿主受体 var。这是恶性疟研究领域的突破性进展,但是接下来仍有一些重要问题有待解决。因此,需要进一步探讨,基于机制性研究的并发症的优化治疗方案,治疗药物的应用指征,以此降低患者的病死率及致残率。

(二) 麻风病

新确诊的 MB 患者被认为是麻风病的主要传染源,其皮肤携带并从鼻腔排出的细菌量约每天 10^7。早期瘤型麻风病难以察觉,临床症状和体征往往滞后,结核样型麻风病由于缺乏有效的检测手段,给临床及时确诊造成困难。WHO 2011～2015 年全球策略认为早期诊断麻风病的感染,以及有效的监测随访是切断传染源的最佳方法。

20 世纪 80 年代麻风杆菌特异性酚糖脂抗原(PGL)的发现,促进了麻风病免疫诊断的实验研究。但是 PGL 对少菌型(PB)的诊断不够敏感,阳性率仅达 60% 左右。2001 年麻风杆菌基因组测序完成,为麻风病的分子生物学研究开辟了广阔的前景。目前已利用基因组测序重组了麻风杆菌特异性蛋白抗原,可作为特异性抗体检测。美国西雅图传染病研究所 Duthie 将麻风杆菌 ML-0405 和 ML-2331 特异性蛋白的融合抗原(LID-1)用于现场研究,发现在发病前的感染者中有循环抗体滴度增高现象,因此该抗原或可有助于早期诊断[16]。在此基础上,国内研究者建立ELISA 方法,评价国外学者合成的可运用于血清学试验的多种表达的蛋白抗原,发现 LID-1 这种表达抗原具有更高的特异性,采用 LID-1 和 PGL-1 两种抗原对麻风病家内接触者随访两年,观察抗体滴度的变化,成功确诊了 1 例早期儿童多菌型患者[17]。

近年来一种以 T 细胞为基础的 γ 干扰素释放试验(interferon-γ release assays, IGRA)得到了较快的发展,作为新一代检测潜伏性感染的细胞免疫学诊断技术,目前已运用到结核病的临床辅助诊断中。这种检测方法可以评价受检者特异性细胞免疫状态,此方法的关键同样是寻找刺激所用的特异性抗原。目前已经初步确认4 种蛋白抗原具有较好的敏感性和特异性,其中 2 种更具应用前景[18]。

2007 年以来,国内研究小组与美国约翰霍普金斯大学公共卫生院张颖教授及云南省红河州麻风病防治机构联合开展了麻风病早期诊断的现场研究,将已建立的多种实验室检测麻风病特异性抗体的方法、全血实验检测细胞因子的方法及PCR 法检测麻风杆菌特异性 DNA 片段方法应用于麻风病高危人群的监测和随访中,经过 8 年多的努力,取得了新的进展,发现和确诊了多名早期麻风病患者[17, 19-22]。此结果证实了抗体和细胞免疫结果相结合有助于麻风病的早期诊断,可预测麻风病的感染的发生。

采用前瞻性的 ELISA、TNF-γ、实时定量 PCR 实验室技术与临床体检相结合的监测方法,扩大早期诊断麻风病的试点研究,尽早发现新发麻风病患者;与此同时,对亚临床感染者给予合理的预防治疗,切断传染源,尽早实现全国消除麻风病危害规划。

(邹 洋 温 艳 谷俊朝)

参 考 文 献

1 WHO. World Malaria Report 2014. Geneva:Switzerland.

2 卫生部·中国消除疟疾行动计划(2010~2020),2009.

3 WHO. Leprosy Today . Geneva:switzerland.

4 Bear KA, Higginson AI, Hickey PW. Disparities exist in the availability of outpatient malaria treatment in Maryland, USA. J Travel Med,2010,17(4):228-232.

5 Greenwood B. Anti-malarial drugs and the prevention of malaria in the population of malaria endemic areas. Malar J,2010,9 Suppl 3:S2.

6 Alonso PL, Brown G, Arevalo-Herrera M, et al. A research agenda to underpin malaria eradication. PLoS Med, 2011.8(1):e1000406.

7 Rao PN, Suneetha S, Pratap DV. Comparative study of uniform-MDT and WHO MDT in Pauci and Multi bacillary leprosy patients over 24 months of observation. Lepr Rev,2009.80(2):143-155.

8　Hawkes M,Kain KC. Advances in malaria diagnosis. Expert Rev Anti Infect Ther,2007,5(3):485-495.

9　Hu KK, Maung C, Katz DL. Clinical diagnosis of malaria on the Thai-Myanmar border. Yale J Biol Med,2001, 74(5):303-308.

10　Trampuz A,Jereb M,Muzlovic I,Prabhu RM. Clinical review:Severe malaria. Crit Care,2003,7(4):315-323.

11　Zhang FR,Huang W,Chen SM,et al. Genomewide association study of leprosy. N Engl J Med,2009,361(27): 2609-2618.

12　Loubiere S,Moatti JP. Economic evaluation of point-of-care diagnostic technologies for infectious diseases. Clin Microbiol Infect,2010,16(8):1070-1076.

13　Malaria diagnosis:memorandum from a WHO meeting. Bull World Health Organ,1988,66(5):575-594.

14　齐小秋. 疟疾防治手册. 3版. 2007,北京:人民卫生出版社.

15　Stauffer WM,Cartwright CP,Olson DA,et al. Diagnostic performance of rapid diagnostic tests versus blood smears for malaria in US clinical practice. Clin Infect Dis,2009,49(6):908-913.

16　Reece ST,Ireton G,Mohamath R,et al. ML0405 and ML2331 are antigens of Mycobacterium leprae with potential for diagnosis of leprosy. Clin Vaccine Immunol,2006,13(3):333-340.

17　Qiong-Hua P,Zhong-Yi Z,Jun Y,et al. Early Revelation of Leprosy in China by Sequential Antibody Analyses with LID-1 and PGL-I. J Trop Med,2013,2013:352689.

18　温艳,刘健,邢燕,李桓英. ELISA评价7种新发现的麻风菌抗原的血清学反应性. 中国热带医学,2010, 10(11):1328-1330.

19　温艳,邢燕,袁联潮,等. 用巢式聚合酶链式反应从全血扩增麻风菌特异片段提高麻风病确诊率. 中国预防医学杂志,2011,12(5):415-418.

20　邢燕,温艳,袁联潮,等. 建立实时定量PCR检测临床样品中的麻风杆菌DNA. 中国热带医学,2014, 14(10):1172-1174.

21　Wen Y,You YG,Yuan LC,et al. Evaluation of novel tools to facilitate the detection and characterization of leprosy patients in China. Biomed Res Int,2014,2014:371828.

22　Yan W,Xing Y,Yuan LC,et al. Application of RLEP real-time PCR for detection of M. leprae DNA in paraffin-embedded skin biopsy specimens for diagnosis of paucibacillary leprosy. Am J Trop Med Hyg,2014,90(3): 524-529.

第4章　烧伤领域国内外研究进展

一、最新流行概况

烧伤是一项全球性公共卫生问题,根据世界卫生组织网站的报道,烧伤每年导致全球约 26.5 万例死亡。而其中大部分发生在低收入和中等收入国家,约有半数发生在世界卫生组织东南亚区域。研究显示:95% 的烧伤死亡来自于中低收入国家,烧伤的死亡率与国家经济状况明显相关,无论国民生产总值还是国民总收入都和烧伤死亡率明显相关。低收入水平和收入差距大都与高烧伤死亡率相关[1]。而随着国家经济的发展,烧伤的发病率会明显下降。非致命烧伤虽然不会导致患者死亡,但常造成长期住院、毁容和残疾等,并往往导致患者受辱和遭受排斥。烧伤是低收入和中等收入国家中伤残调整生命年(DALYs)减少的主要原因之一。

我国人口规模巨大,各地区经济发展水平及烧伤救治水平差距较大。目前为止没有可靠的全国性的烧伤发病率和死亡率数据,甚至省和市一级的相关数据同样缺乏。国内烧伤的流行病学研究主要是各地医院烧伤科室对住院患者进行的小样本分析,虽然有一定的参考价值,但难以以此为依据制定全国性的防治政策。建立全国联网的烧伤报告和统计体系,已经是烧伤防治的当务之急。近几年主要对烧伤人群、儿童烧伤人群及化学烧伤等方面在不同的区域进行了流行病学的调查,儿童组患者主要的致伤原因是热液烫伤;青中年组主要致伤原因是火焰烧伤,常见的致伤因素为防护措施不当、操作不当。老年组主要致伤原因是火焰烧伤和烫伤。

根据各大烧伤中心的主观感受,随着经济水平的发展,烧伤尤其是大面积危重烧伤的发病率已经明显下降。但导致成批烧伤的公共事件却有增无减,昆山爆炸事件及多地的公交车纵火事件均造成大批危重烧伤伤员。这些伤员往往数量巨大且伤情严重,其救治非一地烧伤科室和中心所能承担,需要从国家层面调配使用全国救治资源。

二、国际最新研究进展

(一) 喉烧伤的研究

上呼吸道梗阻(UAO)吸入性损伤是烧伤主要合并症,UAO 或肺间质水肿并发急性呼吸窘迫综合征(ARDS)是导致救治失败的主要原因之一。咽喉部的特殊解剖结构使得它在上呼吸道梗阻的发生中占有特殊的地位。无论热力损伤还是化学损伤,咽喉部损伤都往往较其他部位严重得多;同时,咽喉部本身就是上呼吸道最狭窄也理所当然最容易导致 UAO 的部位。2011～2015 年,*Burns* 杂志连续发表了 5 篇咽喉部烧伤的研究论著。研究通过动物模型证实了咽喉部能对热量有明显的截留作用,阐明了不同程度喉烧伤的形态和病理学变化,并通过对 443 例吸入性损伤患者的大样本回顾性分析证实了喉烧伤诊断标准和以喉烧伤为基础的气管切开标准的科学性[2]。根据研究,喉烧伤可以分为充血型、水肿型、阻塞型 3 种类型。对于阻塞型喉烧伤和达到如下标准的水肿型喉烧伤,应立即行气管切开:①喉咽腔水疱超越声门边缘,覆盖声门超过 1/3;②会厌活动受限,呼吸、发音时仍遮挡声门达 1/2;③声带开合受限,呼吸时声带张开角度<15°(测量两声带延长线夹角)。具备以上任何一条均须行气管切开术。喉烧伤诊断标准和以喉烧伤为基础的气管切开标准的确定,使得医生决策时有了客观量化的临床指标,有助于医生及时做出气管切开的决策,减轻了临床观察的压力和风险。

(二)拯救脓毒症运动:严重脓毒症和感染性休克治疗国际指南(2012 年)发布

2002 年,多位世界知名专家共同发表了巴塞罗那宣言,倡议开展全球拯救全身性感染运动(surviving sepsis campaign)。2004 年,拯救全身性感染运动发布了严重全身性感染与感染性休克的治疗指南,并于 2008 年进行了第一次修订。近年来,随着临床和基础研究的不断深入,有关严重全身性感染与感染性休克的诊断与治疗也取得了新的进展。鉴于此,指南委员会于 2012 年再次对指南进行了更新[3]。与 2008 年指南相比,2012 年指南具有更加广泛的代表性:指南委员会由 69 位全球知名专家组成,共引用 636 篇参考文献,且得到了 29 个国际学术组织的共同签署。另一方面,2012 年指南也对全身性感染与感染性休克诊治的某些关键措施提出了重要的修改意见。

感染、休克、吸入性损伤是大面积烧伤患者最主要的死亡原因,而感染排在首位。严重脓毒症和感染性休克是大面积烧伤救治中常见的情况,这个指南虽然并非针对烧伤患者制定,但对文中烧伤的救治有极大的指导作用。

指南结合近几年的研究成果,尤其是几个大样本的随机对照双盲研究成果,对以往的很多观点进行了更新。在新一版的指南中,明确推荐以去甲肾上腺素作为感染性休克首选的血管活性药物,不再建议强化血糖控制,建议在感染性休克复苏中加用白蛋白,建议不应用羟乙基淀粉进行复苏。这些建议均基于大样本的随机对照研究,大面积危重烧伤患者的救治中的一些传统观念将因此改变。

(三) 降钙素原(PCT)在烧伤治疗和预后判断中的应用

烧伤患者的感染并发症死亡率依然很高。早期诊断和合理应用抗生素可提高重症烧伤患者的生存率。烧伤患者存在慢性的全身炎症,并表现出非特异的全身炎症反应综合征,传统的实验室检查和诊断标准对全身炎症反应综合征(SIRS)和脓毒症的诊断缺乏精确性,有时会有误导。美国烧伤协会(ABA)的共识,关于脓毒症的专门指南诊断标准有体温、心率、呼吸频率,以及血小板减少症、胰岛素抵抗、食物不耐受、需要液体量增加和其他临床指征作为炎症和感染标志。除了这些临床征象,需要一个可反应感染和抗菌药物的治疗反应的指标。

PCT 现被常规用于重患者细菌感染的确认,也被用于烧伤患者感染并发症的检测。PCT 还被用于评估抗生素治疗的有效性。临床试验证明 PCT 水平可用于指导抗生素的减量。但是 PCT 用于评估烧伤 ICU 患者对抗生素治疗有效性之前未见报道。PCT 用于烧伤局部感染并发症的治疗指导和不同感染微生物类别(G+和 G-)的 PCT 水平也未见报道。

2012 年 *Burns* 发表的一个大样本前瞻性研究对上述问题给出了相对明确的结论[4]。研究发现:烧伤患者的降钙素原最大值水平有预测预后意义;PCT 可以用来作为 ICU 期间伴有或不伴有菌血症的感染合并症的诊断指标,每日连续测量 PCT 或许对监测烧伤 ICU 患者抗生素治疗的有效性有意义。

(四) 水动力清创系统(水刀)在烧伤创面治疗中的应用

及时封闭烧伤创面是烧伤患者得以痊愈的基础,而彻底的清创是封闭创面的前提。最理想的清创方法应该是一方面彻底清除坏死组织,另一方面又能够尽最大可能保留有活力的组织。由于创面坏死组织和有活力组织往往混杂在一起,以往传统的清创手段包括切痂和削痂都难以精确区分坏死组织和有活力组织。水刀是利用高速水流的切割作用清除创面坏死组织,最早的水刀外科系统在 1997 年即应用于临床,但在烧伤科始终未能广泛使用。2011 年,新型的 Versajet II 水刀系统投入临床应用。该水刀系统操作简便,能在清除坏死组织的同时最大程度的保存有活力的真皮组织,减轻手术损伤,减少感染风险,为创面封闭提供良好的条件。由于较传统的清创方式有明显优势,近 3 年来该技术在国际上快速普及。大量的研究成果证实[5]:水刀清创系统能保留更多的健康真皮组织,能缩短手术时间,减少术中出血。

(五) 体外膜肺氧合(ECMO)在烧伤救治中的应用

体外膜肺氧合(extracorporeal membrane oxygenation,ECMO),又称叶克膜或人工肺,是一种将静脉血从体内引流到体外,再经氧合器(人工肺)氧合后由驱动泵(人工心)将血液泵入体内的中短期心肺支持技术,通过对循环呼吸功能较长时间的有效辅助为心肺功能的恢复赢得时间。ECMO 是一种新兴的治疗方法,对心肺功能衰竭患者有较好的治疗效果,目前全球已有数百所医院成立了 ECMO 中心。ECMO 期间,肺脏得到休息,肺内各组织细胞有一个修复恢复的机会,这在机械通气中是不能达到的。近年来一些报道显示,ECMO 治疗某些疾病尤其 ARDS 的存活率显著提高,并发症发生率也明显降低。考虑到这些疾病开始治疗时的严重程度,ECMO疗法对危重肺部病变患者有独特的好处和显著意义。

吸入性损伤是烧伤患者三大死亡原因之一,由于吸入性损伤和严重感染,大面积烧伤患者常出现严重ARDS,部分患者以常规呼吸通气方式难以纠正。对于这种严重ARDS患者,ECMO的使用有可能延长患者生命,为患者的救治争取更多的时间。近年来,一些烧伤科室开始尝试将ECMO用于严重吸入性损伤和ARDS的治疗[6]。

遗憾的是,虽然有些尝试显示了积极的成果,但由于目前报道的患者数量有限,尚难以得出明确的结论。ECMO能否提高危重烧伤患者的生存率,依据目前资料尚无定论。需要进一步的观察研究。但是,这一技术使得以往束手无策的极重度吸入性损伤患者的救治,出现了一丝曙光。

三、国内最新研究进展

(一)烧伤休克期补液等研究进展

通过深入研究烧伤早期微血管渗漏的发生机制,发展“主动减漏防休克”的治疗策略或许是今后提高烧伤复苏效果,解决各种烧伤复苏并发症的最终希望所在。而复苏过程中的有效监测技术对指导烧伤复苏治疗具有积极意义。如何在保障监测效果的同时减少患者痛苦,节约经济支出,简化操作流程,有可能成为今后液体复苏监测方式的发展方向[7]。

临床决策支持系统(CDSS)是指在对疾病诊断和治疗过程中相关指标进行数学建模的基础上,利用计算机软件实现临床互动的决策系统。该系统是医学人工智能领域的一个重要方向,能帮助医师和相关人员分析问题并进行辅助决策。对于烧伤休克期复苏,应用具有专家技能和知识的自动化决策系统进行辅助治疗变得越来越重要。目前现有的基于单输入参数的自动化决策系统和基于线性模型的液体复苏方案,尚无法满足临床治疗的个体化和科学化要求,需要完成由单一的监测指标调控补液过渡到综合体循环、微循环和氧代谢的相关指标指导复苏的转变,相关研究值得进一步多学科协作和深入探讨。

(二)吸入性损伤研究进展

基础研究发现,在光气吸入所致的肺损伤过程中,MAPK信号转导通路被激活,其中JNK、p38通路参与肺损伤的发生,且与p-JNK和p-p38调控MMP-9的表达,进而调节炎症反应有关。犬的吸入性损伤模型研究发现喉部以上(喉前庭以上)对中、低温度干热气体的热量能较好截留,其对喉部以下的呼吸道起到有效保护作用;对较高温度干热气体的热量截留作用不明显。该动物模型制作简单,稳定性及重复性较好,对于研究上呼吸道损伤(鼻腔除外)有一定实用意义。

(三) 烧伤脓毒症相关研究进展

随着对脓毒症发病机制的认识不断深入、脓毒症诊断标准不断完善、《严重脓毒症和脓毒性体克治疗指南》的颁布和更新、烧伤治疗技术水平的提高和新治疗理念的普及,烧伤脓毒症的发病率和病死率均有所下降。但同时应注意,严重脓毒症及其继发的多器官功能障碍综合征(MODS)仍是严重烧伤死亡的主要原因,脓毒症的发病机制远未阐明,烧伤脓毒症的诊断标准仍有待进一步完善。研究表明,机体对入侵病原微生物引起的过度炎症反应导致的组织器官损害远超过病原微生物本身,因此如何控制过度炎症反应仍是脓毒症治疗的主要方向[8]。

烧伤后血小板减少症持续时间能反映机体动态的病理、生理变化,是严重烧伤患者并发脓毒症的重要危险因素之一,对烧伤脓毒症的预测具有潜在临床应用价值。血清 PCT 值可作为烧伤脓毒症患者预后判断指标,指导临床合理应用抗生素,为后期治疗提供依据,降低患者病死率。血清 IL-6、IL-10 含量在烧伤脓毒症发病机制中均起重要作用。

RM-2 能明显抑制 JAK 分子磷酸化,继而抑制 JAK/STAT 信号通路的活化,减少下游相关细胞因子的表达。有效防止严重感染时炎症反应的级联反应。针对脓毒症中导致神经内分泌功能失调的致病因子进行干预,可能是脓毒症治疗的有效策略。最理想的策略是开发同时作用于中枢神经系统和外周免疫系统的药物,一方面减轻机体高代谢和失控性炎症反应,另一方面可防止脓毒症性脑病,改善预后[9]。

常规治疗基础上联合血液净化治疗,能有效改善脏器功能,纠正内环境紊乱,减轻炎症反应,该方法是治疗烧伤脓毒症的重要措施之一[10]。

(四) 烧伤营养研究进展

烧伤临床营养经过 40 多年的发展,营养制剂、营养方式不断进步完善,其理念也不断更新,从早年的"当患者需要营养支持时,首选中心静脉营养",到后来的"当肠道有功能且能安全使用时,使用它",直至发展到目前的"应用全营养支持,首选肠内营养,必要时肠内与肠外营养联合使用",以发挥肠外、肠内营养各自的优势,使患者受益。

肉碱的研究发现:肉碱水平在正常值范围时不会影响血脂的代谢,脂肪酸氧化功能不受影响。研究显示烧伤患者伤后短期内(2 周)未出现肉碱和游离肉碱缺乏,因此不必补充外源性肉碱,但缺乏长期研究,需要进一步研究。

(五) 电烧伤的研究进展

多层螺旋 CT 血管成像(MSCTA)技术因为简便、无创、安全,常用于临床患者血管相关性损害的诊断。MSCTA 对电烧伤肢体较大血管损害的诊断价值已经得到临床验证。

基础研究发现低分子量肝素(LMWH)用于电烧伤大鼠,结果显示能减轻损伤组织内的血管栓塞程度,下调 TNF-α 及内皮素 1 水平,提示 LMWH 在电烧伤血管损伤及炎症反应的治疗中可能具有临床应用价值,值得进一步深入研究。血细胞流变行为异常是微循环血流动力学紊乱的重要变化之一,而血小板及白细胞聚集黏附则是血细胞流变行为异常的重要表现形式,在电烧伤微循环障碍发生发展过程中起主要作用。PTX 能抑制白细胞聚集黏附,改善电烧伤后微循环障碍。

(六) 负压吸引技术治疗烧伤创面的进展

负压吸引技术改善伤口愈合已被公认,负压吸引技术在浅度烧伤创面早期、感染创面、毁损性创面及腔隙性创面等的修复中较传统的换药方法展现出较大的优越性。大面积烧伤后期 MRSA 感染难愈创面应用负压封闭吸引技术(VSD)治疗,由于敷料中的负压环境,可以使创面分泌物持续不断地引流渗透至敷料,阻断细菌向创面内侵袭,能够减少局部细菌数量,减轻感染程度,提高植皮成活率,达到促进创面愈合的目的。延长 VSD 使用时间,可以巩固加强上述治疗作用。复合皮片移植结合 VSD 技术,使植皮区创面渗出物能通过皮片间隙或皮片边缘被 VSD 海绵及时有效引流清除,从而避免皮下积液致皮片坏死和感染。负压作用有效地使皮片紧贴创面,特别是使刃厚皮片紧贴异体真皮网眼处的创面基底,防止皮片移动,有利于皮片成活。

(七) 生物材料的研究进展

理想的组织工程皮肤替代物应具备满意的物理性能、完整的支架结构、可靠的生物学安全性、较低的细胞毒性及良好的组织相容性。同时要求能模拟正常真皮组织的代谢过程及对损伤修复过程的调控作用,诱导自体 Fb、血管内皮细胞按照应有的组织学方式长入,指导 Fb 正确合成新的 ECM,构成新的自体真皮,最终取代组织工程皮肤,充分发挥皮肤功能。由此设想,在脱细胞真皮支架中引入无定形基质成分,修饰保护胶原纤维可能提高脱细胞真皮对胶原酶的耐受性,并改善 ADM 生理功能,实现结构及功能的仿生化。ADM 生物活性期长,利于创面愈合。ADM 清除真皮内的人类主要组织相容性复合体 Ⅱ 类分子阳性细胞如 KC、朗格汉斯细胞、微血管内皮细胞和 Fb 等,从而减轻了移植的急性期排斥反应,真皮支架能长期保留在体内。应用脱细胞猪皮与微粒皮联合移植治疗大面积烧伤获得成功,使 ADM 成为替代异体皮作为微粒皮移植承载物的首选生物敷料[11]。

(八) 干细胞、冷沉淀及富血小板血浆的研究进展

骨髓间充质干细胞(BMSC)具有来源丰富、分离培养简单、易于体外扩充增殖

的优点,并且行自体移植时克服了免疫排斥反应,避免了伦理学争议,因此具有重要的实验研究和临床应用前景,特别在细胞治疗、基因治疗、组织工程学方面具有重要意义[12]。应用冷沉淀物治疗烧伤后残余创面,可明显改善创面情况,加快创面愈合速度,缩短创面愈合时间。但由于冷沉淀物属于血液制品,使用安全性有待进一步探讨[13]。

富血小板血浆(PRP)在创面愈合及组织修复中具有的优势:来源于自身,避免免疫排斥和疾病传播;比例合理,各种生长因子能达到最佳协同作用;制备简便,可在机器调控下快速提取;到目前为止尚未见PRP对人体的不良作用。虽然有学者对PRP在烧伤治疗领域中的作用机制仍持怀疑态度,但不可否认的是,许多基础研究及临床试验均证明它在创面修复和组织生长方面具有积极作用。随着研究的进一步深入及制备技术的进一步改善,相信PRP在烧伤治疗中的应用前景会更广阔[14]。

(九) 烧伤康复研究进展

患者入院后应尽早制订个体化的康复计划并及时实施,依据烧伤的严重程度,应用多种康复方法综合治疗,康复治疗的发展趋势包括建立烧伤康复治疗中心体系,应用新技术新设备,推动烧伤康复的发展。强化儿童烧伤康复工作刻不容缓。国内烧伤康复技术迅速发展,由此涌现了一些新的理念与新技术,康复评定包括电子化评定,等速肌力测试。治疗技术包括智能运动训练治疗系统,虚拟现实技术,康复机器人。康复治疗系统包括FIT康复治疗系统,远程康复系统。

(十) 瘢痕研究进展

1. 激光治疗瘢痕及色素沉着的进展

点阵激光疗法是选择性光热分解疗法的延伸,以程序控制激光光束照射皮肤,产生特定的分布均匀的热损伤带,照射区域不相互重叠,可以保留正常皮肤且保证组织快速愈合,具有微创、治疗效果明显、不良反应小、恢复时间短等优势。皮组织热损伤后,可持续表达热休克蛋白,刺激周围胶原增生及结构重建,进而达到重塑组织治疗瘢痕的目的 。

优化脉冲强光直接有效地对瘢痕组织中异常增生的毛细血管发挥作用,使血管萎缩或闭塞,阻断瘢痕的血供,从而达到防止或抑制瘢痕增生的目的。同时强脉冲光作用于皮肤组织产生生物刺激作用,使深部瘢痕组织排列紊乱的胶原纤维和弹力纤维重新排列,恢复皮肤弹性,促进整体表皮外观的平整化。优化脉冲强光采用的是选择性光热解原理,光子能量被色素团选择性地优先吸收,在不破坏正常皮肤的前提下,通过光热作用将色素团破坏,达到治疗色素沉着的目的。早期坚持疗程治疗可取得理想疗效,临床应用价值较大。

2. 瘢痕基础研究的进展

近年来许多学者分别从基因水平对瘢痕形成的机制进行了深入的研究。

(十一) 对于烧伤患者心理的研究进展

首先对烧伤患者心理状态快速评估指标体系(fast assessment index system, FAIS)的建立及评价方法。FAIS 包括客观环境评估指标(circumstance evaluation index,CEI)和身心反应评估指标(reaction evaluation index,REI)。主要用于判断患者存在心理问题的概率和严重程度,指标值越大,风险越大。与其他量表相比 CEI 计算简单,不依赖与患者的配合情况,能够较快地对其心理状况进行评估。REI 主要通过护理人员的工作经验来判断,其分类和分级的主观性较大,且是一个动态变化过程,需要在整个治疗过程中随时观察,不断更新。研究采用 FAIS 对患者进行快速心理评估,结果显示患者 CEI 大于 0.60 者出现心理问题的概率和程度都有所增加。且 CEI 值较大的患者通常 REI 值也较高。根据这一评估结果,有针对性地及早对患者进行全方位心理治疗和辅导。其心理状况得以不同程度好转,积极配合治疗,最终大部分治愈。FAIS 不依赖与患者的配合情况,结合客观环境因素和护理人员工作经验进行评估,更加快速准确、简单 易行、操作性强[15]。

(十二) 转化医学及再生医学在烧伤的研究进展

1. 转化医学

转化医学的精髓是以临床需求为核心,从临床实践中寻找和发现问题,提出科学假说或治疗预案,再通过实验予以论证。目前的研究进展,一方面为生命科学研究带来了前所未有的深度和广度;另一方面却使基础研究和临床研究的距离增大。由于生命科学研究的成果没有被及时应用到临床,没有真正体现生命科学研究的价值,所以在这种背景下,致力于填补基础研究与临床研究鸿沟和打破其屏障的转化医学(translational medicine)应运而生。转化医学不仅重视机制研究,更关注干预措施的研究,将这些成果尽快应用于临床治疗。转化医学在烧伤方面起到的作用:认识到休克引起的缺血缺氧普遍存在,提出了有效的治疗措施;认识到烧伤感染/脓毒症是 MODS 重要诱因,提出诊断与综合防治策略;认识到吸入性损伤是早期损害的重要因素,研究提出了新的治疗理念;认识到再生医学与组织工程是创面修复的重要手段,取得了一批成果,认识到烧伤高代谢贯穿整个病程,提出了有效的调理措施,认识到康复必须尽早开始。形成了早期救治与康复一体化的治疗模式[16]。

2. 再生医学

就烧伤创面和被烧伤因素直接毁损的组织器官而言,利用再生医学的理论和方法,可研发促进烧伤创面愈合和提高组织再生能力的生物材料和技术;就缺血缺氧、感染和炎症等引起的脏器组织细胞损伤和功能障碍而言,除了应用外源性干细胞等修复损伤的组织细胞外,利用再生医学的理论和方法减少脏器组织细胞死亡。促进尚未死亡的受损脏器组织细胞结构修复和功能再生,也有望为防治严重烧伤脏器并发症提供有效手段。

中国再生医学的快速发展及其相关成果已经在烧伤救治与康复领域得以应用。从激活内源性干细胞减轻早期器官损伤,到烧伤创面覆盖物组织工程皮肤的研发和应用及损伤组织的替代,如 TET、神经和组织工程角膜等,再到烧伤患者愈合后生活质量的提高,如汗腺、毛囊的再生等,都体现了再生医学成果正在逐步改变烧伤患者救治的命运。

四、北京最新研究进展

(一) 肠道黏膜屏障的研究

肠内输入高渗盐糖溶液对严重烧伤犬肠黏膜屏障及脏器功能的影响的研究提示:肠内补充高渗电解质葡萄糖液(HEGS)进行烧伤后休克复苏,心、肝、肾等脏器未明显受损。采用 HEGS 进行液体复苏时,Na^+ 浓度越高,肠黏膜对 Na^+ 吸收越快;但浓度不能无限制提高,否则会造成肠黏膜细胞脱水,肠壁缺血坏死。此外,随着烧伤面积的增大,肠道血流量进一步降低,肠黏膜缺血缺氧进一步加重,是否仍能很好地吸收 HEGS,需要继续研究。

(二) 烧伤麻醉的研究

烧伤麻醉发现,应用 Narcotrend 监护仪对重度烧伤手术麻醉深度进行监测,麻醉维持过程中盐酸瑞芬太尼和二异丙酚靶控浓度明显降低,患者从停药至呼之睁眼和定向力恢复的时间明显缩短。由此可见,应用 Narcotrend 监护仪可有效避免患者苏醒时间延长、缺氧、呼吸抑制、误吸等不良事件的发生[17]。

(三) 生物敷料的研究

相关研究发现导入透明质酸后猪 ADM(SADM-HA) 的刺激性及致敏性方面安全可靠,具有较广阔的临床应用前景。在脱细胞真皮支架中引入无定形基质成分,修饰保护胶原纤维,可能提高脱细胞真皮对胶原酶的耐受性,并改善 ADM 生理功能,实现结构及功能的仿生化。

（四）基础研究

基础研究方面发现：凝溶胶蛋白水平可作为早期预测严重烧伤患者并发脓毒症或死亡的独立指标。近年来对间充质干细胞（MSC）的深入研究证实，MSC可以加速慢性难愈性创面和放射性烧伤创面的愈合，并且在创面愈合的3个时期发挥不同的调控作用[18]。

（沈余明　覃凤均　宁方刚　田　彭）

参 考 文 献

1　Peck M，Pressman MA. The correlation between burn mortality rates from fire and flame and economic status of countries. Burns，2013，39（6）：1054-1059.

2　Fang-Gang N，Yang C，Yu-Xuan Q，et al. Laryngeal morphologic changes and epidemiology in patients with inhalation injury：A retrospective study. Burns. pii：S0305-4179（15）00041-8. doi：10. 1016/j. burns，2015，02. 003.

3　Dellinger RP，Levy MM，Rhodes A. et al. Surviving Sepsis Campaign：international guidelines for management of severe sepsis and septic shock，2012. Intensive Care Medicine，2013，165-228.

4　Lavrentieva A，Papadopoulou S，Kioumis，et al. PCT as a diagnostic and prognostic tool in burn patients. Whether time course has a role in monitoring sepsis treatment. Burns，2012，38（3）：356-363.

5　Hyland EJ，D'Cruz R，Menon S，et al. Burns. Prospective，randomised controlled trial comparing Versajet[tm] hydrosurgery and conventional debridement ofpartial thickness paediatric. burns，2015，41（4）：700-707.

6　Asmussen S，Maybauer DM，Fraser J，etal. Extracorporeal membrane oxygenation in burn and smoke inhalation injury. Burns，2013，39（3）：429-435.

7　余水秀，王仙园，张家平，等. 烧伤液体复苏及其监测研究进展. 中华烧伤杂志，2013，29（6）：554-557.

8　柴家科. 烧伤脓毒症诊断与综合防治策略. 中华烧伤杂志，2013，29（2）：105-107.

9　刘潇，任辉，彭代智. 脓毒症早期细菌核酸分子诊断的研究进展. 中华烧伤杂志，2013，29（2）：166-169.

10　胡高中，彭毅志，王凡，等. 血液净化对烧伤脓毒症患者的作用. 中华烧伤杂志，2014，30（3）：213-218.

11　刘达恩，朱绍般，农庆文，等. 微型皮加异种脱细胞真皮基质修复大面积深度烧伤的临床观察. 中华烧伤杂志，2012，28（3）：223-224.

12　郭璇，吕仁荣，霍然. 骨髓间充质干细胞治疗烧伤创面研究进展. 中华烧伤杂志，2011，27（1）：78-80.

13　林莉，霍然，吕仁荣，等. 冷沉淀物治疗烧伤后残余创面的临床观察，中华烧伤杂志，2012，28（2）：145-146.

14　陈文，郑健生. 富血小板血浆在烧伤治疗中的研究进展. 中华烧伤杂志，2012，28（4）：288-290.

15　祝红娟，王淑君. 烧伤患者心理状态快速评估指标体系的建立，中华烧伤杂志，2011，27（4）：302-303.

16　黄跃生，盛志勇. 转化医学理念促进我国烧伤医学的发展. 中华烧伤杂志，2013，29（2）：97-100.

17　郭正纲，王晓燕，吕绪磊，等. 切痂植皮术中应用Narcotrend监护仪监测盐酸瑞芬太尼复合二异丙酚靶控输注麻醉深度的临床观察. 中华烧伤杂志，2012，28（3）：178-182.

18　刘玲英，柴家科，郁永辉，等. 间充质干细胞在创面愈合中的作用研究进展. 中华烧伤杂志，2014，30（2）：134-136.

第5章 阿尔茨海默病领域国内外研究进展

一、最新流行概况

随着人口老龄化的发展,作为全球人口第一大国,我国已经进入了不可逆转的老龄化社会。据 2010 年第六次人口普查数据显示,我国大陆 31 个省、自治区、直辖市和现役军人人口中,60 岁及以上人口为 177 648 705,占 13.26%,其中 65 岁及以上人口为 118 831 709,占 8.87%[1]。这次普查还显示,60 岁及以上人口比 2000 年上升 1.91 个百分点。

对于中国轻度认知障碍(mild cognitive impairment,MCI)的人群进行调查,所获得的患病率数据在 5% ~ 36% 内不等[2,3]。这些研究对 MCI 诊断标准、调查方法、样本量、认知检查的工具选择等方面存在差异,因此研究结果并不一致。

2011 年,刘宁等通过对阿尔茨海默病近 10 年来文献资料系统查阅,总结目前国内外现有的阿尔茨海默病流行病学研究概况,得出结论阿尔茨海默病患病率在 5% 左右[4]。2012 年,雷婷等[5]采用 Meta 分析评价 2000 ~ 2012 年中国 60 岁及以上老年人群痴呆患病率状况。该研究显示,我国 60 岁及以上人口的痴呆患病率为 4.8%(95% CI,3.7% ~ 6.0%)。其中,阿尔茨海默病患病率为 3.3%,高于血管性痴呆患病率的 0.9%。2012 年,有报道显示,我国 60 岁及以上的人群中,阿尔茨海默病患病率为 1.9%,血管性痴呆患病率为 0.9%,痴呆总体的患病率为 3.0%。现有的研究发现阿尔茨海默病占痴呆总数的 62.8%,血管性痴呆占痴呆总数的 30.9%[6]。2014 年,贾建平等的研究提示,MCI 的患病率为 20.8%(95% CI,5.20% ~ 21.6%)[7]。并且在年龄大于等于 65 岁人群中,痴呆、阿尔茨海默病和血管性痴呆的患病率分别为 5.14%(95% CI,4.71% ~ 5.57%)、3.21%(95% CI,2.87% ~ 3.55%)和 1.50%(95% CI,1.26% ~ 1.74%)[8]。

综上可知,我国老年期痴呆患病率约为 5%,其中以阿尔茨海默病和血管性痴呆最为常见,其患病率分别约为 3% 和 1%,约占老年期痴呆的 65% 和 30%。因此可以推测,我国总共有超过 600 万痴呆患者,而轻度认知障碍的患者人数则远远不止如此。

二、国际最新研究进展

(一) 2014 年阿尔茨海默病神经影像计划更新

第一阶段阿尔茨海默病神经影像计划(Alzheimer's Disease Neuroimaging Initia-tive-1,ADNI-1)始于 2004 年,招募了 400 名轻度认知障碍患者,200 名早期阿尔茨海默病患者和 200 名正常老年人。ADNI-1 阶段结束后,在美国国立卫生研究院(NIH)GO 基金(Grand Opportunities)资助下,ADNI 又继续进行了 2 年的研究。第二阶段阿尔茨海默病神经影像学计划(ADNI-2)又增加招募了 550 名受试者,且此项研究将持续到 2015 年。Weiner MW 等[9]总结了 ADNI 上截至 2013 年底发表的有关文章,得出的成果:①发展了早期检测阿尔茨海默病的方法,如脑脊液生物学标志物 β 淀粉样蛋白 1-42(Aβ1-42 和 tau 蛋白)、淀粉样蛋白 PET 显像 (在极轻症状或无症状受试者中发现阿尔茨海默病的病理改变),这些标志均被推荐为阿尔茨海默病临床前期的诊断方法。②在多所医疗中心建立了临床、MRI、PET 和脑脊液联合的标准检查方案。③验证了多中心开展淀粉样蛋白 PET 显像的可行性和应用价值,对早期阿尔茨海默病的临床度量和早期诊断具有重要意义。④获得了一些未曾预料到的观察结果,如在部分正常受试者脑组织中发现 Aβ 沉积,可能是阿尔茨海默病病理改变相关认知损害和痴呆的高危因素。⑤获得了一些新发现,例如,哪个部分海马结构异常更易进展为阿尔茨海默病? 将有助于检测疾病进展和判断潜在治疗效果。⑥促进了全球范围内学校、政府和工业机构研究者在阿尔茨海默病研究领域的合作,创建了数据开放平台,目前有数千人在应用 ADNI 数据,发表了逾 350 篇相关论文。⑦通过在亚洲、欧洲和大洋洲建立类似 ADNI 的区域机构,大力推动了阿尔茨海默病研究的全球影响力[10]。

(二) 联合应用胆碱酯酶抑制剂和美金刚治疗中、重度阿尔茨海默病已列入指南

2015 年 3 月,欧洲神经科学协会联盟(EFNS)发布了关于同时应用胆碱酯酶抑制剂和美金刚治疗中、重度阿尔茨海默病指南。指南系统性回顾及荟萃分析了 *ALOIS* 上发表的随机对照试验。汇总数据表明,包含了 1549 位阿尔茨海默病患者的 4 个试验中,联合应用胆碱酯酶抑制剂和美金刚治疗中、重度阿尔茨海默病患者的临床疗效要明显优于单纯使用胆碱酯酶抑制剂。指南建议,对于治疗中、重度阿尔茨海默病患者,更佳推荐联合应用胆碱酯酶抑制剂和美金刚而非单纯使用胆碱酯酶抑制剂[11]。

（三）阿尔茨海默病传统药物治疗取得新突破

2014 年 12 月,全球仿制药巨头阿特维斯(Actavis)与合作伙伴 Adamas 制药公司近日宣布,复方新药 Namzaric 已获美国食品与药品监督管理局(FDA)批准用于正接受盐酸美金刚和盐酸多奈哌齐治疗且病情稳定的中度至重度阿尔茨海默型老年性痴呆(Alzheimer's type dementia)的治疗[12]。阿特维斯计划于今年将 Namzaric 推向市场。Namzaric 是一种每日一次的口服胶囊,由固定剂量美金刚和盐酸多奈哌齐(memantine ER/donepezil)组成,适用于目前正在服用美金刚(10mg 每日 2 次,或 28mg 缓释片每日 1 次)和盐酸多奈哌齐(10mg)的患者。此外,该胶囊可以被打开,将内容物撒在食物上,以方便可能有吞咽困难的患者。美金刚(memantine)和盐酸多奈哌齐(donepezil)联合用药,是用于中度至重度阿尔茨海默型老年性痴呆患者的一套行之有效的治疗方案。Namzaric(缓释美金刚 ER/多奈哌齐)有助于帮助减轻患者日常用药的负担,并改善患者的依从性和合规性。Namzaric 包括 2 种剂量,28mg/10mg 和 14mg/10mg,后者可用于有严重肾功能损害的患者。

（四）阿尔茨海默病新型药物疗效值得期待

近年来,美国华盛顿大学进行的一项临床药物试验在此方面有所考虑。此项研究全称为"显性遗传阿尔茨海默病网-药物试验单元"(the Dominantly Inherited Alzheimer's Network Trials Unit,DIAN-TU)[13],是一项随机、双盲、安慰剂对照、多中心的 Ⅱ/Ⅲ 期药物临床试验。其以单克隆抗体 Gantenerumab 和 Solanezumab 为试验药物,对家族成员中存在 PSEN1,PSEN2,APP 三种早发性阿尔茨海默病的显性遗传基因的个体进行为期 2 年的研究,旨在研究这两种药物的安全性、耐受性和有效性,同时观察受试者脑脊液中 Aβ 的含量变化情况。受试者均为无症状个体或轻度痴呆(CDR=0.5~1),且处于年龄在"家族中阿尔茨海默病患者发病年龄−15 岁,家族中阿尔茨海默病患者发病年龄+10 岁"这一阶段内。DIAN-TU 成立于 2012 年 12 月,截止到 2014 年 9 月,该研究已经涵括了近 200 位突变基因携带者。目前,此项研究正在大力开展之中,并且在 2015 年,中国也将作为一个新的试点国家,有更多的人参与其中。除此之外,2013 年开展的一项哥伦比亚的 crenezumab 药物临床试验[14]同样也针对了阿尔茨海默病临床前期人群(含有 PSEN1 E280A 基因突变),检测受试者脑脊液 Aβ 水平变化情况。

这两项研究对无症状或仅有轻微症状的阿尔茨海默病基因携带者进行极早期干预,避免了受试者脑中大量不可逆的 Aβ 沉积对药物疗效造成的影响。

研究人员一项新的研究揭示了阿尔茨海默病与早期大脑 DNA 甲基化改变的相关性。DNA 甲基化是 DNA 构建模块的生化改变,它是一个标记,表明在给定的人类基因组区域中 DNA 是否开放和具有生物活性。

（五）大规模全体表观基因组联合研究提示 DNA 或影响阿尔茨海默病

2014 年，De Jager PL 等[15]进行了一项大规模全体表观基因组联合研究（epigenome-wide association studies，EWAS）。研究人员分析了 708 个捐赠的大脑样品，他们发现大脑甲基化水平与阿尔茨海默病在 7 415 848 个 CpG 标记分析中的 71 个标记一一对应（这是一对包含胞嘧啶、鸟嘌呤核苷酸组成的 DNA 构建块，它们彼此相邻）。这 71 个标记在 ANK1 和 RHBDF2 基因中被发现，阿尔茨海默病在 ABCA7 和 BIN1 基因中具有易感性。进一步说，关于 CpG 的调查显示发现阿尔茨海默病大脑样本中附近基因 RNA 表达被改变，如 ANK1、CDH23、DIP2A、RHBDF2、RPL13、RNF34、SERPINF1、SERPINF2。这表明，CpG 确定基因的功能在阿尔茨海默病中已经被改变，此研究方法可以帮助更好地理解在阿尔茨海默病中环境危险因素的生物学影响和经历。研究表观基因组或者发生在 DNA 中的化学改变有绝对优势，表观基因组具有可塑性，它会隐匿一些生活事件的发生，如疾病易感性、吸烟、抑郁和更年期，这可能会影响对阿尔茨海默病和其他疾病的易感性的判断。该研究为用影响表观遗传功能的药物治疗疾病提供了线索[16]。

（六）科学家构建人类阿尔茨海默病神经细胞 3D 模型

最近来自 Massachusetts General Hospital 的研究人员在国际著名杂志 *Nature* 上发表了他们的研究结果，有望助阿尔茨海默病等疾病研究走出困境。在这项研究中，科学家们成功构建体外阿尔茨海默病疾病模型，这使得科研人员在体外观察大脑神经元中淀粉样蛋白体的积聚及淀粉样蛋白体对神经元的毒害作用成为可能。可以说这一模型有望将阿尔茨海默病的整个发病过程直接展现在科学家眼前。这项研究的作者 Rudy Tanzi 和 Doo Yeon Kim 主要是通过在凝胶介质的培养基中培养神经元细胞，从而构建了一个 3D 模型。而这些神经元中带有淀粉样前体蛋白和另一种与阿尔茨海默病相关的蛋白前体基因 presenilin 1 突变型。经过 6 周的培养，研究人员成功在这一模型中观测到明显的淀粉样蛋白体积聚直至导致神经元死亡。另一方面，研究人员也在这一过程中确定了对神经元凋亡起到重要作用的酶 GSK3-beta。当 GSK3-beta 被阻断时，淀粉样蛋白的产生受到明显抑制。科学家认为这表明 GSK3-beta 有希望成为治疗阿尔茨海默病的一个潜在分子靶点。相对于过去的小鼠模型，这一新型体外模型能够更好地展现大脑神经元发生病变的更多细节。这一研究也将对今后的阿尔茨海默病研究产生积极的影响[17-18]。

（七）血液生物标志物预测早期阿尔茨海默病取得新突破

2014 年，来自美国乔治城大学的科学家 Howard J. Federoff 等[19]在 5 年中通过对比超过 500 名 70 岁以上的受试者血液样本开发出了一种血液检测阿尔茨海默病方法,这一方法能够精确预测受试者未来 3 年患上阿尔茨海默病的可能性。这项新的试验检测了神经细胞膜的分解产物。这一分解产物包含了 10 种脂类代谢物质,其中两种对预测阿尔茨海默病具有高度特异性。该试验的研究对象均为非阿尔茨海默病和轻度认知障碍的正常人,研究人员测定了受试者血液中这 10 种脂类代谢物质的浓度。该研究结果的准确率达到了约 90%。研究人员将这一结果发表在了 *Nature Medicine* 上,并对这种检测方法进行进一步更大规模临床研究。2015 年,Howard J. Federoff 等[20]在同样领域进行了又一项研究。研究包含了两个时间点:①对 57 名阿尔茨海默病患者和 16 名额颞叶痴呆患者进行血液检测;②对其中 24 名研究起始为认知功能正常,而在 1~10 年后被诊断为阿尔茨海默病的受试者进行血液检测。研究发现,阿尔茨海默病患者血液中 T tau、P-T181-tau、P-S396-tau、Aβ1-42 水平及额颞叶痴呆患者的血液中 P-T181-tau、Aβ1-42 水平均较认知功能正常的对照组明显升高;在 24 名自身对照的阿尔茨海默病患者中,结果显示血液中的 P-T181-tau、P-S396-tau、Aβ1-42 水平均较它们认知功能正常时明显升高。该项研究说明,P-T181-tau、P-S396-tau、Aβ1-42 可能可以作为一种可靠的生物标志物,提前 10 年对认知功能正常的人群做出阿尔茨海默病诊断的预测。

三、国内最新研究进展

(一) 仿生脂蛋白纳米药物可用于延缓阿尔茨海默病的疾病进程

近日,国际著名学术期刊 *ACS Nano*(影响因子 12.06)刊登了上海交通大学医学院药理学和化学生物学系高小玲课题组最新研究成果[21]:设计并率先构建了仿生脂蛋白纳米药物,可用于降低脑内 Aβ 沉积、延缓阿尔茨海默病的疾病进程。该杂志同时刊登了国际知名纳米医学专家、以色列特拉维夫大学 Dan Peer 教授专门为此撰写的述评文章,指出这种精妙设计的结构有望为阿尔茨海默病的治疗干预提供一种全新的纳米药物。最新研究成功模拟天然高密度脂蛋白,设计并率先构建了既能通过血脑屏障又具有 Aβ 亲和特性的仿生脂蛋白纳米药物,通过介导脑内小胶质细胞、星形胶质细胞和外周肝细胞对 Aβ 的摄取和降解,有效促进了脑内 Aβ 的清除。科研人员介绍,为保护中枢稳定性,人体的脑血管内皮细胞间紧密连接形成血脑屏障,如同一道闸门,98% 以上的小分子药物和 100% 的大分子药物不能进入大脑发生作用,而该仿生纳米药物模拟了人体内的高密度脂蛋白,可顺利通过血脑屏障,作用于大脑。实验证明,该仿生纳米药物的应用大大改善了阿尔茨海默病疾病模型小鼠的认知功能。同时该纳米药物可高效载药,特别适于针对阿尔茨海默病的长期多模式治疗,具有良好的转化应用前景。

此项成果得到上海交通大学医学院陈红专教授和加拿大多伦多大学郑岗教授

的共同指导,并受到国家重大科学研究计划、国家自然科学基金和上海市科委国际合作等基金资助。科研人员表示今后将在药物作用方式、载药特性等方面做进一步研究,目前该成果已申请国家专利。

(二) 中国汉族人群 CUGBP2 和 DNMBP 基因与阿尔茨海默病有关

Yang 等[23]应用 MassARRAY iPLEX 系统对 482 名散发性阿尔茨海默病患者和813 名认知功能正常人的 CUGBP2 基因、DNMBP 基因 3 个 SNPs 位点(rs2242451,rs11190305,rs3740058)进行研究。该研究结果显示,CUGBP 基因的 rs2242451 位点基因型和等位基因频率在阿尔茨海默病患者和正常对照组中存在明显差异,且等位基因 A 可降低阿尔茨海默病患病风险。将受试对象再次分为各亚组比较后可以发现,等位基因 A 对女性受试者和非携带 ApoEε4ε4 的受试者的仍具有保护作用。DNMBP 基因的 rs3740058 和 rs11190305 位点基因型在携带 ApoEε4ε4 亚组的阿尔茨海默病患者和正常受试者中存在明显差异,但在阿尔茨海默病患病风险方面并没有显著区别。分别对 rs3740058 和 rs11190305 位点进行 Meta 分析后得出,rs11190305 位点与阿尔茨海默病具有相关性,而 rs3740058 则没有。除此之外,研究并没有发现这 3 个位点与发病年龄之间存在怎样的联系。

(三) 血浆中高水平的 ANG 和 TIMP-4 和阿尔茨海默病的发病风险相关

近来,贾建平等[24]的一项研究应用酶联免疫吸附方法(ELISA)来确定阿尔茨海默病患者血浆中哪些血管生成分子出现了异常改变,且这些改变与认知功能和阿尔茨海默病的患病风险有怎样的相关性。该研究发现,阿尔茨海默病患者的血浆中血管生成素(ANG)和基质金属蛋白酶组织抑制因子-4(TIMP-4)含量较正常对照组高。不仅如此,按病情程度分组后,病情程度重的阿尔茨海默病患者的 ANG 和 TIMP-4 水平明显高于病情程度轻的患者。在携带 ApoEε4 基因的阿尔茨海默病患者中,血浆 ANG 和 TIMP-4 水平要高于非携带患者,但这种趋势并不明显。该项这些结果表明,血浆 ANG 和 TIMP-4 水平可能可以反映认知功能障碍的严重程度,并且高水平的 ANG 和 TIMP-4 和阿尔茨海默病的发病风险相关。

(四) 我国认知药物及试剂盒专利申请数目有所上升

在专利检索与服务系统(SPIO)中,以"痴呆-药物"为关键词检索专利可获得519 条数据,其中,2005~2009 年间,有 285 项专利申请获得审批,2010~2015 年间,则有 155 项专利申请获得审批。以"痴呆-试剂盒"为关键词检索专利可获得 241条数据,其中,2005~2009 年间,有 85 项专利申请获得审批,2010~2015 年间,则有135 项专利申请获得审批。这些数据表明,有关痴呆的检测和治疗的自主研发方面,我国近 10 年来成果颇丰,学者们从不同角度出发,研究痴呆诊断的新方法和抗痴呆药物的新品种,呈现争鸣态势。

(五) 我国有关阿尔茨海默病基金项目数量明显增加且所占比例上升

以国家自然科学基金委员会网站中的科学基金网络信息系统(ISIS)作为主要资料统计来源,采用主题词检索,以"阿尔茨海默"为主题词,检索年限为 2010～2014 年,共检索与阿尔茨海默病相关的项目 490 项,占该期间内全部基金申请项目的 2.7%。其中,2010 年有阿尔茨海默病相关项目 50 项,占该年总项目数的 1.8%;2011 年有 79 项,占 2.3%;2012 年有 120 项,占 3.1%;2013 年有 118 项,占 3.0%;2014 年有 123 项,占 3.2%。面上项目 2010 年有 24 项,2011 年有 30 项,2012 年有 52 项,2013 年有 43 项,2014 年有 58 项。重点项目共有 9 项,其中,2010 年 3 项,2011 年 2 项,2012 年 1 项,2013 年 1 项,2014 年 2 项。项目分类号主要集中在 H09 神经系统及精神疾病。H09 一级类目又下设 29 个二级类目,阿尔茨海默病研究主要分布在两个方向:H0912 神经变性、再生及相关疾病和 H0902 认知障碍。这 5 年中的基金项目经费多在 30 万～70 万元,但有 15 项基金项目经费超过 200 万元。从上述内容中不难看出,近 5 年来我国国家自然科学基金在阿尔茨海默病方面投入巨大,项目数量逐步增多,尤以 2012～2014 年中最为明显,这 3 年基金项目总数达到 361 项。这 5 年中,除了 2013 年度较之前有所减少以外,2011、2012、2014 三年间基金申请项目数量均有明显增加,且阿尔茨海默病在基金申请项目总数的比例也逐年上升。

(六) 针灸疗法对阿尔茨海默病具有治疗作用

我国谷巍等[25]将 141 位阿尔茨海默病患者分为针灸治疗组和药物治疗组。他们对针灸治疗组受试者给予穴位针灸,频率为 1 次/日,6 次/周,与此同时,对药物治疗组受试者给予盐酸多奈哌齐(安理申)口服 1 片(5mg)/次,1 次/晚治疗。4 周为一个疗程,4 个疗程后分别对受试者进行简易精神状态量表(mini-mental state examination,MMSE)、日常生活能力量表(activities of daily living,ADL)、阿尔茨海默病认知评定量表(Alzheimer's disease assessment scale cognitive,ADAS-cog)和数字广度(digit span,DS)检查。检查结果显示,两组受试者治疗后 MMSE、DS 评分均高于治疗前,而 ADL 和 ADAS-cog 评分均低于治疗前,且以上分数的差异均具有显著的统计学意义($P<0.01$)。该项随机对照研究说明了针灸疗法可能通过益气、促进血液循环、调整心态等多个方面提升了阿尔茨海默病患者的整体生活功能。不仅如此,针灸疗法对阿尔茨海默病患者认知功能和生活能力的改善优于盐酸多奈哌齐。

四、北京最新研究进展

(一)BOLD 功能性磁共振成像中低频波动振幅早期诊断阿尔茨海默病生物标志物

首都医科大学宣武医院 Liang 等[26]对轻度认知功能障碍和阿尔茨海默病患者功能性磁共振成像(fMRI)中低频波动振幅(ALFF)进行了研究。该研究包括 35 位认知功能正常的老年人,24 位早期轻度认知功能障碍患者,29 位晚期轻度认知功能障碍患者和 14 位阿尔茨海默病患者。研究者获取了受试对象的静息状态 fMRI 和 3D 结构性核磁数据。该研究发现,与正常对照组相比,其他三组受试者的 ALFF 在后扣带回皮质、楔前叶、右侧舌回及丘脑等处均有所降低,这种 ALFF 降低具有线性趋势:认知功能正常的老年人>早期轻度认知功能障碍患者>晚期轻度认知功能障碍患者>阿尔茨海默病患者。而 ALFF 在右侧海马旁回有所增加,这种增加也具有线性趋势:认知功能正常的老年人<早期轻度认知功能障碍患者<晚期轻度认知功能障碍患者<阿尔茨海默病患者。不仅如此,该研究还发现,实验组中受试者脑中多个部位的 ALFF 改变与受试者的神经心理测评评分(MMSE、情感状态及老年抑郁量表)具有显著的相关性,但此种关联在正常对照组中并不存在。此项研究结果提示了 ALFF 可能作为一种潜在的阿尔茨海默病生物标志物在轻度认知功能障碍和阿尔茨海默病的早期诊断方面具有一定效果。

(二) 功能性磁共振被应用于评价中药对阿尔茨海默病的疗效

Zhang 等[27]通过 BOLD 功能性磁共振成像对苁蓉益智胶囊(CCRC)治疗遗忘型轻度认知功能障碍患者的疗效进行了评价。该研究包含的 41 位受试者来自北京市医院和当地社区,其中 16 位作为 CRCC 治疗组,12 位为安慰剂对照组,13 位未接受治疗。经过 3 个月的干预后,研究者通过神经心理学测验和 fMRI 检查评估了他们的认知功能及大脑活动度变化。该研究将 fMRI 评价与中药治疗阿尔茨海默病前期患者相结合,并得出了经过中药干预后,受试者后扣带回、额下回、舌回中执行 n-back 工作记忆任务的脑区负激活效应增加。

(三) APPswe/PS1dE9/TAU 三转基因阿尔茨海默病大鼠模型的建立

2014 年,北京协和医院张丽等[28]构建了人 PrP-hAPP695 K595N/M596L、Pr-PhPS1dE9 和 PDGF-TAU 转基因表达载体,显微注射法制备转基因大鼠。该研究运用了 PCR 法鉴定转基因首建鼠及其子代基因型,Western blot 检测转基因大鼠脑组织中人 APP、PS1 和 TAU 蛋白的表达,Morris 水迷宫检测 6 月龄三转基因大鼠学习记忆能力改变,APP、PHF-TAU 免疫组织化学染色观察三转基因大鼠脑组织 APP 及 TAU 的表达。试验得到一个同时高表达人 APP、PS1 和 TAU 三个基因的转基因大鼠品系。该转基因大鼠 6 月龄已经出现显著的行为学改变:学习记忆能力下降,病理学改变表现为过度磷酸化 TAU 增多和神经元胞质内 Aβ 表达异常增加。此项研究成功建立了 APPswe/PS1dE9/TAU 三转 AD 大鼠,可作为新一代工具动物模型用于基础医学和 AD 转化医学研究。

(四) 知觉和反应层面干扰可能作为诊断轻度认知功能障碍和阿尔茨海默病的潜在性指标

冲突处理及干扰控制能力是日常生活能力中不可分割的一部分,且随年龄增长逐渐下降,特别是阿尔茨海默病和轻度认知功能障碍患者。王盼等[29]的研究探讨了不同认知功能障碍患者的冲突解决能力有无下降,干扰效应出现的层面是否不同,ERPs 相关参数改变能否反映额叶功能改变及能否作为早期诊断认知功能下降的指标等问题。该研究采用了改良的 Eriksen Flanker 视觉刺激范式,招募了 16 位正常受试者、14 位轻度认知功能障碍患者和 7 位阿尔茨海默病患者参与本项研究。该研究结果提示了随着认知功能下降,轻度认知功能障碍和阿尔茨海默病组冲突处理及干扰控制能力下降,表现为正确率下降和反应时间延长;额叶冲突处理和干扰控制功能受到影响。且负向波 N2 在评价认知功能障碍患者的冲突处理及干扰效应方面可能较正向波 P300 更敏感;提示 P300 反映前额叶冲突信息加工及干扰控制功能损害可能并不敏感;对干扰控制进行分层提示,轻度认知功能障碍在知觉层面较认知功能正常表现更明显的干扰效应,阿尔茨海默病较轻度认知功能障碍和认知功能正常表现更显著的知觉和反应层面干扰,并可能作为诊断轻度认知功能障碍和阿尔茨海默病的潜在性指标。

(贾建平　陈硕琦　武力勇　唐　毅)

参 考 文 献

1　第六次全国人口普查主要数据发布 [EB/OL]. http://www.stats.gov.cn/ztjc/zdtjgz/zgrkpc/dlcrkpc/dcrkpcyw/201104/t20110428_69407.html,2011-04-28.

2　Nie H,Xu Y,Liu B,et al. The prevalence of mild cognitive impairment about elderly population in China:a meta-analysis. Int J Geriatr Psychiatry,2011,26:558-563.

3　Yao YH,Xu RF,Tang HD,et al. Cognitive impairment and associated factors among the elderly in the Shanghai suburb:findings from a low-education population. Neuroepidemiology,2010,34:245-252.

4　刘宁,张俊龙,郭蕾. 阿尔茨海默病流行病学现状. 辽宁中医药大学学报,2011(01):35-36.

5　雷婷,马亚娜,聂宏伟,等. 中国现阶段老年期痴呆患病率的 Meta 分析. 现代预防医学,2012,39(4):809-811,814.

6　Zhang Y Xu Y,Nie H,et al. Prevalence of dementia and major dementia subtypes in the Chinese populations:a meta-analysis of dementia prevalence surveys,1980-2010. J Clin Neurosci,2012,19(10):1333-1337.

7　Jia J, Zhou A, Wei C, et al. The prevalence of mild cognitive impairment and its etiological subtypes in elderly Chinese. Alzheimers Dement, 2014, 10(4):439-447.

8　Jia J, Wang F, Wei C, et al. The prevalence of dementia in urban and rural areas of China. Alzheimers Dement, 2014, 10(1):1-9.

9　Weiner MW, Veitch DP, Aisen PS, et al. 2014 Update of the Alzheimer's Disease Neuroimaging Initiative: A review of papers published since its inception. Alzheimers Dement, 2015, 11(6):e1-e120.

10　齐志刚, 李坤成, 王军. 为更早识别阿尔茨海默病: 阿尔茨海默病神经影像学计划简介. 中国现代神经疾病杂志, 2014(04):277-280.

11　Schmidt R, Hofer E, Bouwman FH, et al. EFNS-ENS/EAN Guideline on concomitant use of cholinesterase inhibitors and memantine in moderate to severe Alzheimer's disease. Eur J Neurol, 2015, 22(6):889-898.

12　FDA 批准阿特维斯 Namzaric 治疗阿尔茨海默氏型老年痴呆[EB/OL]. http://news. bioon. com/article/6664068. html, 2014-12-25.

13　Dominantly Inherited Alzheimer Network TRIALS UNIT: Current Trails[EB/OL]. http://dian-tu. wustl. edu/en/current-trials/.

14　New Frontier: Developing Outcome Measures for Pre-dementia Trials[EB/OL]. http://www. alzforum. org/webinars/new-frontier-developing-outcome-measures-pre-dementia-trials, 2013-02-28.

15　De Jager PL, Srivastava G, Lunnon K, et al. Alzheimer's disease: early alterations in brain DNA methylation at ANK1, BIN1, RHBDF2 and other loci. Nat Neurosci, 2014, 17(9):1156-1163.

16　Nat Neurosci: DNA 或影响阿尔茨海默症[EB/OL]. http://news. bioon. com/article/6657320. html, 2014-08-20.

17　Choi SH, Kim YH, Hebisch M, et al. A three-dimensional human neural cell culture model of Alzheimer's disease. Nature, 2014, 515(7526):274-278.

18　Nature: 科学家构建人类阿尔茨海默症神经细胞 3D 模型[EB/OL]. http://news. bioon. com/article/6660399. html, 2014-10-20.

19　Fiandaca MS, Mapstone ME, Cheema AK, et al. The critical need for defining preclinical biomarkers in Alzheimer's disease. Alzheimer's Dement, 2014, 10(3 Suppl):S196-212.

20　Fiandaca MS, Kapoqiannis D, Mapstone M, et al. Identification of preclinical Alzheimer's disease by a profile of pathogenic proteins in neurally derived blood exosomes: A case-control study. Alzheimers Dement, 2015, 11(6):600-607.

21　Song Q, Huang N, Yao L, et al. Lipoprotein-based nanoparticles rescue the memory loss of mice with Alzheimer's disease by accelerating the clearance of amyloid-beta. ACS Nano, 2014, 8(3):2345-2359.

22　上海交大在阿尔兹海默病的治疗干预方面取得研究新进展[EB/OL]. http://www. acabridge. cn/research_12615/20140403/t20140403_1094197. shtml, 2014-04-03.

23　Yang P, Xu M, Liu Z, et al. Genetic association of CUGBP2 and DNMBP with Alzheimer's disease in the Chinese Han population. Curr Alzheimer Res, 2015, 12(3):228-232.

24　Qin W, Jia X, Wang F, et al. Elevated plasma angiogenesis factors in Alzheimer's disease. J Alzheimers Dis, 2015, 45(1):245-252.

25　谷巍, 金晓仙, 张燕军, 等. 针刺治疗阿尔茨海默病临床观察. 中国针灸, 2014(12):1156-1160.

26　Liang, P Xiang J, Liang H, et al. Altered amplitude of low-frequency fluctuations in early and late mild cognitive impairment and Alzheimer's disease. Curr Alzheimer Res, 2014, 11(4):389-398.

27　Zhang Wang Z, Xu SJ, et al., The effects of CCRC on cognition and brain activity in aMCI patients: a pilot placebo controlled BOLD fMRI study. Curr Alzheimer Res, 2014, 11(5):484-493.

28　张丽, 陈炜, 张旭, 等. APPswe/PS1dE9/TAU 三转基因阿尔茨海默病大鼠模型的建立. 中国比较医学杂志,2014(03):61-66,90.

29 Wang P,Zhang X,Liu Y,et al. Perceptual and response interference in Alzheimer's disease and mild cognitive impairment. Clin Neurophysiol,2013,124(12):2389-2396.

30 首都十大危险疾病[EB/OL]. http://blog. sina. com. cn/s/blog_5414f4720100h423. html,2010-02-25.

31 广州标点医药信息有限公司. 抗老年痴呆药物市场研究报告. 广州:米内网行业信息服务,2012.

第四部分

中医药学领域研究进展

一、国内最新研究进展

(一)建立完善中医药标准体系,构建中医药标准化管理体制和运行机制

1. 制定实施《中医药标准化发展规划》和《中医药标准化中长期发展规划纲要》

2. 发布针灸的国际行业标准

2013年世界针灸学会联合会发布了《针灸针》、《耳穴名称与定位》、《艾灸操作规范》和《头针操作规范》4项针灸国际组织标准。世界针灸学会联合会发布的4项标准,有利于中医药针灸标准质量提高、推广和应用,有利于加快国际标准化的进程,为进一步推动最高层级标准制订打下基础。将促进针灸在国际上的发展应用。

3. 制订了一批国家标准和行业标准

初步形成了相对独立、完整的中医药标准体系框架。包括国家标准33项,行业及行业组织标准504项。分为基础标准、技术标准、管理标准三大类。

4. 发布中医临床各科常见病诊疗指南

在2007年《糖尿病中医防治指南》(15项)和2008年《中医内科常见病诊疗指南》(132项)、《肿瘤中医诊疗指南》(21项)的基础上,2012年中华中医药学会制定了中医临床各科常见病诊疗指南254项。目前,中华中医药学会现已发布422项指南。

5. 加强了标准化技术组织机构建设

经国家标准化管理委员会批准,成立了5个中医药行业标准化技术组织。

6. 加强了中医药标准化专家人才队伍建设

通过中医药标准研究制定、中医药标准化专项培训,锻炼和凝聚了一支精通中医专业技术、熟悉标准管理知识的复合型专家队伍。同时,培养了一批实质性参与国际标准化工作的人才。

7. 加强了中医药标准的推广应用

开展了全国第一批42家中医药标准研究推广基地(试点)建设。建立标准的制定—推广—评价—反馈—修订机制,推动标准广泛应用,提高标准质量水平。

8. 中医诊疗指南的制修订

2012年、2013年,国家中医药管理局依托中医药标准研究推广基地(试点)建设工作,共安排修订158项诊疗指南。2014年制修订中医临床诊疗指南254项,其中修订项目为140项,制定项目为114项(其中14项为民族医诊疗指南),涉及13个科和分会。

9. 中医"治未病"标准的制修订

新制修订136项,其中修订《亚健康中医临床指南》、《中医养生保健技术操作规范》等10项,制定126项。

(二) 中国药学家屠呦呦获得2015年诺贝尔生理学或医学奖

中国中医科学院终身研究员兼首席研究员,青蒿素研究开发中心主任屠呦呦研究员以创制新型抗疟药青蒿素和双氢青蒿素的突出贡献,获得2015年诺贝尔生理学或医学奖,此前曾于2011年9月获得拉斯克奖。这是中国科学家因为在中国本土进行的科学研究而首次获诺贝尔奖,是中国医学界迄今为止获得的最高奖项,也是中医药成果获得的最高奖项。屠呦呦发现的青蒿素使疟疾患者的死亡率显著降低,为每年数百万感染疟疾的患者提供了"强有力的治疗新方式",在改善人类健康和减少患者病痛方面的成果无法估量,使寻找疟疾治疗新方法取得了真正的突破和转折。屠呦呦研究员所获得的诺贝尔奖,充分说明了中医药学的科学价值和国际认可度,体现了中医药学的科技创新驱动能力,也是对广大中医药工作者的激励,是中国科技繁荣进步的体现,是中医药对人类健康事业做出巨大贡献的体现,充分展现了我国综合国力和国际影响力的不断提升。

(三) 国家级科技奖成果斐然

2010~2014年度五大国家级科技奖(国家最高科学技术奖、国家自然科学奖、国家技术发明奖、国家科学技术进步奖、中华人民共和国国际科学技术合作奖)均有中医药项目获奖。其中,2010年度5个,2011年度13个,2012年度11个,2013年度7个,2014年度7个。

1. 中药安全性关键技术平台的建立

获得2013年度国家科技进步奖一等奖的"中药安全性关键技术研究与应用"项目,由中国人民解放军军事医学科学院放射与辐射医学研究所等7家单位共同完成。该项目主要创新点:①国际上率先创建了系统配套的中药安全性研究关键技术平台。②系统揭示了常见不良反应中药[中药注射剂、马兜铃酸类、吡咯里西啶类生物碱类、含重(类)金属类、外用毒药类、"十八反"和左金丸]产生毒性的物质基础、代谢特征、配伍禁忌和毒性机制;发现了 10 种中药注射剂的过敏性特点,促进了中药分子毒理学学科的发展。③揭示了中药毒性的分子生物学机制。④实证了中药配伍禁忌的经典理论。⑤支撑了创新药物的研发并研制了 8 个中药新药。基于毒性早期预测平台发现了 11 个具有 PXR 受体激活特性,表征了中药早期毒性的化合物,降低了新药研发因安全性淘汰的风险,促进了新药研发进程,独立研制了 2 个 I 类、6 个 VI 类中药新药。

2. 中草药微量活性物质识别与获取的关键技术及应用

中草药微量物质具有新颖结构和显著生物活性,该项目深入系统地开展了研究,创建了微量活性物质识别、获取与评价的新技术体系,攻克了微量活性物质研究的技术瓶颈。利用新技术体系获得了一批新的高活性微量成分,揭示了 8 种中草药的微量关键药效物质,遴选出多个功能独特的候选新药,获得 1 个临床研究批件。3 种创新药物实现了技术转让。获国家发明专利 7 项,国际专利 1 项。10 家中药企业应用本技术解决了以往难以解决的技术难题,提升了产品质量,代表性产品年销售额由 2.52 亿元增加至 7.64 亿元。该项目由中国医学科学院药物研究所、北京科莱博医药开发有限责任公司为主要完成单位,获得国家科技进步奖二等奖。

3. 中成药二次开发核心技术体系创研及其产业化

围绕做大做强中成药品种的重大需求,原创性提出中成药二次开发理论、方法与技术策略,突破中成药二次开发共性关键核心技术,构建了中成药临床定位、药效物质整体系统辨析、系统网络药理学、工艺品质调优和数字化全程质控等五大核心技术体系。核心技术应用于全国 19 个省市近百家企业,培育了中药大品种群,大大提高了中药行业集中度,推动中药企业技术升级换代;可为重大疾病防治提供安全有效、质优价廉的药物,产生了巨大的经济效益和显著社会效益。该项目由天津中医药大学等 5 家单位为主要完成单位,获得国家科技进步奖一等奖。

4. 揭示中药资源科学利用价值

获得国家科学技术进步奖二等奖的"中药资源化学研究体系建立及其应用"项目由南京中医药大学等 4 家单位共同完成。该项目遵循自然资源学的学科体系和基本论点,从资源的可用性和多用性出发,研究自然资源中化学成分的类型、质量、数量、时间、空间等基本属性及其变化规律等。探讨了中药资源化学研究思路与方法,研究体系建立及其应用,并以研究实例分析了中药资源化学应用基础研究与综合开发利用研究现状。

5. 新技术助力中草药活性成分研究

由中国科学院上海药物研究所等完成的"若干重要中草药的化学与生物活性

成分的研究"获得国家科技进步奖二等奖。该项目对我国55种中草药进行了较系统的化学研究,分离鉴定了生物碱和萜类化合物1506个,其中新结构507个,特别是发现新骨架化合物38个。发现62个化合物具有抗肿瘤、抗感染和离子通道抑制等活性,确定了其中的11个化合物为药物先导物,为创新药物研究提供了重要基础。该项目组就富含生物碱和萜类化合物的中草药的化学成分分离鉴定和构效关系研究成果提交了20篇有较大影响的论文;申请国内外发明专利10项,6项已授权;论文和专利被 *Chem Rev*、*Nat Chem*、*Angew Chem Int Ed* 等著名和知名刊物引用,单篇最高他引71次,8篇代表性论文他引222次,20篇核心论文他引568次。该项目研究成果对认识中草药主要化学成分、药效物质基础及创新药物的研究具有重要的科学意义和应用价值。

6. 中药新剂型质量控制示范

由神威药业集团有限公司与清华大学共同完成的"中药注射剂全面质量控制及在清开灵、舒血宁、参麦注射液中的应用"项目获国家科技进步奖二等奖。该项目构建了中药注射剂从源头到生产各个环节直至最终产品的全程跟踪式质量控制体系,项目技术体系以"全面质量控制"为核心,将独立的,甚至跨学科、跨领域的技术进行深入开发、融合,以及集成再创新,解决了行业难题,并树立了以整体观解决产业技术壁垒的科研示范,代表了中药行业产业技术的最高水平。

7. 中药药性理论研究模式的创新

由黑龙江中医药大学主持完成的项目"中药药性理论研究模式的构建及应用"获得2013年度国家科技进步奖二等奖。该研究突破传统"一药一性"的中药性味理论,创造性提出"中药一味一气,一药X味Y性(Y≤X)"的中药性味理论新假说,并通过研究证实了该假说的客观性,是具有重大科学意义和应用价值的原始创新。此项研究探索出中药性味可拆分性、可组合性的中药性味理论研究新方法;建立了基于代谢组学生物标志物的中药寒热性预测模型,将现代方法与传统的性味评价方法相结合,充实完善了中药四性归属的评价方法,可有效用于中药寒热温凉四性的评价归属;凝练并明确了一组与中药性味理论相关的新概念及其内涵;构建出中药性味理论研究新模式,具有重要的应用价值。

8. 抗癌中药的突破

由亚泰集团自主研发、拥有完全知识产权的"一类单体中药新药参一胶囊创制的关键技术及应用"获2013年度国家技术发明奖二等奖。这不仅是"十二五"期间抗癌中药研究及应用的一大突破,也是天然药物人参开发里程碑式进步。2003年"参一胶囊"经国家食品药品监督管理局批准正式生产,成为国家一类中药单体抗癌新药。这项创新与应用标志着我国肿瘤新生血管抑制药物临床应用走在了世界前列,也标志着我国 Rg3 衍生新化合物研究和手性化合物工业化生产技术达到国际领先水平。自 2006 年起,该药品连续被权威治疗指南《NCCN 非小细胞肺癌临床实践指南(中国版)》指定为抑制复发和转移的一线用药,是 NCCN 指南(中国版)中唯一入选的中药抗癌产品。参一胶囊自问世以来也受到市场的认可。该产品 2009 年销售收入 8000 多万元,2012 年销售收入 1.89 亿元,2013 年应该会超过 2 亿元,每年保持 20% 左右的增长。

9. 创新中药研发的基础性平台和质量控制标准

获得 2012 年度国家科学技术进步奖二等奖的"抗关节炎中药制剂质量控制与药效评价方法的创新及产品研发"项目率先成功开发了全国首个中药单体化合物抗关节炎制剂正清风痛宁、全国首个重要缓释制剂正清风痛宁缓释剂及其系列产品,用于治疗类风湿关节炎等自身免疫性疾病,近年来产值已超过亿元。同时,该项目首次对抗关节炎常用中药材制附子和青风藤,以及复方制剂青附关节舒胶囊的质量进行了研究,首次发现了制附子和青风藤药材有效化学成分含量变异严重的问题,建立了乌头碱类生物碱的含量测定方法,用生物效应和化学成分相结合的方法建立了青附关节舒的质量控制方法。该项目发表了系列国际学术论文,获得了 6 项中国和美国专利,获得新药证书 2 个,新药生产批件及国家质量标准各 5 项。

10. 中医理论的现代物质基础揭示

由华山医院等联合完成的"肾阳虚证的神经内分泌学基础与临床应用"获得 2010 年度国家科技进步奖二等奖。课题组首次发现并反复证实,在不同疾病中,肾阳虚患者都具有肾上腺皮质功能低下特点。进一步研究发现,肾阳虚证患者的下丘脑-垂体及肾上腺、甲状腺、性腺轴均存在不同程度的功能紊乱。揭示了补肾药物能改善肾阳虚证的靶点和作用机制。课题组编撰了《肾的研究》、《肾的研究续集》、《虚证研究》等 6 部专著,其中《肾的研究》、《肾的研究续集》已成为脏象研究领域的经典专著,两次被译为日文版发行。由该课题组所制订的"肾虚辨证标准"为国家《中药新药临床指导原则》所采用;所研发的新药补肾益寿胶囊、温阳防喘片等已成为我国经典中医用药。

11. 中医证候研究示范

北京中医药大学的"抑郁症中医证候学规律的研究"获 2010 年度国家科学技术进步奖二等奖。该项目遵循循证医学研究思路,在统一方案下进行多学科、广范围、多中心横向联合的流行病学调查,然后采用贝叶斯(Bayes)网络结合聚类分析、中医理论及其他基本统计方法来研究抑郁症的中医证候规律。在此基础上引入方证对应研究思路,对其中的 2 个常见证型——肾虚肝郁型和肝郁脾虚型进行同一证型内的中西药随机、对照、盲法干预,最终制定《抑郁症的中医诊断标准和临床治疗方案》。《抑郁症的中医诊断标准和临床治疗方案》已在多家医院推广应用,并已被纳入国家中医药管理局2004年法制标准化建设项目《中医内科疾病治疗指南》中。

12. 形成中医药临床循证评价模式

获得国家科学技术进步奖二等奖的"芪参益气滴丸对心肌梗死二级预防的临床试验"由天津中医药大学等5家单位联合完成。这是一个具有自主知识产权的中医药大规模、多中心随机对照临床试验,建立并完善了中医药循证研究与评价模式、方法和关键技术,建立了包括中心随机化、数据管理电子化等先进方法和技术的大规模临床研究平台,形成一系列标准操作程序,是中医药循证医学研究的范例。本项目在全国16个分中心、84家中西医院同时进行。经过5年刻苦攻关,共纳入3508例合格病例,平均随访37.15个月,数据分析结果表明,芪参益气滴丸和阿司匹林对心肌梗死二级预防、改善心肌梗死后患者的生活质量效果相当,且和肠溶阿司匹林相比,芪参益气滴丸安全性尤佳。

13. 中医药治疗疑难病应用研究

中国中医科学院广安门医院等4家单位完成的"冠心病病证结合证治体系的建立及应用"获2013年度国家科学技术进步奖二等奖。项目以"病证结合"为切入点,以"证候要素诊断"和"证候要素演变规律"为关键技术突破口,通过多中心10 657例冠心病病例资料,先后形成了5个量表和2个临床指南,构建了"证候要素诊断-证候要素演变-基于证据的诊疗指南"冠心病证治新体系,显著提高了临床疗效。《冠心病心绞痛中医诊疗指南》已由中华中医药学会心病分会发布,成为行业标准,并在国家中医药管理局法规司组织的全国标准化培训班系列活动中进行宣讲、推广。

获得国家科学技术进步奖二等奖的"代谢综合征的中医认识及整体治疗"由中国中医科学院广安门医院等2家单位共同完成。该项目依据《内经》脾瘅概念、"膏、浊"论述及历代文献,系统总结膏浊理论,填补了中医对代谢综合征认识的空白,并用于指导代谢综合征的治疗。在膏浊理论指导下确立了代谢综合征的系列治法。以大黄黄连泻心汤为基础组成系列方,率先开展中医药干预代谢综合征的系列临床研究,与同类研究比较,疗效取得突破。该研究出版了《肥胖及相关疾病中西医诊疗》等著作,相关成果已被纳入《糖尿病中医防治指南·代谢综合征》(行业标准)及《糖尿病中医诊断标准及处理原则·代谢综合征》(国家标准草案)。

获得国家科学技术进步奖二等奖的"中药连花清瘟治疗流行性感冒研究"项目由石家庄以岭药业股份有限公司、首都医科大学附属北京佑安医院共同完成。在国内首先运用络病理论"三维立体网络系统"的络脉空间位置概念,探讨外感温热病及瘟疫病邪由阳络传至经脉这一病程阶段的病机特点及易于传入脏腑阴络的传变规律,提出"积极干预"治疗观,制定"清瘟解毒,宣肺泄热"治法,研制出传染性非典型肺炎(简称非典,SARS)期间第一个通过国家绿色通道进入药审,治疗流行性感冒初期阶段又抗 SARS 病毒的国家专利新药连花清瘟胶囊。实验研究证实,该药具有整体调节优势:广谱抗病毒,有效抑菌;明显退热、抗炎,迅速缓解症状;调节免疫,增强机体抗病康复能力。急性毒性试验和长期毒性试验结果证实用药安全。

"多囊卵巢综合征病证结合研究的示范和应用"获得 2014 年度国家科技进步奖二等奖。课题组根据妇科"痰壅胞宫"的原创理论,发现 PCOS 无排卵不孕症的卵巢胰岛素抵抗新机制,以及中医"补肾化痰祛瘀"法的优势疗效新靶点,成为国家投入 16 家国家中医临床研究基地一期 5 年建设取得的重要标志性成果,填补了我国设立国家级奖励制度以来中医妇科领域内的获奖空缺。"补肾化痰祛瘀法"及其中药制剂在国内行业内 9 家中医妇科重点学科、专科单位应用 4~20 年,纳入病例 1.6 万余例,获排卵率约 80%,年妊娠率平均 27%,较西医标准疗法妊娠率高出 6%。相关基础和临床研究发表论文共 152 篇,其中 SCI 收录 69 篇,包括国际妇科领域的顶级杂志美国《生殖与不孕》等。所发表的国际论文被 SCI 引用 320 次,其中"PCOS 卵巢胰岛素抵抗新机制和中医不同证候的遗传学特点",被《柳叶刀》和《自然·遗传》等国际期刊广泛引用。

(四) 高水平学术论文,中医药学的国际影响力逐步提升

发表在 *ISME J* 上的论文[1]揭示了传统中草药配方葛根芩连汤治疗 2 型糖尿病的作用与改变肠道微生物群有关。发表在 *J Clin Endocrinol Metab*[2]的临床研究对由 10 味中药组成的复方田七胶囊预防 2 型糖尿病的作用进行研究。研究表明,糖耐量受损的研究对象用田七胶囊治疗 12 个月后,明显降低 2 型糖尿病的发病率,并且这种中药复方的使用是安全的。

一项针对甘遂半夏汤扭转肝细胞癌不平衡网络治疗效果的系统性生物研究[3]表明,肝细胞癌的发生过程中存在若干复杂的分子机制,这些分子之间的相互作用导致肝细胞癌不平衡网络的发生。研究中作者提出一种可全面整合疾病特异性和药物特异性的系统方法;并且率先成功揭示甘遂半夏汤的有效成分与其目前所公认的作用靶点、肝细胞癌显著分子和肝细胞癌相关通路之间的关系。同时,进一步的实验验证也表明甘遂半夏汤对小鼠体内肿瘤生长的抑制作用及对潜在靶点的调节作用。

药物的联合应用被视为用来治疗复杂疾病的一种有效策略。对代谢物的检测一直被视为是揭示各种疾病潜在机制的通用方法。发表在 *Sci Rep* 的研究[4],通过 RRLC-QQQ 方法同时检测了大脑中动脉闭塞大鼠脑中的 12 种内源性氨基酸,选取其中 7 种氨基酸作为潜在的生物标记物,通过 PLS-DA 方法分析了新组合药物益

气解毒胶囊对这 7 种氨基酸的作用。成功探讨了具有复杂成分药物的协同机制,并且提供了一种对药物联合应用对复杂性疾病治疗作用的综合评价方法。

能够有效评价传统中药的安全性与其主要活性成分对中药的普及应用是很重要的。一项发表在 *J Proteome Res* 的研究[5]探讨了栀子苷诱导的肝毒性的蛋白质组学特征。首次在大鼠模型中观察到栀子苷诱导的肝毒性并且描述了一种可在更早期检测这种肝毒性的方法,从而有助于对药物诱导的肝毒性的监测。

乌头汤已广泛应用于风湿性关节炎的治疗中,由于没有恰当的方法,因此乌头汤治疗风湿性关节炎的药理尚未充分阐明。发表在 *Sci Rep* 的研究[6]通过药物 CIPHER-CS 系统为含有乌头汤的合成组分设定一系列假定靶点。然后进行乌头汤假定靶点的交互作用网络与已知的风湿性关节炎相关靶点的网络分析,确定其中心交叉位点。该研究提供了一种可以为乌头汤通过改善神经-内分泌-免疫系统进而逆转风湿性关节炎进程中的病理改变而在一定程度上减轻风湿性关节炎的综合性的分析方法。

二、北京最新研究进展

(一) 制定并发布中医药循证医学指南

首都医科大学附属北京中医医院皮肤科在北京中医药大学循证医学中心的指导和支持下,对银屑病现有文献进行了进一步的归纳、整理、分析和严格临床评价,对已发表的中药治疗寻常型银屑病的文献进行了证据分级,并组织了多位专家讨论,按照国际通行的推荐原则,提出了中药治疗该病的适当建议,形成了易于掌握、可行性好的临床指导意见。发布了《寻常型银屑病中医药临床循证实践指南(2013版)》,将使中医药治疗银屑病的临床疗效得到持续不断的提高。

(二) 承担重大专项

1. "十一五" 国家支撑计划

(1) 项目名称:中医治疗常见病研究——银屑病中医及中西医结合临床治疗方案规范、中医药特色技术规范研究——中药辨证治疗银屑病的双盲随机对照试验研究

该课题采用多中心、随机、双盲、安慰剂对照的临床研究方法,在首都医科大学附属北京中医医院、北京中日友好医院、北京西苑医院、北京协和医院、北京大学第一医院、空军总医院对银屑病血热证、血燥证、血瘀证患者,进行"从血论治"中药系列方药规范化临床疗效验证,结果显示:血热证、血燥证治疗组愈显率、总有效率均优于对照组;血瘀证治疗组愈显率、总有效率与对照组比较无显著性差异;理血

解毒系列方可显著改善患者瘙痒、心烦易怒、口干舌燥等症状。成果纳入《北京地区中医常见病证诊疗常规》,除在北京中医医院应用外,北京多家三甲医院皮肤科均有应用;并向基层医疗单位推广,形成了学术交流、技术协作、重点扶持的辐射网。该项目出版专著《银屑病》,发表核心期刊 15 篇。

(2)项目名称:中医治疗常见病研究——基于寒热虚实辨证的功能性消化不良中医药干预方案及疗效评价

该课题通过随机、双盲、安慰剂对照的方法,开展了"基于寒热虚实辨证中医诊疗功能性消化不良优化方案和疗效评价"研究,证明了中医良好的独特疗效,揭示了功能性消化不良中医病机本质和证候规律,发表 SCI 论文 4 篇,获得国家发明专利 4 项,成果向企业转化 1 项。

(3)项目名称:中药外用制剂朱红膏安全性及应用研究

该课题通过临床与基础研究,发现了合理使用朱红膏不会引起毒性损害,证明了朱红膏的安全用药剂量为 1.08g/d,安全用药周期为 6 周,揭示了朱红膏具有解除微循环淤滞状态、促进角朊细胞和内皮细胞增殖迁移、杀菌的作用,发表 SCI 论文 2 篇。

2. 市科委重大项目

(1)项目名称:银屑病证候要素组成规律与中医方药治疗的规范化系统研究

该课题通过临床流行病学群体研究方法,于北京地区 3 家三甲中医院对寻常型银屑病中医证候分布和演变规律进行了大样本调查研究,结果示血热证最为常见,其次为血燥证和血瘀证,证候分布与病期密切关联。"从血论治"辨证体系成果纳入《中华人民共和国中医药行业标准——中医皮肤科病证诊断疗效标准》及国家中医药管理局制定的"白疕中医诊疗方案、中医临床路径";发表核心期刊论文 17 篇。

(2)项目名称:银屑病中医临床疗效提升系统研究

该课题采用多中心、随机、双盲、安慰剂对照的临床研究方法,在北京地区 6 家三甲医院进行了"从血论治"系列方药疗效观察,并于 3 家基层医院进行疗效验证,证明本研究组方合理,疗效确切且安全性高。成果纳入中华中医药学会颁布的《寻常型银屑病(白疕)中医药临床循证实践指南》。成果纳入《北京地区中医常见病证诊疗常规》,除在北京中医医院应用外,北京多家三甲医院皮肤科均有应用;并向基层医疗单位推广,形成了学术交流、技术协作、重点扶持的辐射网。该项目出版《银屑病》专著,本成果发表论文 26 篇,举办了多期国家级银屑病中医治疗高研班。

(3)项目名称:中风中医临床疗效提升系统研究

中风中医临床疗效提升系统研究课题组通过大规模 RCT 研究发现,缺血性中风后连续针刺规范治疗可明显提高中风患者日常生活能力,减少中风并发症发生,改善患者生活质量,证实了针灸治疗在中风恢复期的疗效,适宜在基层医院推广应用。课题组已发表 SCI 论文 3 篇。

(三) 取得科研成果

2011 年及 2013 年度分别有 1 项中医药项目获得了北京市科技进步奖一等奖。

"痰湿体质的系列研究"获得 2011 年度北京市科技进步奖一等奖。由北京中医药大学完成:①制定痰湿体质量化判定标准;②痰湿体质与疾病相关规律的研究;③痰湿体质的基础病理机制研究;④痰湿体质的遗传基础研究;⑤痰湿体质中药干预研究。

痰湿体质判定标准被纳入中华中医药学会 2009 年颁布的《中医体质分类与判定》标准,已在全国范围内推广实施。痰湿体质辨识方法作为 9 种体质辨识方法之一被纳入《国家基本公共卫生服务规范(2009 年)》,在国家中医药管理局认定的 103 家"治未病"中心运用。该成果发表相关文献 29 篇,SCI 收录 2 篇,中文期刊 27 篇,他引 376 次,论文单篇被引用次数最高达 92 次。痰湿体质理论被《中国医学通史》、21 世纪课程教材《中医基础理论》等多部著作引用。

2013 年度北京市科技进步奖一等奖"若干重要中草药中微量活性物质的研究"由中国医学科学院药物研究所等单位完成。以治疗肿瘤、神经精神疾病和糖尿病等活性物质研究为重点,对中草药中的微量成分进行针对性的识别和富集,主要创新点:①率先在我国构建了微量活性物质快速识别与获取新型技术体系。②发现并获取了一批用经典方法难以获得的中草药微量活性物质。利用新型技术体系,深入地研究 58 种重要中草药的活性物质,发现了 76 个新型微量活性化合物。③发现的 6 个微量的新颖结构活性化合物被该领域国际权威期刊 *Nat Prod Rep*(IF:9.7)遴选为热点报道,其入选代表该领域的国际领先水平。特别是多个新型活性化合物被国际著名科学家作为目标分子进行了全合成研究,产生了一系列高水平的后续研究,带动了相关学科的发展。④首次报道了天麻等多种中草药中微量关键活性物质,阐明了其药效作用的物质基础,丰富了中草药微量成分作用的科学内涵。⑤遴选出 7 个创新药物先导化合物和 2 个中药有效组分。其中 2 个先导物和 1 个有效组分分别被列入"国家重大新药创制"候选药物和临床前研究品种,并获得了 1 个临床研究批件。共发表论文 108 篇,其中 SCI 论文 84 篇,最高影响因子 5.25,SCI 他引 525 次,单篇最高他引 46 次。获得授权发明专利 7 项,其中国际专利 1 项(分别获得了美国等 7 国授权),申请发明专利 16 项,其中 PCT 专利 3 项。主编《三萜化学》、《酚酸化学》和《木脂素化学》3 部专著。研究成果中 2 个创新药物转让给了企业,转让金额总计为 3600 万元,应用到北京同仁堂等多家企业。2 个产品近 3 年累计新增销售额 3.6 亿多元,产生了显著的经济和社会效益。

(四) 针灸随机对照研究得到国际认可

2011 年 8 月 *Pain* 发表一项针灸治疗偏头痛的多中心、双模拟、单盲随机对照临床试验研究[7],该研究在北京中医医院等 5 家医院进行,招募 140 例无先兆偏头痛患者,随机分配到 2 个不同的组:针灸组采用针灸治疗,加服安慰剂;对照组给予假针灸加氟桂利嗪治疗。接受针灸治疗每周 3 次,每晚服用药物。结果表明,针灸比氟桂利嗪更有效地减少偏头痛发作的频次,而针灸和氟桂利嗪之间在减少疼痛强度和改善生活质量方面没有显著性差异。这标志着评价针灸效果的临床试验研究证据得到国际认可。

(李 萍 刘卫红)

参 考 文 献

1 Xu J, Lian F, Zhao L, et al. Structural modulation of gut microbiota during alleviation of type 2 diabetes with a chinese herbal formula. the isme journal. ISME J. 2015, 9(3):552-562.

2 Lian F, Li G, Chen X, et al. Chinese herbal medicine tianqi reduces progression from impaired glucose tolerance to diabetes: A double-blind, randomized, placebo-controlled, multicenter trial. J Clin Endocrinol Metab, 2014, 99(2):648-655.

3 Zhang YQ, Guo XD, Wang DH, et al. A systems biology-based investigation into the therapeutic effects of Gansui Banxia Tang on reversing the imbalanced network of hepatocellular carcinoma. Sci Rep, 2014, (4)4154.

4 Gao J, Chen C, Chen JX, et al. Synergism and Rules of the new Combination drug Yiqijiedu Formulae (YQJD) on Ischemic Stroke based on amino acids (AAs) metabolism. Sci Rep, 2014, (4)5149.

5 Wei JY, Zhang FB, Zhang Y, et al. Proteomic Investigation of Signatures for Geniposide-Induced Hepatotoxicity. J Proteome Res, 2014, 13(12):5724-5733.

6 Zhang YQ, Bai M, Zhang B, et al. Uncovering pharmacological mechanisms of Wu-tou decoction acting on rheumatoid arthritis through systems approaches: drug-target prediction, network analysis and experimental validation. Scientific Reports, 2015, 5:9463.

7 Wang LP, Zhang XZ, Guo J, et al. Efficacy of acupuncture for migraine prophylaxis: A single-blinded, double-dummy, randomized controlled trial, Pain, 2011, 152(8):1864-1871.

第五部分

公共卫生领域国内外研究进展

一、公共卫生领域概况

据《2014年世界卫生统计》显示,从全球平均情况来看,2012年全球女性平均期望寿命约73岁,男性68岁,高收入国家明显高于低收入国家。全世界范围内,死亡原因和年龄的趋势正在发生重大转变。在22个国家(全在非洲),由过早死亡造成的70%或更多的寿命缩减仍是由于传染病和相关疾病。同时,在47个国家(大多为高收入国家),非传染性疾病和损伤是造成90%的寿命缩减的原因。100多个国家正在快速转变成为非传染性疾病和损伤致死比例更高的国家。

统计资料显示,2014年北京市户籍人口1333.4万,其中男性668.3万,女性665.1万。户籍人口期望寿命81.81岁,比2013年上升0.3岁,女性(83.96岁)高于男性(79.73岁);人口出生率为11.54‰,比2013年增长18.7%,男性(11.91‰)略高于女性(11.18‰);人口总死亡率6.24‰,比2013年下降3.9%,男性(4.40‰)高于女性(3.49‰);婴儿死亡率2.33‰,5岁以下儿童死亡率2.89‰,与2013年持平。2014年北京市居民的主要死亡原因为慢性非传染性疾病,前三位死因分别为恶性肿瘤、心脏病和脑血管疾病,共占全部死亡的73.1%。与2013年相比,除脑血管病、内分泌疾病、营养和代谢疾病、消化系统疾病、神经系统疾病和传染病死亡率下降外,其他疾病死亡率均有所上升。

二、国际最新研究进展

(一) 公共卫生领域的战略政策

1. 美国

2010~2015年美国在公共卫生领域新公布的政策指南主要以传染病和慢病防控为主。而在传染病防控领域最主要的是艾滋病(HIV)防控,2010年投入在HIV研究的资助经费达到194.6亿美元。2010年美国白宫还发布了艾滋病防控战略 *National HIV/AIDS Strategy* 和 *National HIV/AIDS Strategy For The UNITED STATES*。主要计划实现4个目标:减少新增HIV感染人数,增加HIV感染患者获得医疗救助的程度,减少卫生不公平现象,使整个联邦机构和地方政府应对HIV方面更加协调。美国CDC在2010~2015年陆续出台了一些传染病防控指南和政策,包括控制流感、丙肝慢性感染、医护人员免疫、孕妇及婴儿免疫、老人免疫等。在慢病防控方面,美国运动医学会(American College of Sports Medicine, ACSM)和美国糖尿病学会(American Diabetes Association, ADA)综合既往大量临床研究报道和系统评价的结果,运用循证医学的方法进行评价,再次联合推出2010年糖尿病运动新指南(以下简称新指南)。新指南全文包括10个主题:运动的急性作用、运动的慢性作用、体育运动和 2 型糖尿病的预防、体育运动和妊娠糖尿病、运动前评估、2 型糖尿病患者参与体育运动的建议方案、非最佳血糖控制的运动、药物对运动反应的作用、糖尿病远期并发症的运动及糖尿病患者运动的采纳和维持(表 5)。

表 5 美国艾滋病防控战略

目标	措施
美国计划减少新增 HIV 感染人数	步骤 1:在 HIV 最严重的社区加强 HIV 病预防工作
	步骤 2:使用循证方法扩大目标防治艾滋病病毒感染
	步骤 3:让所有美国人了解 HIV 的威胁及防治办法
增加 HIV 感染患者获得医疗救助的程度	步骤 1:建立一个无缝的系统,当人们获知他感染 HIV 后,立即能得到有治疗的医疗
	步骤 2:采取措施为艾滋病病毒携带者增加尽可能多的和多样性的临床护理和相关服务的提供者
	步骤 3:为艾滋病毒携带者提供生活帮助,满足他们的基本需求,如住房等
减少卫生不公平现象	步骤 1:降低艾滋病病毒感染高危群体的相关死亡率
	步骤 2:采用社区级方法减少 HIV 感染高危社区的感染率
	步骤 3:减少对 HIV 携带者的歧视
使整个联邦机构和地方政府应对 HIV 方面更加协调	步骤 1:增强整个联邦政府和联邦机构、州、地方政府之间 HIV 项目的协调
	步骤 2:改善监测和报告机制

2. 英国

英国医学会(UK-MRC)在 2014~2019 年的战略计划中指出慢性非传染性疾病的负担日益增加。MRC 在促进公共卫生研究能力的同时,加强了在高血压研究方案制定、HIV 研究及公共健康和转化医学研究方面的关注。作为 MRC 的重要合作伙伴之一——英国临床研究协会(UKCRC)成立了 5 个公共卫生研究中心,分别是饮食活动研究中心(CEDAR)、北爱尔兰公共卫生研究中心、综合干预发展与评价中心(DECIPHer)、转化研究中心(Fuse)和烟草与酒精控制研究中心(UKCTAS)。这些中心的共同战略目标:通过增加基础设施投资促进高质量的研究水平;建立可持续的公共卫生研究能力,在职业发展的各个阶段提供额外的职位;除了建立新的职位,中心将为世界级学者、政策制定者和从业人员提供一个公共卫生研究能力的培训论坛;加强公共卫生的循证研究,特别是解决复杂的公共卫生问题;专注于饮食与营养、体育活动、烟草、酒精和毒品等方面的研究。

3. 加拿大

人口与公共卫生研究所(IPPH)2009~2014 年的战略计划主要有四方面:健康

公平权益改善,人口健康干预,公共卫生和其他部门的人口健康干预执行系统,公共卫生理论与方法的创新。其中,健康公平权益改善的核心内容为不论种族、宗教、性别、年龄、社会阶层、社会经济地位等,都争取获得平等的健康权益;人口健康干预关注在理论和方法上进行创新,以产生新的措施,包括心脏健康、烟草和体育活动等的干预研究;在公共卫生和其他部门的人口健康干预执行系统方面的战略研究重点集中在卫生部门内部和外部实现人群健康干预,在部门间实现和放大;而公共卫生理论与方法的创新的重点是桥接方法,如层次分析法、地理信息系统、在传染病模型中整合网络分析理论、使用健康影响评估决策方法等。

4. 澳大利亚

澳大利亚在公共卫生领域的工作原则主要为解决生活方式中与慢性病相关的因素,在疾病发生前早期发现疾病,降低传染病的传播,以及降低可预防致死率和发病率。为取得上述结果,澳大利亚卫生部采取了以下项目和计划:①预防、早期检测和服务改善。为降低慢性病发病率(包括哮喘和糖尿病等),鼓励澳大利亚人采取健康的生活方式,支持肿瘤早期检测和预防,改善慢性病管理。②传染病管理,主要方向为降低血液传播病毒和性传播感染的发生。支持该方向的基金主要用于应对艾滋病病毒、乙肝、丙肝、性传播疾病、原住民和托雷斯海峡岛民的血液传播病毒(BBV)和性传播疾病(STI)的防控。③药物策略,减少烟草使用的有害影响;减少过量饮酒和使用非法药物对个人和社会带来的危害。④监管政策,包括建立食品标准和食品监管政策,保证澳大利亚消费者健康受到保护,拥有安全的食品供应,保证治疗产品的安全、有效和高质量;通过工业产品的风险评估和为促进它们的安全使用提供信息,对澳大利亚公民和环境提供帮助;通过监管遗传物质的处理,保护人类和环境的健康和安全等。⑤免疫。在国家免疫计划成功的基础上,澳大利亚建立了 2013~2018 年国家免疫战略,包括提高免疫覆盖率,保障国家免疫计划(NIP)的有效管理,保障安全疫苗的提供和 NIP 中疫苗的有效使用,加强疫苗安全性检测系统,通过有效的沟通策略维持和保证 NIP 中的社区信心;通过免疫登记数据和可免疫预防疾病的监测的评估和分析加强 NIP 的检测和评估;通过促进免疫提供人员的有效培训,保证技术熟练的免疫工作人员充足等 8 个优先策略。⑥公共健康。通过一系列有针对性的健康项目提高公众的健康水平,包括增加有针对性的健康项目发展的证据基础;改善儿童和青少年健康;促进健康生活方式的选择;改善男性和女性的健康等。2013 年澳大利亚发布了饮食指南和针对成人、青少年和儿童超重和肥胖管理的 2013 年临床操作指南,用于帮助健康专业人员改善营养,处理肥胖和超重以及改善社区健康。

(二) 基金资助情况

据美国联邦政府的 Federal Reporter 平台数据显示,2010~2015 年美国公共卫生领域资助金额达到 1000 万美元以上的项目共 46 个,这 46 个项目中 HIV 相关的有 21 个,其次是环境健康相关、癌症、转化医学等主题。对 HIV 研究的资助主要有以下几方面,对儿童 HIV 队列数据的研究,HIV 的预防、护理和治疗,男同性恋 HIV 患者的研究,以及对埃塞俄比亚、莫桑比克、坦桑尼亚的医疗援助等。

应用英国 Research Councils UK 的 Gateway to Research 平台检索 2000~2015 年以来,英国资助的公共卫生相关的项目共 6975 个,资助额总计近 34 亿英镑,平均每个项目资助额为 48.74 万英镑,其中 1000 万英镑以上的项目有 20 个。主要集中在 HIV 防治、营养与健康、传染病早期预警、开放数据研究、健康影响因素研究等方向。

检索 IPPH 网络查到加拿大正在公开招募的公共卫生基金项目 4 项:①土著居民健康干预,包括自杀预防、糖尿病/肥胖、肺结核、口腔健康,经费为 405 万美元,资助年限超过 3 年;②加拿大 DOHaD 队列注册表操作,建立具有开放数据的以人口为基础的队列和数据库,增加访问和互操作性,促进转化研究;③人群健康干预,从定性和定量两方面研究相关理论和方法,从健康和社会科学(如流行病学、政治科学、经济学、社会学等)研究人群健康干预;④健康专业会员网络管理,会员申请者需以社区为基础的初级卫生保健相关的研究。

澳大利亚国家健康与医学研究理事会(NHMRC)在公共卫生(public health)领域 2010~2014 年共资助 6261 个项目,预算总额约 40.8 亿美元。其中单项超过 2000 万的资助共 50 项,主要研究领域:原住民和托雷斯海峡岛民健康、残疾人护理、社区儿童健康、环境和职业健康和安全、流行病学、健康促进、预防医学、公共营养干预和别处未分类的医学和健康科学、医学微生物学、营养和糖尿病及公共卫生和健康服务等。

(三) 研究进展

1. 传染病流行病学与防控策略研究

(1) 丙肝流行情况

评估发现,全球丙肝患病率为 2.35%,约有 1.6 亿慢性感染者。丙肝病毒对全球所有国家带来了重要影响,导致重大的全球卫生问题,需要广泛、积极的干预措施预防和控制。在世界的许多地区,慢性丙肝与肝硬化和肝细胞癌的发展有关。当前流行病学表明不同国家之间和国家内部都存在复杂的流行趋势。自 1997 年以来,世界大部分地区丙肝病毒感染模式没有显著改变,部分原因是由于缺乏新的和更准确的数据。因此,更应该加快和推进对各国丙肝病毒流行、传播模式及经济负担等进行科学的评估,以利用最合适的可用资源确定优先干预措施。同时,安全、有效的抗丙肝病毒疫苗也是急需的研究重点[1]。

（2）HIV 流行病学与防控策略

全球 HIV-1 的多样性构成了 HIV 疫苗发展的强大挑战[2]。分析全球 HIV-1 亚型的分布和两个时期的重组结果显示,全球 HIV-1 亚型的分布中循环重组体的比例呈稳定增加,独特的重组形式(URFs)显著降低,重组的整体比例增加,个体亚型和重组体的全球和区域分布大致稳定。

在 HIV 防控策略方面,研究显示在未来资源贫乏的环境中,重大和持久的临床治疗仍能够带来良好的治疗效果。Fox 等对纳入 39 个队列共 226 307 例患者进行了为期 3 年的随访,发现患者在终身治疗过程中较难保持持续治疗,在整体持续治疗率方面有待进一步提高[3]。研究显示,无保护性肛交是 HIV 传播的重要危险因素,可能带来传染性实质性的变化。最近报道在异性恋者中肛交行为有了显著增加,因此异性恋者的肛交行为在性行为中所占的比例在预防 HIV 毒传播中可能会越来越重要[4]。

2. 慢性病及健康相关危险因素研究

（1）社会因素与健康之间的关系

社区或居住环境的特点可能会影响健康及健康领域的社会或种族不平等。Diez Roux 等通过对慢性疾病和精神健康的实证研究,对邻里健康效应的测量方法和关键概念等进行了探讨,同时重点提示了当前在该领域存在的知识和发展方向之间的差距[5]。

目前,越来越多的研究关注于环境化学因素的暴露对于糖尿病和肥胖的危险因素。2011 年 1 月,NIEHS 专门组织研讨会来评价目前在公共卫生领域对这些题目研究的状态。研讨会所关注的环境因素暴露包括砷、持久性有机污染物、母亲吸烟/尼古丁、有机锡、邻苯二甲酸酯、双酚 A 和杀虫剂等。结果显示,现有文献综述确定了某些环境暴露与 2 型糖尿病之间的关系[6]。

通过病例对照研究得出,鱼藤酮和百草枯这两种杀虫剂/除草剂与帕金森病(PD)或称震颤麻痹有关,可导致人体线粒体功能障碍和氧化应激反应,而这也恰是帕金森病的病理生理学基础[7]。此外,帕金森病还可能与基因和环境因素有关,其中家庭遗传性已被证实,但环境因素对帕金森病的影响研究较少,还需进一步开展流行病学研究来进一步明确帕金森病与环境因素的关系[8]。

有证据显示,环境污染与死亡率增加和哮喘等多种疾病相关。队列研究显示,在家庭和学校附近与交通相关的环境污染暴露可能与哮喘发病有关[9]。而 Meta 分析结果显示,PM10 暴露会增加哮喘症状的发生风险(OR = 1.028；95% CI 1.006~1.051),但与咳嗽(OR = 1.012；95% CI 0.997~1.026)、最大呼气流量(-0.082 L/min；95% CI 0.214~0.050)间的相关性无统计学意义[10]。

研究显示,PM2.5 的浓度每增加 $10\mu g/m^3$,调整后的总死亡率风险即增加 14%、心血管疾病死亡率增加 26%、肺癌死亡率增加 37%。当 PM2.5 浓度为

$8\mu g/m^3$时,剂量反应关系呈线性[11];长期 PM2.5 及其组成成分暴露,可增加全死因和心肺死亡率的风险[12]。

（2）行为生活方式与健康之间的关系

Vartiainen 等对芬兰心血管危险因素 35 年来的变化趋势研究显示,血胆固醇、血压值、吸烟、体重指数等健康相关危险因素的变化能够解释 60% 的中年男性冠心病死亡率下降(下降了 80%)。提示目标地区冠心病死亡率的下降与健康危险因素水平的下降高度相关,这些都与长期综合性慢性病预防和健康促进干预活动有关[13]。

个性化定制式干预措施可以有效促进慢性病和健康促进相关行为的改善。针对戒烟、体育活动、健康饮食和定期体检 4 种健康行为,Krebs 等对 1988～2009 年发表的 88 篇文献资料进行 Meta 分析。结果显示,个性化定制式干预措施能够有效促进健康行为的改善,同时干预措施的动态调整能够显著增强干预的效果[14]。

成年后的海马萎缩会导致记忆障碍和痴呆风险增加。对 120 名老年人进行的随机对照试验表明,有氧运动训练可以增加海马体积(约 2%),从而导致空间记忆的改善。此外,海马体积的增加与血清 BDNF 水平相关。提示有氧体育锻炼可以减缓老年人大脑海马回体积的萎缩,从而有助于提高老年人的记忆能力[15]。

（3）手机短信

由于其广泛应用性、廉价和即时性可以有效地改变人们的行为生方式,从而达到预防疾病和健康管理的功能[16]。

三、国内最新研究进展

（一）传染病流行病学与防控策略研究

1. 乙肝流行病学及防控策略

回顾性收集 869 例母亲和新生儿的临床和病毒测试结果显示,所有婴儿出生后都进行了相同的免疫计划,其中,96.9% 的婴儿保持表面抗原阴性,3.1% 的婴儿免疫失败,所有免疫失败的婴儿母亲均为 HBeAg 阳性。多元逻辑回归分析确定了孕产妇乙肝 DNA 水平(OR = 1.88)和脐带血检测乙肝 DNA(OR = 39.67)是免疫失败的独立危险因素[17]。

2. 艾滋病流行病学与免疫策略

Meta 分析结果显示,中国 MSM 人群中合并 HIV 和梅毒的感染率分别为 6.5% 和 11.2%。进一步分析显示,与经济发达城市相比,MSM 人群合并 HIV 的感染率在经济欠发达的城市较高(7.5%：6.1%),而梅毒的感染率则低于经济发达的城市(8.6%：15.1%)。提示需要根据经济状况制订适宜的预防策略[18]。此外,研究表明羞耻感、对同性恋行为和艾滋病/性病等性传播疾病的歧视是男男同性恋者寻求医疗服务的主要障碍[19]。

(二) 慢性病及健康相关危险因素研究

1. 社会因素与健康之间的关系

2 型糖尿病影响骨代谢。荟萃分析显示,2 型糖尿病患者中 BMD 指标受多种因素影响,两种性别均有较高 BMD 值。其中前臂 BMD 在糖尿病和非糖尿病对象之间的差异不显著,而大腿、颈部、髋部、背部的 BMD 值在糖尿病和非糖尿病对象之间的差异均具有统计学意义。此外,年龄较小、性别、高体重指数和 HbA1c 高值与糖尿病中高 BMD 值呈正相关[20]。此外,越来越多的证据表明,糖尿病史可能与结直肠癌患病风险增加有关[21]。

环境污染对健康危害的研究近年来逐渐增多。研究结果显示,PM10 与人群总死亡率、心血管疾病及呼吸系统疾病死亡率之间均存在着关联[22];矿物燃料中燃烧产生的 PM2.5 成分(有机碳、无机碳、硝酸盐和铵等)也对人体健康有非常大的影响[23]。Jia 等的研究推断出暴露于 PM2.5 几分钟即能够增加健康老年人的心率变异性,可能增加心脏风险。且当研究对象在室内时,PM2.5 对心率的特异性影响显著;而在室外环境中则无明显影响[24]。有研究对交通来源 PM2.5 暴露与出租司机这一高度暴露群体中 HRV 的相关性进行评估,结果显示交通来源 PM2.5 暴露的显著变化与青壮年心脏自主功能变化具有相关性[25]。在云南省的调查结果显示,生物燃料燃烧产生的 PM2.5 可能引起血压升高,从而导致心血管事件的发生。PM2.5 暴露量每增加 1-log-$\mu g/m^3$,女性收缩压增加 2.2mmHg(95% CI 0.8~3.7;$p=0.003$),舒张压增加 0.5mmHg(95% CI 0.4~1.3;$p=0.31$),各年龄组间存在差异[26]。Huang 等通过对 40 名心血管疾病患者 2 年的随访研究得出,空气污染导致心血管疾病风险增加的发病机制之一是污染导致的自主神经功能和血管功能紊乱,特别是对于有全身炎症和肥胖者而言[27]。

极端的冷热气温均大大增大冠心病死亡的风险。热效应比较剧烈且为短期效应,而冷效应延迟 2d,持续 5d。老年人和女性对极端天气的敏感度高于年轻人和男性[28]。

2. 行为生活方式与健康之间的关系

以在上海市区 64 191 名中年妇女中开展人群为基础的前瞻性研究,探讨饮食因素与中年妇女中 2 型糖尿病发病的影响。结果显示,低纤维饮食和高牛奶摄入与 2 型糖尿病低风险相关[29]。此外,对中国 22 万人口的回顾性调查数据显示,体重指数过低是 COPD(慢性阻塞性肺疾病)的主要风险因素,体重指数过高是中风的危险因素[30]。

现有证据表明,流感患者配戴口罩/防毒面具可以保护他人免受传染[31];有效使用口罩以减少污染空气的暴露量可以降低冠心病患者的症状并一定程度上提高心血管健康水平。因此这些降低污染暴露的干预措施可以降低高风险人群的心血管疾病发病率[32];此外,没有配戴外科口罩亦是引起院内感染 S-OIV(猪流感病毒A)的主要危险因素[33]。

四、北京最新研究进展

(一)传染病流行病学与防控策略研究

Wu 等开展的甲型 H1N1 流感疫苗效果评估结果显示,在观察期内,研究队列未发现有格林巴利综合征等 6 种神经系统疾病的发生,其结果消除了人们对美国1976 年接种猪流感疫苗后发生格林巴利综合征暴发现象的疑虑;甲型 H1N1 流感疫苗流行病学保护率为 87.3%,并且随着学校接种率的上升,疫苗表现出了良好的间接保护效果,使未接种疫苗的人因为周围大量人员接种而得到保护[34]。

研究表明,受教育程度度高(OR = 0.42;95% CI,0.22 ~ 0.83),与始发病例共享房间(OR = 3.29;95% CI,1.23 ~ 8.78),房屋每天通风(OR = 0.28;95% CI,0.08 ~ 0.93)和每天洗手 3 次或以上(OR = 0.71;95% CI,0.48 ~ 0.94)与甲型H1N1 流感病毒家庭内传播密切相关。因此应加强健康教育,对始发病例发病后立即隔离,常洗手和勤通风对于控制甲型 H1N1 的家庭内传播至关重要。应对甲型H1N1 感染始发病例特别是居家隔离病例的家庭密切接触者就以上措施进行培训,以提高其对家庭内传播控制的能力[35]。

此外,Zhang 等对激素治疗甲型 H1N1 流感住院患者的效果进行了 Meta 分析,结果显示目前的研究结果不支持将激素作为治疗甲型 H1N1 流感住院患者的标准方法。日后还需要更多的研究来对此问题进行探讨[36]。

目前,北京市科委支持的北京市流感流行规律研究、新型流感病毒快速鉴定技术方案研究,北京市卫计委支持的新型流感病毒早期探测和快速识别关键技术研究等课题正在进行中。

(二)慢性病及健康相关危险因素研究

针对目前北京市缺乏全面系统的室内 PM2.5 对人群健康影响的调查研究,北京市疾病预防控制中心作为室内和公共场所健康危险因素监测的责任部门之一,在北京市科委的支持下,开展了北京市空气环境中 PM2.5 对人群健康影响的研究课题。目前已完成人群 PM2.5 暴露水平监测等内容,对人群健康影响的研究正在进行中。

目前,北京市卫计委支持的北京市饮用水中新型消毒副产物的产生机制、存在水平及暴露评价研究,北京市食源性和人源性致病菌监测、溯源及分子特征研究,食品中铬形态分析及人群危险性评估,北京市居民膳食双酚 A、壬基酚风险评估等课题正在进行中。

(庞星火 刘秀颖 曹若湘 孟璐璐 任振勇 邱 倩 聂 玲 杜 建)

参 考 文 献

1 Lavanchy D. Evolving epidemiology of hepatitis C virus. Clinical Microbiology and Infection, 2011, 17(2): 107-115

2 Hemelaar J, Gouws E, Ghys P D, et al. Global trends in molecular epidemiology of HIV-1 during 2000-2007. AIDS, 2011, 25(5):679-689.

3 Fox M P, Rosen S. Patient retention in antiretroviral therapy programs up to three years on treatment in sub-Saharan Africa, 2007-2009:systematic review. Trop Med Int Health, 2010, 15(Suppl 1):1-15.

4 Baggaley R F, White RG, Boily MC. HIV transmission risk through anal intercourse:systematic review, meta-analysis and implications for HIV prevention. Int J Epidemiol, 2010, 39(4):1048-1063.

5 Diez Roux AV, Mair C. Neighborhoods and health. Ann N Y Acad Sci, 2010, 1186:125-145.

6 Kristina A. Thayer, Jerrold J, et al. Role of environmental chemicals in diabetes and obesity:a national toxicology program workshop review. Environ Health Perspect, 2012, 120(6):779-789.

7 Tanner CM, Kamel F, Ross GW, et al. Rotenone, paraquat, and Parkinson's disease. Environ Health Perspect, 2011, 119(6):866-872.

8 Wirdefeldt K, Adami HO, Cole P, et al. Epidemiology and etiology of Parkinson's disease:a review of the evidence. Eur J Epidemiol, 2011, 26(Suppl 1):S1-58.

9 McConnell R, Islam T, Shankardass K, et al. Childhood incident asthma and traffic-related air pollution at home and school. Environ Health Perspect, 2010, 118(7):1021-1026.

10 Weinmayr G, Romeo E, De Sario M, et al. Short-term effects of PM10 and NO$_2$ on respiratory health among children with asthma or asthma-like symptoms:a systematic review and meta-analysis. Environ Health Perspect, 2010, 118(4):449-457.

11 Lepeule J, Laden F, Dockery D, et al. Chronic exposure to fine particles and mortality:an extended follow-up of the Harvard Six Cities study from 1974 to 2009. Environ Health Perspect, 2012, 120(7):965-970.

12 Ostro B, Lipsett M, Reynolds P, et al. Long-term exposure to constituents of fine particulate air pollution and mortality:results from the California Teachers Study. Environ Health Perspect, 2010, 118(3):363-369.

13 Vartiainen E, Laatikainen T, Peltonen M, et al. Thirty-five-year trends in cardiovascular risk factors in Finland. Int J Epidemiol, 2010, 39(2):504-518.

14 Krebs P, Prochaska JO, Rossi JS. A meta-analysis of computer-tailored interventions for health behavior change. Prev Med, 2010, 51(3-4):214-221.

15 Erickson KI, Voss MW, Prakash RS, et al. Exercise training increases size of hippocampus and improves memory. Proc Natl Acad Sci U S A, 2011, 108(7):3017-3022.

16 Chen YL, Yang KH, Jing T, et al. Use of text messages to communicate clinical recommendations to health workers in rural China:a cluster-randomized trial Bulletin of the World Health Organization, 2014, 92:474-481.

17 Zou H, Chen Y, Duan Z, et al. Virologic factors associated with failure to passive-active immunoprophylaxis in infants born to HBsAg-positive mothers. J Viral Hepat, 2012, 19(2):e18-25.

18 Zhou YH, Li DL, Lu DB, et al. Prevalence of HIV and syphilis infection among men who have sex with men in

China:A meta-analysis. Biomed Res Int,2014,2014:620431.

19　Feng Y,Wu Z,Detels R. Evolution of men who have sex with men community and experienced stigma among men who have sex with men in Chengdu,China. J Acquir Immune Defic Syndr,2010,53(Suppl 1):S98-103.

20　Ma L,Oei L,Jiang L,et al. Association between bone mineral density and type 2 diabetes mellitus:a meta-analysis of observational studies. Eur J Epidemiol,2012,27(5):319-332.

21　Luo W,Cao Y,Liao C,et al. Diabetes mellitus and the incidence and mortality of colorectal cancer:a meta-analysis of 24 cohort studies. Colorectal Dis,2012,14(11):1307-1312.

22　Chen R,Kan H,Chen B,et al. Association of particulate air pollution with daily mortality:the China Air Pollution and Health Effects Study. Am J Epidemiol,2012,175(11):1173-1181.

23　Cao J,Xu H,Xu Q,et al. Fine particulate matter constituents and cardiopulmonary mortality in a heavily polluted Chinese city. Environ Health Perspect,2012,120(3):373-398.

24　Jia X,Song X,Shi M,et al. Effects of fine particulate on heart rate variability in Beijing:a panel study of healthy elderly subjects. Int Arch Occup Environ Health,2012,85(1):97-107.

25　Wu S,Deng F,Niu J,et al. Association of heart rate variability in taxi drivers with marked changes in particulate air pollution in Beijing in 2008. Environ Health Perspect,2010,118(1):87-91.

26　Baumgartner J,Schauer JJ,Ezzati M,et al. Indoor air pollution and blood pressure in adult women living in rural China. Environ Health Perspect,2011,119(10):1390-1395.

27　Huang W,Zhu T,Pan X,et al. Air pollution and autonomic and vascular dysfunction in patients with cardiovascular disease:interactions of systemic inflammation, overweight, and gender. Am J Epidemiol, 2012, 176(2):117-126.

28　Tian Z,Li S,Zhang J,et al. Ambient temperature and coronary heart disease mortality in Beijing,China:a time series study. Environ Health,2012,11:56.

29　Villegas R,Yang G,Gao YT,et al. Dietary patterns are associated with lower incidence of type 2 diabetes in middle-aged women:the Shanghai Women's Health Study. Int J Epidemiol,2010,39(3):889-899.

30　Chen Z,Yang G,Offer A,et al. Body mass index and mortality in China:a 15-year prospective study of 220 000 men. Int J Epidemiol,2012,41(2):472-481.

31　Cowling BJ, Zhou Y, Ip DK, et al. Face masks to prevent transmission of influenza virus:a systematic review. Epidemiol Infect,2010,138(4):449-456.

32　Langrish JP,Li X,Wang S,et al. Reducing personal exposure to particulate air pollution improves cardiovascular health in patients with coronary heart disease. Environ Health Perspect,2012,120(3):367-372.

33　Cheng VC,Tai JW,Wong LM,et al. Prevention of nosocomial transmission of swine-origin pandemic influenza virus A/H1N1 by infection control bundle. J Hosp Infect,2010,74(3):271-277.

34　Wu J,Xu F,Lu L,et al. Safety and effectiveness of a 2009 H1N1 vaccine in Beijing. N Engl J Med,2010,363(25):2416-2423.

35　Zhang D,Liu W,Yang P,et al. Factors associated with household transmission of pandemic (H1N1) 2009 among self-quarantined patients in Beijing,China. PLoS One,2013,8(10):e77873.

36　Zhang Y,Sun W,Svendsen ER,et al. Do corticosteroids reduce the mortality of influenza A (H1N1) infection? A meta-analysis. Crit Care,2015, 19(1):764.

第六部分

北京医学科技年度产出分析

一、北京医学科技论文分析

（一）2014 年北京医学科技论文总体情况

1. 2014 年中国医学科技论文 68 414 篇,临床医学领域论文占 40. 28%

在 Web of Science 的科学引文索引(Science Citation Index. Expanded,SCIE)数据库中检索①到 2014 年中华人民共和国(Peoples R China)作者发表的医学科技论文(article)共计 68 414 篇,共被引用 124 411 次,篇均被引频次为 1. 819 次。

按照教育部公布的《学位授予和人才培养学科目录》(2011 年),医学(门类代码 10)分为基础医学、临床医学、口腔医学、公共卫生与预防医学、中医学、中西医结合、药学、中药学、特种医学、医学技术、护理学 11 个一级学科领域,本报告选取基础医学、临床医学、口腔医学、公共卫生与预防医学、药学、医学技术共 6 个学科领域进行论文统计分析②,从而了解医学科技论文在各个学科领域的分布情况。表 6 列出了中国医学领域主要学科的论文情况,临床医学领域的论文数、总被引频次均最高,论文数量为 27 554 篇,占中国医学科技论文的 40. 28%。但是临床医学领域论文的篇均被引频次较低,仅为 1. 676 次。药学领域论文篇均被引频次为 2. 144 次,在 6 个学科领域中最高。

表 6 中国 2014 年医学科技领域主要学科论文情况

学科	论文数		总被引频次		篇均被引频次
	数量(篇)	比例(%)	数量(次)	比例(%)	(次)
临床医学	27 554	40. 28	46 193	37. 13	1. 676
基础医学	23 802	34. 79	47 153	37. 90	1. 981
药学	14 845	21. 70	31 834	25. 59	2. 144
医学技术	8000	11. 69	10 736	8. 63	1. 342
公共卫生与预防医学	4591	6. 71	9267	7. 45	2. 019
口腔医学	807	1. 18	953	0. 77	1. 181

---

① SCIE 数据库是国际上通用的科技论文统计数据库,常被用于揭示各国的科技发展状况。检索时间为 2015 年 9 月 7 日。

② 本部分参照教育部的学科分类依据论文刊载期刊,论文作者机构及论文关键词划分出论文的学科领域。由于一篇文献可能分在几个不同的学科领域,所以存在一级学科论文重复统计的情况,一级学科论文数据仅在宏观层面反映学科发展情况。由于检索到 SCIE 数据库收录的中医学、中西医结合、中药学、特种医学、护理学论文数量太少,所以本部分不单独进行分析。

2. 2014 年北京医学科技论文 12 941 篇,临床医学领域论文占 41. 15%

2014 年北京市医学科技论文共计 12 941 篇,共被引用 25 588 次,篇均被引频次为 1. 977 次,略高于全国医学科技论文的篇均被引频次。表 7 列出了北京医学领域主要学科的论文情况,临床医学领域论文数量为 5325 篇,占医学科技论文的 41. 15%。但是临床医学领域论文的篇均被引频次也较低,仅为 1. 931 次。公共卫生与预防医学领域北京医学科技论文篇均被引频次为 2. 835 次,在 6 个学科领域中最高。

表 7　北京 2014 年医学科技领域主要学科论文情况

学科	论文数		总被引频次		篇均被引频次
	数量(篇)	比例(%)	数量(次)	比例(%)	(次)
临床医学	5325	41. 15	10 280	40. 18	1. 931
基础医学	4640	35. 86	10 036	39. 22	2. 163
药学	2535	19. 59	5407	21. 13	2. 133
医学技术	1348	10. 42	1945	7. 60	2. 835
公共卫生与预防医学	1158	8. 95	3283	12. 83	1. 443
口腔医学	145	1. 12	169	0. 66	1. 166

(二) 2014 年北京与国内其他省份发表医学科技论文比较

1. 2014 年北京医学科技论文总数和总被引频次均居于全国第一位

对中国医学科技论文的作者地址字段中的省份(包括直辖市、特别行政区,下同)信息进行分析,发现北京市、上海市、江苏省、广东省、浙江省、山东省、香港特别行政区、湖北省、辽宁省、四川省发表的医学科技论文数量在中国排前十位,其中北京市发表论文共计 12 941 篇,以第一或通讯作者发表的论文有 9165 篇。

表 8 列出了 2014 年中国发表医学科技论文前十位的省份(含直辖市和特别行政区)。其中北京市 2014 年发表医学科技论文 12 941 篇,占全国发表医学科技论文总量的 18. 9%,高于上海市、天津市、江苏省等其他省份。北京市发表医学科技论文的总被引频次为 25 588,也高于其他省份。但从篇均被引频次来看,北京市发表论文的篇均被引频次为 1. 977 次,低于香港特别行政区、上海市、江苏省和湖北省 4 个省份发表的医学科技论文的篇均被引频次,居第五位。

表8　中国2014年论文数量前十位省份的医学科技论文情况

省份名称	论文数量(篇)	总被引频次(次)	篇均被引频次(次)
北京市	12 941	25 588	1.977
上海市	10 873	23 427	2.155
江苏省	8330	17121	2.055
广东省	7854	16 047	2.043
浙江省	4800	8473	1.765
山东省	4437	7534	1.698
香港特别行政区	3863	10 371	2.685
湖北省	3733	7418	1.987
辽宁省	3213	5149	1.603
四川省	3143	6048	1.924

2. 2014年北京第一通讯作者论文总数与总被引频次均居全国第一位

相对于其他科技论文参与作者,第一作者或通讯作者是研究项目的负责人或主要完成人,对该篇论文的贡献最大,学术界将作为第一(或通讯)作者发表的医学科技论文作为研究人员的主要研究成果。通过分析2014年中国医学科技论文的第一(或通讯作者)地址字段了解北京市科研人员主导发表医学科技论文的情况。如表9所示,2014年北京市以第一(或通讯)作者发表医学科技论文9165篇,位于国内省份以第一(或通讯)作者发表医学科技论文的第一位。总被引频次为16 005次,同样高于其他省市。但是,北京市主导发表论文的篇均被引频次为1.746次,低于香港特别行政区、上海市、江苏省、湖北省以第一(或通讯)作者发表的医学科技论文的篇均被引频次。

表9　2014年论文数量前十位省份的第一(或通讯)作者医学科技论文情况

省份名称	论文数量(篇)	总被引频次(次)	篇均被引频次(次)
北京市	9165	16 005	1.746
上海市	8279	15 540	1.877
江苏省	7097	13 125	1.849
广东省	5551	9571	1.724
浙江省	3772	5679	1.506
山东省	3742	5614	1.500
湖北省	2864	5064	1.768
辽宁省	2549	3397	1.333
四川省	2434	3641	1.496
香港特别行政区	2343	4997	2.133

3. 2014 年北京与其他省份 6 个学科领域医学科技论文比较

（1）临床医学:是医学(门类代码 10)下属的一级学科,以下又分为内科学、儿科学、老年医学、神经病学、精神病与精神卫生学、皮肤病与性病学、影像医学与核医学、临床检验诊断学、护理学、外科学、妇产科学、眼科学、耳鼻咽喉科学、肿瘤学、康复医学与理疗学、运动医学、麻醉学、急诊医学 18 个二级学科。2014 年中国共发表临床医学科技论文 27 554 篇。如表 10 所示,北京市发表临床医学科技论文 5325 篇,总共被引用 10 280 次,均居全国第一位。但是,北京临床医学科技论文的篇均被引频次为 1.931 次,低于香港特别行政区、湖北省、上海市、江苏省、广东省的临床医学科技论文的篇均被引频次。

表 10　中国 2014 年论文数量前十位省份的临床医学科技论文情况

省份名称	论文数量(篇)	总被引频次(次)	篇均被引频次(次)
北京市	5325	10 280	1.931
上海市	4665	9398	2.015
广东省	3142	6095	1.940
江苏省	2926	5766	1.971
浙江省	1963	3273	1.667
香港特别行政区	1804	4412	2.446
山东省	1751	3346	1.911
四川省	1441	2485	1.724
湖北省	1299	2671	2.056
辽宁省	1181	1946	1.648

（2）基础医学:分为人体解剖与组织胚胎学、免疫学、病原生物学、病理学与病理生理学、法医学、放射医学、航空、航天与航海医学 7 个二级学科。2014 年中国共发表基础医学科技论文 23 802 篇。如表 11 所示,北京市发表基础医学科技论文 4640 篇,总共被引用 10 036 次,均居全国的第一位。但是,北京基础医学科技论文的篇均被引频次为 2.163 次,低于香港特别行政区、上海市、广东省的基础医学科技论文的篇均被引频次。

表 11　中国 2014 年论文数量前十位省份的基础医学科技论文情况

省份名称	论文数量(篇)	总被引频次(次)	篇均被引频次(次)
北京市	4640	10 036	2.163
上海市	3726	9284	2.492
广东省	2922	6397	2.189
江苏省	2897	6079	2.098

省份名称	论文数量(篇)	总被引频次(次)	篇均被引频次(次)
浙江省	1710	3554	2.078
山东省	1557	2646	1.699
湖北省	1473	2879	1.955
香港特别行政区	1260	4034	3.202
辽宁省	1136	1878	1.653
陕西省	1032	1968	1.907

（3）药学：又分为药物化学、药剂学、生药学、药物分析学、微生物与生化药学、药理学6个二级学科。2014年中国共发表药学科技论文14 845篇。如表12所示，北京市发表药学科技论文2535篇，居全国第一位。但是，北京药学科技论文的总被引频次为5407次，低于上海市药学科技论文的总被引频次，位于全国第二位。北京药学科技论文的篇均被引频次为2.163次，低于上海市、江苏省、湖北省、广东省的药学科技论文的篇均被引频次。

表12　中国2014年论文数量前十位省份的药学科技论文情况

省份名称	论文数量(篇)	总被引频次(次)	篇均被引频次(次)
北京市	2535	5407	2.133
江苏省	2374	5668	2.388
上海市	2065	4980	2.412
广东省	1582	3610	2.282
浙江省	1039	2007	1.932
山东省	949	1931	2.035
辽宁省	902	1543	1.711
湖北省	759	1778	2.343
天津市	715	1522	2.129
陕西省	598	1164	1.946

（4）医学技术：分为医学检验技术、医学实验技术、医学影像技术、眼视光学、康复治疗学、卫生检验与检疫等二级学科。2014年中国共发表医学技术科技论文8000篇。如表13所示，北京市发表医学技术领域科技论文1348篇，总被引频次为1945次，均居全国第一位。但是，北京医学技术领域科技论文的篇均被引频次为1.443次，低于香港特别行政区、上海市、广东省、四川省医学技术科技论文的篇均被引频次。

表 13　中国 2014 年论文数量前十位省份的医学技术科技论文情况

省份名称	论文数量(篇)	总被引频次(次)	篇均被引频次(次)
北京市	1348	1945	1.443
上海市	1255	1906	1.519
广东省	980	1477	1.507
江苏省	909	1248	1.373
山东省	595	571	0.960
浙江省	560	760	1.357
湖北省	533	720	1.351
四川省	397	615	1.549
陕西省	349	423	1.212
香港特别行政区	324	636	1.963

(5)公共卫生与预防医学:包含流行病与卫生统计学、劳动卫生与环境卫生学、营养与食品卫生学、儿少卫生与妇幼保健学、卫生毒理学、军事预防医学 6 个二级学科。2014 年中国共发表公共卫生与预防医学科技论文 4591 篇。如表 14 所示,北京市发表公共卫生与预防医学科技论文 1158 篇,总被引频次 3283 次,均居全国第一位。但是,北京市公共卫生与预防医学科技论文的篇均被引频次为 2.835 次,低于四川省、浙江省、香港特别行政区的公共卫生与预防医学科技论文的篇均被引频次。

表 14　中国 2014 年发表公共卫生与预防医学科技论文数量前十位的省份

省份名称	论文数量(篇)	总被引频次(次)	篇均被引频次(次)
北京市	1158	3283	2.835
上海市	645	1627	2.522
广东省	569	1395	2.452
江苏省	541	1347	2.490
香港特别行政区	430	1266	2.944
浙江省	401	1308	3.262
湖北省	309	854	2.764
山东省	289	511	1.768
陕西省	162	292	1.802
四川省	159	542	3.409

(6)口腔医学:包含口腔临床医学与口腔基础医学 2 个二级学科。2014 年中国共发表口腔医学科技论文 807 篇。如表 15 所示,北京市发表口腔医学科技论文 145 篇,居全国第一位。但是,北京口腔医学医学科技论文的总被引频次低于香港

特别行政区,篇均被引频次为 1.166 次,低于香港特别行政区、四川省、湖北省、陕西省的口腔医学科技论文的篇均被引频次。

表 15 中国 2014 年论文数量前十位省份的口腔医学科技论文情况

省份名称	论文数量(篇)	总被引频次(次)	篇均被引频次(次)
北京市	145	169	1.166
香港特别行政区	125	187	1.496
上海市	116	98	0.845
四川省	90	110	1.222
广东省	84	75	0.893
陕西省	71	108	1.521
湖北省	64	87	1.359
山东省	43	31	0.721
江苏省	43	33	0.767
辽宁省	38	43	1.132

(三) 2010~2014 年北京医学科技论文趋势分析

1. 2010~2014 年北京医学科技论文数量逐年快速增长

2010~2014 年北京市共发表了 45 702 篇医学科技论文,其中以第一(或通讯)作者主导发表医学科技论文 31 821 篇。如图 11 所示,北京市每年发表的医学科技论文数量增长迅速,从 2010 年发表 6122 篇,增长到 2014 年 12 941 篇,呈逐年快速

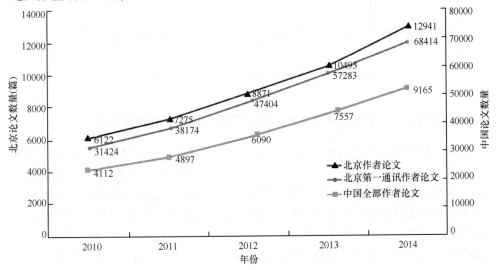

图 11 2010~2014 年北京医学科技论文数量变化趋势

增长的趋势。同样,每年以第一(或通讯)作者主导发表的医学科技论文也呈逐年快速增长的态势。2010~2014年国内的医学科技论文数量也呈逐年快速增长的趋势,北京每年发表论文的数量占全国医学科技论文数百分比保持稳定,基本在18%~19%上下波动。

2. 2010~2014年北京医学科技论文篇均期刊影响因子波动变化

影响因子(impact factor)是汤森路透集团出版的《期刊引证报告》(*Journal Citation Reports*, *JCR*)中的一项科技期刊评价数据。因为高影响因子的期刊对论文质量要求高,所以,期刊影响因子经常被用于观察科技论文质量水平。该报告利用篇均期刊影响因子来观察北京医学科技论文发表期刊质量变化情况。如图12所示,北京近5年医学科技论文的篇均期刊影响因子呈平稳上升的趋势,2010年篇均期刊影响因子为3.076,到2014年增加到3.273。但是,作为第一(或通讯)作者主导发表论文的篇均期刊影响因子先升后降,从2012开始,北京第一(或通讯)作者论文的期刊篇均影响因子有所下降。

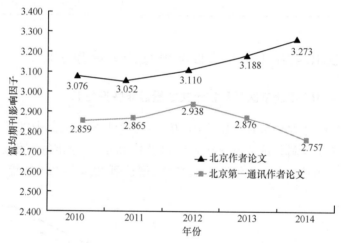

图12 2010~2014年北京医学科技论文篇均期刊影响因子变化趋势

3. 2010~2014年北京发表中国高被引医学科技论文数量逐年增长

被引频次反映了论文被学术认可的情况。高质量的论文获取的被引频次也越高。被引频次在当年同一学科论文被引频次排序进入前百分之一(1%)的论文被认为是高被引论文。高被引论文数量可以反映北京市发表医学科技论文的影响力情况。如表16所示,近5年来,北京市每年发表的高被引医学科技论文数量呈平衡上升的趋势,2010年北京市有82篇医学科技论文的被引频次大于92次,占全国被引频次大于92次的医学科技论文总数(307)的26.7%。高于北京市医学科技论文占全国医学科技论文的百分比,说明高质量的北京医学科技论文所占的比例较高。此外,北京的第一(或通讯)作者医学科技论文也有 35 篇的被引次数大于 92 次。2014 年北京有 194 篇论文和 95 篇第一(或通讯)作者医学科技论文进入中国医学科技论文被引频次排序前 1%。

表 16 2010~2014 年北京发表中国高被引医学科技论文情况

	2010 年	2011 年	2012 年	2013 年	2014 年
中国医学科技论文数	31 424	38 174	47 404	57 283	68 414
北京作者医学科技论文数	6122	7275	8871	10 493	12 941
占全国医学科技论文百分比	19.5%	19.1%	18.7%	18.3%	18.9%
中国医学科技论文被引频次前 1% 的基准次数	92	71	52	33	14
大于基准次数的医学科技论文数	307	370	467	547	676
北京作者高被引医学科技论文数	82	95	121	144	194
占全国高被引医学科技论文百分比	26.7%	25.7%	25.9%	26.3%	28.7%
北京第一通讯作者高被引医学科技论文数	35	41	52	69	95
占全国高被引医学科技论文百分比	11.4%	11.1%	11.1%	12.6%	14.1%

二、北京申请医药专利分析

(一) 2014 年北京与国内其他省份申请医药专利比较

2014 年北京申请医药专利位居全国第 6 位。

在知识产权出版社的专利信息服务平台①检索北京市申请的医药专利②。如图 13 所示,北京市在 2014 年申请医药专利 4024 件,暂时位居全国第六位;2014 年申请医药专利最多的是山东省,其次是江苏省、广东省、浙江省、河南省;北京市 2014 年申请医药发明专利 2205 件,暂时位居全国第七位。这说明北京还需继续加强对医药专利研发的重视。

(二) 2014 年北京医药专利申请领域分布情况

2014 年北京申请医药专利涉及最多的领域是用于诊断目的的测量。

---

① 专利信息服务平台 http://search.cnipr.com。
② 北京医药专利检索式:国际专利分类号=(A61 * not A61D not A61Q) and 地址=北京 * and 申请日 =2014 *。检索时间:2015 年 9 月 6 日。由于我国专利法第三十四条规定,专利局收到发明专利申请后,经初步审查认为符合专利法要求的,自申请日起满十八个月,即行公布。专利局也可以根据申请人的请求早日公布其申请。因此专利数据公开具有一定的时滞性,目前 2014 年的数据还未完全公开,本报告所采用的数据是截至 2015 年 9 月 6 日公开的 2014 年申请的专利。

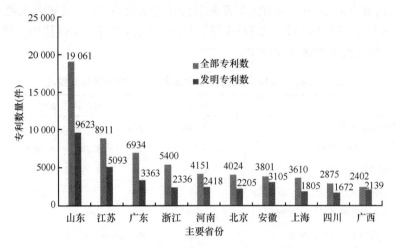

图13 2014年主要省市医药专利申请数量

专利的IPC号代表了该专利所属的技术领域,表17对2014年北京医药专利涉及最多的技术领域进行梳理。涉及最多的领域是用于"诊断目的的测量",如体温、血压、血液特征、泌尿功能等人体各方面特征的测量;其他涉及器械、方法的领域还有"外科器械、装置或方法","以气体处理法影响病人呼吸系统的器械","可植入血管中的滤器;假体,即用于人体各部分的人造代用品或取代物;用于假体与人体相连的器械;对人体管状结构提供开口或防止塌陷的装置,例如支架"等。

表17 2014年北京市申请医药专利的主要技术领域分布

IPC	技术领域	专利数量
A61B5/00	用于诊断目的的测量	609
A61K36/00	含有来自藻类、苔藓、真菌或植物或其派生物,例如传统草药的未确定结构的药物制剂	451
A61K31/00	含有机有效成分的医药配制品	415
A61K9/00	以特殊物理形状为特征的医药配制品	315
A61B17/00	外科器械、装置或方法	287
A61P31/00	抗感染药,即抗生素、抗菌剂、化疗剂	267
A61P35/00	抗肿瘤药	263
A61K47/00	以所用的非有效成分为特征的医用配制品,例如载体、惰性添加剂	236
A61M16/00	以气体处理法影响呼吸患者系统的器械,例如口对口呼吸、气管用插管	168
A61F2/00	可植入血管中的滤器;假体,即用于人体各部分的人造代用品或取代物;用于假体与人体相连的器械;对人体管状结构提供开口或防止塌陷的装置,如支架	136

医药配制品有"含有机有效成分的医药配制品","以特殊物理形状为特征的医药配制品","以所用的非有效成分为特征的医用配制品,例如载体、惰性添加剂","含有来自藻类、苔藓、真菌或植物或其派生物,例如传统草药的未确定结构的药物制剂"。

药物方面涉及最多的领域是"抗感染药,即抗生素、抗菌剂、化疗剂"和"抗肿瘤药"。

(三) 2010~2014 年北京医药专利申请趋势

1. 2010~2014 年北京申请医药专利数量基本呈上升趋势

近 5 年来,北京市机构和个人每年申请的医药专利数量均在 5000 件以内(由于专利公开有时滞性,2014 年申请数据尚不完整),且基本呈上升趋势;其中发明专利数量保持在 2000~3000 件,2012 年发明专利数量略有下降,此后又缓慢回升(图 14)。

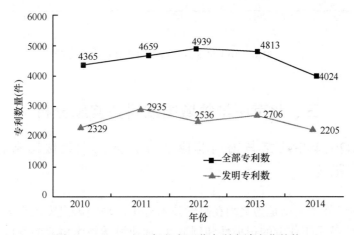

图 14　2010~2014 年北京医药专利申请变化趋势

2. 2010~2014 年北京申请医药发明专利较其他省份有所落后

为了进一步横向比较北京与其他主要省份近 5 年发明专利的申请情况,选取了 2014 年专利申请量最多的前 6 个省份,比较这些省份在近 5 年发明专利申请的变化情况。从图 15 中可以看出,山东省和江苏省的优势非常明显;北京市和山东省、江苏省在 2010、2011 两年的实力相近,但 2012 年开始北京市的发明专利申请量却略有下降,而山东省和江苏省却几乎呈直线增长;2013 年北京市的发明专利申请量又被广东省超越。

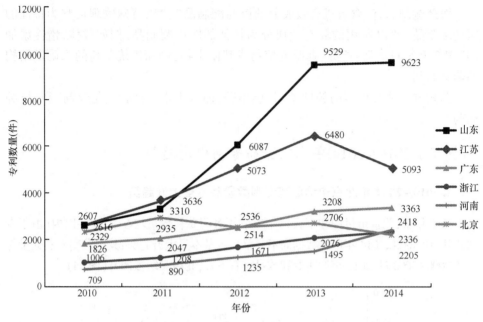

图 15　2010~2014 年主要省份发明专利申请变化趋势

三、北京医学领域国家科技奖励分析

（一）2014 年北京与国内其他省份获得医学领域国家科技奖励比较

国家科学技术奖励是为奖励在科学技术进步活动中做出突出贡献的公民、组织，调动科学技术工作者的积极性和创造性，加速科学技术事业的发展，提高综合国力而设立的一系列奖项，包括国家最高科学技术奖、国家自然科学奖、国家技术发明奖、国家科学技术进步奖、中华人民共和国国际科学技术合作奖五大类。这里主要是统计和分析 2014 年北京在医学领域的国家自然科学奖、国家技术发明奖、国家科学技术进步奖的获奖情况。此外，还统计了北京获得的医学领域国家自然科学奖、中华医学科技奖和中华预防医学会科学技术奖的情况。

1. 2014 年北京获得的医学领域国家自然科学奖励数量居第一位

国家自然科学奖授予在数学、物理学、化学、天文学、地球科学、生命科学等基础研究，以及信息、材料、工程技术等领域的应用基础研究中阐明自然现象、特征和规律，并做出重大科学发现的公民，但不授予组织。2014 年医学领域 8 个获奖项目的完成人（并列单位及个人排名不分先后，下同）共分布在 9 个省份及直辖市或特别行政区（表 18），其中北京学者的获奖项目最多，共占据 4 席，位居获奖数量的第一位。

表18　2014年医学领域国家自然科学奖励项目数量分布情况

排序	名称	获奖数量(项)
1	北京市	4
2	上海市	2
3	香港特别行政区	1
3	重庆市	1
3	湖南省	1
3	浙江省	1
3	云南省	1
3	广东省	1
3	辽宁省	1

注:由于部分获奖项目是由不同省份或直辖市或特别行政区的研究人员合作完成,因此表中的获奖数量总和要大于实际的获奖项目数量。下同。

2. 2014 年北京获得的医学领域国家科学技术进步奖励数量居第一位

国家科学技术进步奖授予在技术研究、技术开发、技术创新、推广应用先进科学技术成果、促进高新技术产业化,以及完成重大科学技术工程、计划等过程中做出创造性贡献的中国公民和组织,每年奖励项目总数不超过400项,分为特等奖、一等奖和二等奖3个等级。2014年医学领域26个获奖项目的完成人共分布在17个省份及直辖市或特别行政区(表19),其中北京学者的获奖项目最多,一共占据14席,位居获奖数量的第一位。

表19　2014年医学领域国家科技进步奖励项目数量分布情况

排序	名称	获奖数量(项)
1	北京市	14
2	上海市	9
3	浙江省	7
4	江苏省	4
5	广东省	3
5	香港特别行政区	3
7	天津市	2
7	湖南省	2
7	辽宁省	2
7	黑龙江省	2
7	山东省	2

续表

排序	名称	获奖数量(项)
12	福建省	1
12	河北省	1
12	江西省	1
12	四川省	1
12	云南省	1
12	湖北省	1

3. 2014 年北京获得的医学领域国家技术发明奖励数量居第二位

国家技术发明奖授予运用科学技术知识做出产品、工艺、材料及其系统等重大技术发明的中国公民。2014 年医学领域 4 个获奖项目的完成人共分布在 5 个省份及直辖市或特别行政区(表 20),其中江苏学者的获奖项目最多,一共占据 2 席,位居获奖数量的第一位;其余的北京、广东、湖北及陕西则各有 1 个获奖项目,并列第二位。

表 20   2014 年医学领域国家自然科学奖励项目数量分布情况

排序	名称	获奖数量(项)
1	江苏省	2
2	北京市	1
2	广东省	1
2	湖北省	1

4. 2014 年北京获得的医学领域教育部科技奖励数量居第二位

高等学校科学研究优秀成果奖(科学技术)(以下简称为教育部科学技术奖)主要授予在科学发现、技术发明、促进科学技术进步和专利技术实施等方面做出突出贡献的个人和单位,用以鼓励在推动科学技术进步中做出突出贡献的高等学校教师、科技工作者和科研组织,授予我国公民和组织,并对同一项目授奖的公民、组织按照贡献大小排序,分设自然科学奖、技术发明奖、科技进步奖、科技进步奖(推广类)和专利奖。2014 年医学领域 94 个获奖项目的完成人共分布在 20 个省份及直辖市或特别行政区(表 21),其中上海、北京及江苏三地学者的获奖项目数量以绝对优势位居前三位,分别为 30、26 及 21 项;浙江和香港并列第四位,均为 9 项。

表 21　2014 年医学领域教育部科学技术奖励项目数量分布情况

排序	名称	获奖数量(项)
1	上海市	30
2	北京市	26
3	江苏省	21
4	浙江省	9
4	香港特别行政区	9
6	四川省	6
7	湖北省	5
7	陕西省	5
7	湖南省	5
7	山东省	5
7	广东省	5
11	黑龙江省	4
12	辽宁省	2
12	天津市	2
14	安徽省	1
14	山西省	1
14	吉林省	1
14	贵州省	1
14	重庆市	1
14	澳门特别行政区	1

5. 2014 年北京获得的中华医学科技奖励数量居第一位

中华医学科技奖是中华医学会面向全国医药卫生行业设立的科技奖,是经国家卫计委(原卫生部)、科技部批准的全国首批通过社会力量设立的 26 个奖项之一,同时也是全国性医药卫生领域的最高奖项,涉及基础医学、临床医学、预防医学与卫生学、药学、中医中药学等领域,旨在奖励医学科技领域有杰出贡献的个人和集体。2014 年中华医学科技奖 85 个获奖项目的完成人共分布在 23 个省份及直辖市或特别行政区(表 22),其中京沪两地学者的获奖项目数量以绝对优势位居前两位,分别为 32 项及 23 项。

表 22　2014 年中华医学科技奖励项目数量分布情况

排序	名称	获奖数量(项)
1	北京市	32

排序	名称	获奖数量(项)
2	上海市	23
3	重庆市	8
3	江苏省	8
5	广东省	6
6	香港特别行政区	5
7	浙江省	4
7	四川省	4
9	湖南省	3
9	福建省	3
9	湖北省	3
9	天津市	3
13	广西壮族自治区	1
13	新疆维吾尔自治区	1
13	青海省	1
13	甘肃省	1
13	河南省	1
13	山东省	1
13	辽宁省	1
13	黑龙江省	1
13	陕西省	1
13	山西省	1
13	安徽省	1

6. 2013 年北京获得的中华预防医学会科学技术奖励数量居第一位

中华预防医学会科学技术奖于 2006 年 12 月 8 日由中华预防医学会正式设立,是首个准予登记的由社会力量设立的公共卫生与预防医学领域科学技术大奖,用于奖励在预防医学科学技术进步活动中做出突出贡献的个人和集体,从 2007 年起每两年评奖、授奖一次。2013 年共有 50 项科研成果分获一、二、三等奖。项目完成人共分布在 20 个省份及直辖市或特别行政区(表 23),其中北京地区学者的获奖项目数量位居第一位,为 25 项;上海和山东并列第二位,均为 7 项。

表 23　2013 年中华预防医学会科学技术奖励项目数量分布情况

排序	名称	获奖数量(项)
1	北京市	25
2	上海市	7
2	山东省	7
4	广东省	5
5	浙江省	4
5	四川省	4
7	江苏省	3
7	安徽省	3
9	湖北省	2
9	天津市	2
9	广西壮族自治区	2
12	河南省	1
12	贵州省	1
12	香港特别行政区	1
12	辽宁省	1
12	山西省	1
12	云南省	1
12	青海省	1
12	江西省	1
12	湖南省	1

（二）2010～2014 年北京医学领域国家科技奖励趋势分析

1. 2010～2014 年北京获医学领域各项国家科技奖励数量变化幅度不大

2010～2014 年,北京获得的医学领域国家自然科学奖共 12 项、国家科学技术进步奖共 71 项、国家技术发明奖共 5 项,其在各年度的分布状况如表 24 和图 16 所示,可以看出各年份三大奖项数量的变化幅度均不大,其中以国家科学技术进步奖的获奖数量为最多、国家技术发明奖的获奖数量为最少。

表 24　2010～2014 年北京获得的医学领域国家科学技术奖励数量年代分布

	2010 年	2011 年	2012 年	2013 年	2014 年
国家自然科学奖	1	1	3	3	4
国家科学技术进步奖	8	21	14	14	14
国家技术发明奖	2	0	2	0	1

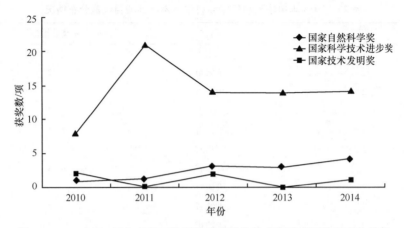

图 16　2010~2014 年北京获医学领域国家科学技术奖励项目数量变化趋势

2. 2010~2014 年北京获医学领域教育部科技奖励数量变化趋势较为平稳

2010~2014 年,北京获得的医学领域教育部科学技术奖共 118 项,其在各年度的分布状况如图 17 所示,可以看出各年份获奖项目数量的变化趋势较为平稳,幅度不大,每年基本维持在 25 项左右,其中以 2011 年及 2014 年的获奖数量为最多。

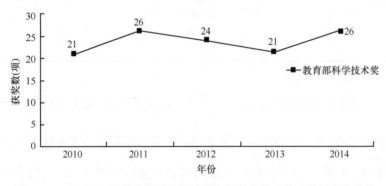

图 17　2010~2014 年北京获医学领域教育部科学技术奖励数量变化趋势

3. 2010~2014 年北京获中华医学科技奖励数量变化幅度不大

2010~2014 年,北京获得的中华医学科技奖共 156 项,其在各年度的分布状况图 18 所示,可以看出各年份获奖数量的变化幅度不大,每年基本维持在 30 项左右,其中以 2012 年的获奖数量为最多。

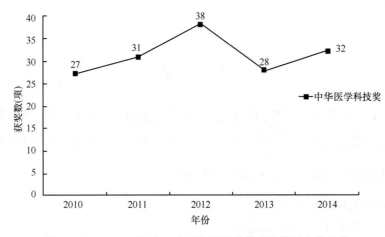

图 18　2010~2014 年北京获中华医学科技奖励数量变化趋势

4. 2007~2013 年北京获中华预防医学会科学技术奖励变化幅度不大

由于中华预防医学会科学技术奖是从 2007 年起每两年评奖、授奖一次，截至目前一共为 4 次（分别为 2007 年、2009 年、2011 年及 2013 年），因而这里将统计 2007~2013 年北京获得的中华预防医学会科学技术奖获奖项目数量，共 104 项，其在各年度的分布状况如图 19 所示，可以看出各年份获奖数量的变化幅度不大，每年基本维持在 25 项左右，其中以 2011 年的获奖数量为最多。

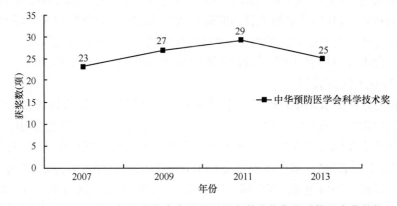

图 19　2007~2013 年北京获中华预防医学会科学技术奖励数量变化趋势

（张　玢　肖宇锋　李　阳　唐小利）

附　录

附录1　《北京技术创新行动计划(2014~2017年)》"重大疾病科技攻关与管理"专项系列成果新闻发布会项目简介

1. 我国脑血管病领域研究改写国际指南

项目单位:首都医科大学附属北京天坛医院

项目负责人:王拥军　副院长,教授

项目简介:

短暂性脑缺血发作(TIA)和轻型卒中是最常见的脑血管病急症,每年新发患者约300万例,占整体脑血管病50%~60%,而且早期是最易卒中复发的脑血管病急症,一旦复发常造成患者终身残疾乃至死亡。对其早期治疗时,阿司匹林是唯一有效的抗血小板药物,但即便在其治疗下,早期卒中复发率仍高达10%~20%。

针对TIA和轻型卒中早期预防和治疗的难题,北京天坛医院联合全国17个省(直辖市)的114家医院共同完成了大型多中心、随机、双盲、对照临床研究——CHANCE研究("氯吡格雷治疗急性非致残性脑血管事件高危人群的疗效研究")。研究结果表明:双抗早期干预性治疗早期轻型卒中/TIA优于单阿司匹林治疗,使其发展为致残、致死的严重脑血管病的概率减少了32%。该研究成果为轻型卒中/TIA患者提供了更有效的治疗方案,预计临床应用后,将每年为我国减少10万例再发卒中患者,以每例卒中患者直接住院医疗费用约2.5万元计算,每年可为我国节省约25亿元医疗费用。

目前上述研究成果不仅改写了中国脑血管病治疗指南,使得该成果已经在全国脑血管病治疗领域广泛应用;同时也改写了国际指南,成为国际范围内脑血管病治疗领域的重要标志性成果。该成果2013年6月在国际顶级医学杂志《新英格兰医学杂志》上发表;之后被国际著名的UpToDate指南数据库纳入,并且更新了国际循证医学证据。2014年被《新英格兰医学杂志》、《柳叶刀》及《自然·神经病学评述》等国际著名杂志评为"2013年神经科十大看点"和"2012~2014年中最重要的十大进展"。

2. 我国在精神疾病诊断治疗和康复模式上取得重要进展

项目单位:首都医科大学附属北京安定医院

项目负责人:马辛　院长,教授

项目简介:

精神分裂症和抑郁症是我国最为常见的两类重性精神疾病,据国家卫生计生委估计,目前我国精神分裂症患者大约有 780 万人,抑郁症患者已经超过 2600 万。这两类疾病具有较高的患病率、复发率、再住院率以及致残率,病程较长,自杀或肇事肇祸行为多见,严重影响患者的生活质量,加重社会及家庭的经济负担。

针对此问题,由首都医科大学附属北京安定医院为牵头单位,按照"4+6+6+6"模式组建了团队,即 4 家三级专科医院、6 家三级综合医院、6 家二级专科医院、6家社区医院"共 192 人,对精神分裂症和抑郁症的诊治和康复技术进行了系统研究,并在国内率先建立和推广全病程综合、规范化治疗及康复的关键技术:首次制定了符合中国国情的精神分裂症和抑郁症治疗规范和临床路径;结合中国临床实际,首次提出药物长期维持治疗方案并得到国际同行的高度评价;首次制定了中国不同等级医院的治疗规程;首次牵头制定了国内精神疾病治疗临床路径,提高了治疗的规范化研发和建立了中医疗法和脑调控治疗技术在精神分裂症和抑郁症诊治中的应用;首次提出并建立了量化的抑郁症中医证候分型诊断标准;研发了"石黄清热口服液"制剂和开发应用子午流注技术治疗精神药物不良反应;首次明确提出单纯经颅磁刺激治疗是抑郁症治疗的有效替代疗法。研发了社区精神分裂症和抑郁症康复技术模块;研发了 5 套适用于中国社区的康复技术模块,降低了患者复发率和再住院率,减少了肇事肇祸率和自伤自杀风险,康复效果指标达到国内领先水平。通过上述关键技术的推广应用,降低了患者平均住院日约 40%,减少了住院费用,经济效益显著。在此基础上,建立了成熟的北京精神疾病临床研究、技术评价和成果推广模式,建立了 48 个成果应用推广基地;直接受益患者 20 000 余人。

目前上述研究成果不仅为北京制定精神卫生政策提供了重要数据,而且为中国精神疾病治疗指南的修订及临床路径的制订提供了重要参考依据,同时为国际指南的修订提供了参考。该项目发表论文 229 篇,其中 SCI 论文 56 篇,最高 IF 为12.522;他引 3890 次;中文论文 173 篇。培养研究生 30 余名;举办了 50 余场培训班,培训精神科医师 3500 余名;主办国际会议 5 场,国内会议 20 余场。获专利2 项。

3. 建立新的急性白血病治疗方案,达到国际最好的疗效

项目单位:北京大学人民医院
项目负责人:黄晓军　血液研究所所长,教授
项目简介:

急性白血病和多发性骨髓瘤等血液恶性肿瘤是严重危害人民健康的重大疾病,死亡率高,提高其根治率具有重大意义。北京大学人民医院在新的血液恶性肿瘤标志物的确认及其应用方面取得重大进展。

在急性髓性白血病治疗方面,发现了与 t(8;21)急性髓性白血病临床预后相关的标志物,建立新的危险分层体系,达到国际上最好的疗效。该研究成果于 2013

年发表在国际血液学权威杂志 *Blood* 上，目前已经被欧美血液病一线专家作为临床治疗推荐，并被《2014 年中国造血干细胞移植治疗指南》采纳。

在急性早期早幼粒细胞白血病（APL）方面，研究出了"不化疗、不输液、仅用 2 个口服药物 8 个月疗程治疗 APL"新方案，降低治疗费用，提高患者生存质量。研究首次证实仅用两个口服药物治疗 APL 的可行性，使 APL 的治疗更为简便，避免化疗带来的多种副作用，大大提高了患者的生存质量，同时减轻了患者医疗费用负担。目前该研究所有受试患者达到完全缓解，为每例患者节约直接住院医疗费用约 5 万元。研究成果于 2014 年 12 月在国际顶级医学杂志《新英格兰医学杂志》上发表。目前正在进一步验证。预计该方案推广临床后，每年可为我国节省约 2 亿元医疗费用。

此外，该研究团队还国际上首次发现 4 个新的 PML 突变位点，并提出砷剂耐药时 PML 突变存在一个"突变热点区"，完善了对急性早幼粒白血病患者砷剂耐药机制的认识，有望实现 APL 的分层治疗和个性化治疗，并为下一步克服耐药的研究提供基础。该研究成果也于 2014 年 5 月在国际顶级医学杂志《新英格兰医学杂志》上发表，并被写入正在编写的第 14 版 *Wintrobe Hematology* 教科书中。

4. 建立我国黑色素瘤治疗模式并纳入国际指南

项目单位：北京大学肿瘤医院
项目负责人：郭军　副院长，教授
项目简介：

黑色素瘤在我国每年新发病人数超过 2 万人，发病率低但致死率极高，常规化疗有效率不足 8%，且不能延长患者总生存。放疗虽能改善部分患者生活质量，但也无延长总生存的证据。

北京肿瘤医院黑色素瘤诊疗中心于 2010 年开始对我国黑色素瘤患者遗传学特点进行了深入分析并发现与欧美患者遗传学特点的不同。研究发现中国黑色素瘤患者 C-KIT 基因变异率达 17.1%，是高加索人的 3 倍。BRAF 和 NRAS 突变率分别为 25.5% 和 7.2%，多因素分析显示 C-KIT 和 BRAF 突变是黑色素瘤独立预后因素，提示针对 C-KIT 和 BRAF 的抑制剂或可使患者获益。

课题组通过多中心临床试验证明 C-KIT 变异的晚期黑色素瘤患者使用伊马替尼治疗后，疾病控制率达 60%，有效率较标准化疗提高了近 4 倍，且患者无进展生存期得到明显延长。研究成果改写了中国黑色素瘤治疗指南，也被美国 2014 年版 NCCN 黑色素瘤指南和头颈部肿瘤指南所采纳。同时证明 mTOR 信号通路活化是黑色素瘤患者伊马替尼继发耐药的机制，使用依维莫司治疗可使患者肿瘤再次缩小。为中国黑色素瘤患者个体化靶向治疗提供了新思路，展现了令人振奋的黑色素瘤治疗前景。

5. 北京市率先提出"锁定及阻断 HIV 感染关键人群及关键时期"的艾滋病防控新策略

项目单位:首都医科大学附属北京佑安医院

项目负责人:吴昊　感染中心主任,教授

项目简介:

经研究显示,性传播是艾滋病传播的首要途径,占 95.3%,其中男男同性性接触者(Men who have sex with men,MSM)传播占 73.5%,北京市艾滋病防控面临着严峻挑战。

针对北京市艾滋病防控的特点,早在 2006 年北京市科委就已拉开了"艾滋病防治策略及综合防治研究"的序幕,由首都医科大学附属北京佑安医院牵头,联合国家 CDC、北京市 CDC、北京各大医院及科研机构等十余家艾滋病研究优势单位,共同完成了大型前瞻性队列研究——"北京原发 HIV 感染队列"(Beijing PRIMO Cohort)。研究建立了全球最大的单中心覆盖 8000 人的 HIV 阴性 MSM 队列及 500 人的原发感染者前瞻性队列;在我国率先提出了"锁定及阻断 HIV 感染关键人群及关键时期"的艾滋病防控新策略,对 HIV 感染高危网络进行靶向干预;于 2013 年作为全国试点城市率先开展了"早检早治"防控策略,为全国艾滋病防控提供了循证医学证据。

上述研究成果在全国艾滋病预防与治疗领域广泛应用,并改写了中国艾滋病治疗指南,预计在全国范围推广后,将会在 2020 年之前实现三个 90%(HIV 感染者发现率,治疗覆盖率及病毒学成功抑制率)的战略目标,从而遏制 HIV 传播的快速增长势头,改善患者预后。同时 MSM 高危人群防控策略阶段性成果于 2013 年 12 月在柳叶刀年会上进行大会交流,摘要被国际顶级医学杂志 The Lancet 选录,补充了国际艾滋病防控的循证医学证据。

6.《腰椎间盘突出症诊断》、《脊柱外科导航技术标准》两项标准成为国家卫生行业标准

项目单位:北京积水潭医院

项目负责人:田伟　院长　刘波　教授

项目简介:

近年来,随着生活方式的改变,脊柱退行性疾病(以颈椎和腰椎退行性疾病最为常见)患病率高且存在随年龄增加而升高的趋势,已成为影响全球人群健康的公共卫生问题。根据全球疾病负担研究组的数据,颈痛和腰痛已成为全球第四位影响疾病负担的因素。脊柱疾病治疗对手术的精确性和稳定性要求很高。传统手术方式难度极高且并发症发生率相对较高,很难进行推广。除此之外,对于常见的腰椎间盘突出症,其诊断和治疗方案不统一。

　　该项目按照循证指南的制定方法,制定了《腰椎间盘突出症诊疗标准》、《计算机导航辅助脊柱外科手术操作规范》,并在国内进行了临床验证,并得到全国 30 个省/直辖市范围内进行专家的认可,最终成为卫生行业标准。其中,脊柱导航方面,通过本规范的应用,已将手术精度从 3mm 提高到 0.74mm,不同术式的手术精确率提高到了 95% 以上,减少并发症的发生,为骨科高难度手术的推广奠定了坚实的基础。目前,该规范已在全国 15 省/市/自治区 30 家医院开展应用,受益患者 13 000 人。

　　上述研究成果不仅打破了中国智能骨科发展的瓶颈,对全球智能骨科的发展都具有里程碑式的意义。通过计算机导航辅助脊柱外科手术操作规范的研究,本团队开发了多种智能骨科术式,并在全球范围内首创 7 种新的骨科术式,其中提出的 CAMISS(计算机辅助脊柱微创手术)新理念,被 ISASS(国际脊柱创新学会)收入《微创教程》。研究结果被脊柱外科领域顶级期刊 *Spine* 等收录。研究成果被评为 2014 年度北京市科技进步一等奖,2015 年度国家科技进步二等奖。

7. 世界首例利用高通量测序技术同时避免单基因遗传病和染色体病的试管婴儿诞生

项目单位:北京大学、北医三院

项目负责人:乔杰　院长　谢晓亮　教授　汤富酬　教授

项目简介:

　　目前世界上已经发现的单基因遗传病有七千多种,患者人数庞大,多种疾病可直接导致患者的夭折、早逝或者严重伤残,给家庭和国家带来沉重的经济负担和社会负担。因担心遗传疾病继续遗传,很多患者甚至不敢生育后代。目前国际上通常应用胚胎植入前遗传学诊断的方法防止遗传病患儿的出生,阻断遗传病在家族中的延续,但不能同时实现检测染色体异常和单基因点突变异常,且检测成本也很高。

　　北医三院乔杰教授团队与北京大学生物动态光学成像中心谢晓亮以及汤富酬教授团队合作,采用自主研发的国际领先的单细胞基因组扩增高通量测序技术,首次实现对单个卵母细胞极体基因组的高精度测序,成功对人类基因组进行分型,建立了世界首个人类女性个人遗传图谱。利用此方法可准确推断胚胎母源基因组信息,预测遗传性致病基因,避免先天性遗传缺陷婴儿的出生;在此基础上,创新性地利用单个细胞的含致病基因扩增产物和全基因组扩增产物进行单次高通量测序,成功攻克在胚胎着床前同时诊断出单基因疾病和染色体异常疾病这一世界难题。该研究于 2013 年发表在 *Cell* 杂志上,*Nature* 同时配发述评文章,称之为"重要的无创性检查方法"。鉴于研究成果的国际影响力和临床价值,该研究被科技部评为"2014 年度中国科学十大进展"。

　　2014 年 9 月 19 日,世界首例经 MALBAC 基因组扩增高通量测序进行单基因遗传病筛查的试管婴儿在北京大学第三医院诞生。目前 21 例患者完成胚胎遗传诊断,实施移植手术 12 例,6 例出生,3 例妊娠,成功率约 75%。

8. 结构生物学——为治愈阿尔茨海默症、心脑血管疾病提供新的药物靶点

项目单位:清华大学

项目负责人:施一公　教授

项目简介:

随着全球化的加剧和创新模式的改变,以创新为驱动力的生物医药研发服务业呈快速增长态势,引起了社会各界广泛关注。基于药物靶点生物大分子结构的药物设计与优化药物是新药研发的一个重要环节,建立一个基于结构生物学的新药研发服务平台不仅能够为北京发展成为新药研发创新基地提供强大的技术支撑,而且还能利用平台的整体影响力加大对国外企业的吸引力,让它们更愿意选择在北京创业,这将为北京在新一轮的生物医药产业竞争中脱颖而出创造一定的条件。

清华大学施一公教授团队,共解析了与植物和动物疾病相关的共 13 个靶标蛋白晶体结构,包括与阿尔茨海默症相关的早老素同源蛋白(PSH)的晶体结构、与心脑血管疾病密切相关的机械敏感性离子通道的晶体结构等,发表了高水平文章 21 篇,包括 7 篇 *Nature* 和 1 篇 *Science*。后续,施一公教授课题组继续进行与阿尔茨海默症相关蛋白质的研究,并于 2014 年在世界上首次报道了与阿尔茨海默症发病直接相关的人源 γ-secretase 的精细三维结构,为理解阿尔茨海默症的发病机制提供了重要线索。该成果发表于国际顶级期刊 *Nature* 杂志。

上述诸多与重要疾病相关联的蛋白质的晶体结构的成功解析,有助于清楚地揭示相关疾病的发病机制及靶标蛋白的作用机制,进而为治愈这些疾病提供了新的药物靶点。该课题的圆满完成突出地带动和提升了北京地区生命科学及生物制药领域的研究水平,为北京地区的新药研发提供了极其强有力的技术和平台支撑。

基于这一从结构生物学角度解析药物靶点生物大分子结构的药物设计与优化研发服务平台的成功构建,2012 年清华大学结构生物学中心与多家国际知名制药公司建立了坚实的战略性合作关系。本项目平台自 2011 年顺利运行以来,开展了与拜耳(7 项)、罗氏(1 项)、施贵宝(4 项)等国际制药公司的密切合作,完成了 12 个靶点蛋白/复合物的结构测定。经过多项国际间合作,有效地鼓励了创新制药国际跨国公司扎根北京,在北京设立研发部门,整体上极大地推动和促进了北京市在生物医药领域上的大步发展。

9. 中医药克顽疾——银屑病治愈率提高 20%

项目单位:首都医科大学附属北京中医医院

项目负责人:王萍　皮肤科主任,主任医师

项目简介:

银屑病俗称"牛皮癣",是一种慢性皮肤病,一旦患病便反复发作、难以治愈,临床上也没有特效的治疗技术。目前我国有 600 余万银屑病患者,严重影响患者的生活质量。

由首都医科大学附属北京中医医院牵头,联合协和医院、北大医院、中日友好医院、空军总医院、北京朝阳医院等 10 余家三甲医院共同针对银屑病的诊治难题,开展了科研攻关,在融合了赵炳南教授、张志礼教授等多位名老中医临床经验的基础上,结合当前的西医临床研究方法,优化了中医治疗银屑病方案并制定了银屑病治疗指南,首次运用中医理论制定了西医认可并应用于临床的诊断分型标准,真正实现了中西医的融会贯通,可使银屑病治疗有效率由 59% 上升到 77%,1 年复发率由 25% 下降到 20%。据推算,如采用该项研究的新方案治疗银屑病,1 年可以多治愈全国约 108 万名患者,每年可为国家节约 130 亿元医疗费用。1 年可避免全国约 30 万人复发,每年可为国家节约 36 亿元医疗费用。

课题组制定的《寻常型银屑病(白疕)中医药循证实践指南》,已被国家中医药管理局及中华中医药学会、北京中医药学会和北京中西医结合学会进行发布和推广,其中的"凉血解毒汤"和"养血解毒汤"被列入"强推荐"方药,并已在北京良乡医院、北京平谷区医院、北京延庆县中医院等基层医院进行了很好的推广。

10. 国内率先建立起规模最大的"生物银行"

项目单位:首都医科大学

项目负责人:王晓民 副校长

项目简介:

高质量、高水准的生物银行是重大疾病基础与临床研究、药物研发与产业化的最重要环节、最宝贵资源。全球已超过 10 个国家或地区正在建设生物银行。我国尤其是北京的疾病生物样本资源极其丰富,因此,有优势和必要抢占重大疾病生物银行建设先机,以抢占我国生物医药产业发展的国际制高点。

为配合"十大疾病科技攻关与管理工作",市科委率先在全国建立北京重大疾病临床数据和样本资源库(简称"北京生物银行")。这是国内首个由政府主导的全国规模最大的、符合国际标准的生物银行,由京区 15 家医科院所参与建设。目前,北京生物银行取得的主要标志性成果:

(1)制定了国际标准通用的疾病临床信息术语集,样本采集、处理、保存等操作规范;

(2)现已收集病例 7 万余例,采集标本 12 万余份,入库样本 70 万余份(包括全血、组织、菌株、细胞、DNA 等多种样本);

(3)依托各疾病样本库,共发表 230 篇 SCI 文章,承接 170 项国家、省部级科研项目,其中,依托脑血管病库,首都医科大学附属北京天坛医院王拥军教授联合美国加利福尼亚大学发表了我国神经病学领域第一篇原著论文;

（4）2015 年 3 月 5 日王晓民教授当选国际生物及环境样本库协会首届（2015～2018 年度）中国区主席。

（5）首都医科大学附属北京儿童医院承建的儿童白血病疾病样本库、首都医科大学附属北京佑安医院艾滋病样本库及乙肝样本库先后于 2014 年、2015 年通过 ISO9001 质量管理体系认证，这是国内首批生物样本库通过国际体系认证，标志着北京生物银行的质量控制体系和管理规范已达到国际先进水平。

（6）6 家分库单位获科技部国家临床医学研究中心（全国共计 22 家临床研究中心）。

附录 2　2014 年第二批国家临床医学研究中心入选名单

序号	中心名称	依托单位
1	国家精神心理疾病临床医学研究中心	北京大学第六医院*
2		中南大学湘雅二医院
3		首都医科大学附属北京安定医院*
4	国家妇产疾病临床医学研究中心	中国医学科学院北京协和医院*
5		华中科技大学同济医学院附属同济医院
6		北京大学第三医院*
7	国家消化系统疾病临床医学研究中心	第四军医大学西京医院
8		首都医科大学附属北京友谊医院*
9		第二军医大学长海医院

* 为北京地区单位。

附录 3　2014～2015 年医疗卫生领域入选"科技北京百名领军人才培养工程"人员名单

年份	姓名	单位
2014	王振常	首都医科大学附属北京友谊医院
	吉训明	首都医科大学宣武医院
2015	刘芝华	中国医学科学院肿瘤医院
	张澍田	首都医科大学附属北京友谊医院
	杨仕明	中国人民解放军总医院
	荆志成	中国医学科学院阜外心血管病医院

附录 4 2014~2015 年入选"北京市科技新星计划"人员名单

年份	姓名	单位	研究方向
2014	张辛	北京大学第三医院	运动医学
2014	汪旸	北京大学第一医院	皮肤性病学
2014	卫彦	北京大学口腔医院	口腔医学
2014	胡文瀚	北京市神经外科研究所	外科学(神外)
2014	郭淑贞	北京中医药大学	中西医结合基础
2014	王雪茜	北京中医药大学	细胞生物学
2014	郭翔宇	北京中医药大学东方医院	中医内科学
2014	李齐宏	解放军第 307 医院	口腔临床医学
2014	宋睿	军事医学科学院毒物药物研究所	药理学
2014	马晓黎	首都医科大学附属北京妇产医院	妇产科学
2014	关宇光	北京三博脑科医院有限公司	神经外科学
2014	黄立锋	北京市呼吸疾病研究所	烧伤外科学
2014	戚智峰	北京市老年病医疗研究中心	神经生物学
2014	田贵华	北京中医药大学东直门医院	针灸推拿学
2014	白鹏	北京中医药大学东直门医院	针灸推拿学
2014	王志杰	北京肿瘤医院	肿瘤学
2014	杨鹏辉	解放军第 302 医院	免疫学
2014	徐小洁	军事医学科学院生物工程研究所	遗传学
2014	王友信	首都医科大学	人类遗传学
2014	谢贤聚	首都医科大学附属北京口腔医院	口腔正畸学
2014	潘国凤	首都医科大学附属北京世纪坛医院	中西医结合基础
2014	张伟	首都医科大学附属北京天坛医院	神经外科学
2014	石广霞	首都医科大学附属北京中医医院	针灸推拿学
2014	吕诚	中国中医科学院中医临床基础医学研究所	中西医结合基础
2014	曹娅丽	中日友好医院	肾脏病学
2014	吕杨	中国人民解放军总医院	肾脏病学
2014	许猛	中国人民解放军总医院	骨关节外科
2014	刘林	中国人民解放军总医院	肿瘤分子生物学
2014	段峰	中国人民解放军总医院	神经病学
2014	康春燕	中国人民解放军总医院	创伤修复与组织再生
2014	刘娜	中国人民解放军总医院	口腔医学

年份	姓名	单位	研究方向
2014	林季	中国人民解放军总医院	老年呼吸
2014	王姗姗	中国人民解放军总医院	介入放射学
2014	李小雷	中国人民解放军总医院	普通外科
2014	柴伟	中国人民解放军总医院	骨科
2014	冯金超	北京工业大学	医学影像分析与处理
2014	彭思颖	北京百奥赛图基因生物技术有限公司	分子生物学,微生物学和生物化学
2014	刘志华	北京百迈客生物科技有限公司	生物医学工程
2014	贾宏博	北京博锐双光子科技有限公司	神经生理学
2015	张国良	百济神州(北京)生物科技有限公司	药物研发
2015	翟晖	北京大清生物技术有限公司	生物医药
2015	于洋	北京大学第三医院	生殖医学
2015	林志森	北京大学第一医院	遗传性皮肤学
2015	冯芝恩	首都医科大学附属北京口腔医院	口腔颌面外科
2015	张晋	北京积水潭医院	骨外科学
2015	张国庆	北京农学院	微生物学
2015	赵海苹	北京市老年病医疗研究中心	神经生物学
2015	刘燕	北京市心肺血管疾病研究所	心血管病理生理
2015	邢蕊	北京市肿瘤防治研究所	肿瘤蛋白质组学和基因组学
2015	贾东晨	北京双鹭药业股份有限公司	生物制药
2015	张维军	北京天智航医疗科技股份有限公司	医用光机电
2015	陈钊	北京雅康博生物科技有限公司	体外诊断试剂开发
2015	陆洋	北京中医药大学	中药药剂学
2015	曹瑞源	军事医学科学院毒物药物研究所	药理学
2015	潘欣	军事医学科学院生物医学分析中心	细胞生物学
2015	周蕾	中国人民解放军军事医学科学院微生物流行病研究所	军事预防医学
2015	赵昆	乐普(北京)医疗器械股份有限公司	医疗器械研发
2015	管吉松	清华大学	神经生物学
2015	姜茜	首都儿科研究所	医学遗传学
2015	刘曙光	首都医科大学附属北京儿童医院	儿童血液肿瘤
2015	徐骏疾	首都医科大学附属北京口腔医院	口腔放射
2015	游赣	首都医科大学附属北京天坛医院	神经外科学
2015	王开杰	首都医科大学附属北京同仁医院	眼科学

续表

年份	姓名	单位	研究方向
2015	王艳	卫计委北京医院	心血管内科
2015	杨志	中国科学院心理研究所	神经影像学
2015	黄火清	中国农业科学院饲料研究所	微生物基因工程
2015	潘湘斌	阜外心血管病医院	心脏外科
2015	孙力超	中国医学科学院肿瘤医院	细胞生物学
2015	陈应泰	中国医学科学院肿瘤医院	肿瘤外科
2015	鲍艳举	中国中医科学院广安门医院	中医内科学
2015	李博	中国中医科学院西苑医院	中医临床药理
2015	陶然	中国人民解放军总医院	整形修复外科
2015	石燕	中国人民解放军总医院	肿瘤内科
2015	李涛	中国人民解放军总医院	普通外科
2015	陈力	中国人民解放军总医院	肝胆外科学
2015	王鑫鑫	中国人民解放军总医院	普通外科
2015	赵彦涛	中国人民解放军总医院	骨外科学
2015	倪明	中国人民解放军总医院	外科学(骨科)
2015	张立宁	中国人民解放军总医院	康复医学
2015	王懿	中国人民解放军总医院	口腔医学

附录5 2014年医疗卫生领域北京市重点实验室、工程技术研究中心

序号	重点实验室名称	依托单位
1	口腔数字医学北京市重点实验室	北京大学口腔医院
2	儿童重症医学北京市重点实验室	中国人民解放军北京军区总医院
3	聋病防治北京市重点实验室	中国人民解放军总医院
4	妊娠合并糖尿病母胎医学研究北京市重点实验室	北京大学第一医院
5	儿童慢性肾脏病与血液净化北京市重点实验室	首都医科大学附属北京儿童医院
6	雾霾健康效应与防护北京市重点实验室	国家纳米科学中心
7	眼内肿瘤诊治研究北京市重点实验室	首都医科大学附属北京同仁医院
8	行为与心理健康北京市重点实验室	北京大学
9	心血管疾病分子诊断北京市重点实验室	中国医学科学院阜外心血管病医院

序号	重点实验室名称	依托单位
10	急性心肌梗死早期预警和干预北京市重点实验室	北京大学人民医院
11	神经损伤与修复北京市重点实验室	中国康复研究中心
12	心肺脑复苏北京市重点实验室	首都医科大学附属北京朝阳医院
13	幽门螺杆菌感染与上胃肠疾病北京市重点实验室	北京大学第三医院
14	骨与关节疾病遗传学研究北京市重点实验室	中国医学科学院北京协和医院
15	传染病及慢性相关性疾病生物标志物转化医学研究北京市重点实验室	首都医科大学附属北京佑安医院
16	功能性胃肠病中医诊治北京市重点实验室	中国中医科学院望京医院
17	银屑病中医临床基础研究北京市重点实验室	北京市中医研究所
18	尿液细胞分子诊断北京市重点实验室	首都医科大学附属北京世纪坛医院
19	上气道功能障碍北京市重点实验室	首都医科大学附属北京安贞医院
序号	工程中心名称	依托单位
1	北京市 3D 打印骨科应用工程技术研究中心	北京爱康宜诚医疗器材股份有限公司
2	北京市呼吸疾病药物工程技术研究中心	扬子江药业集团北京海燕药业有限公司